Victor Chu

Briefe an einen jungen Therapeuten

Victor Chu

Briefe an einen jungen Therapeuten

Einblicke in das Herz der Psychotherapie

Schattauer

Victor Chu
www.vchu.de

Bibliografische Information der Deutschen Nationalbibliothek
Die Deutsche Nationalbibliothek verzeichnet diese Publikation in der Deutschen Nationalbibliografie; detaillierte bibliografische Daten sind im Internet über http://dnb.d-nb.de abrufbar.

Besonderer Hinweis
Die Medizin unterliegt einem fortwährenden Entwicklungsprozess, sodass alle Angaben, insbesondere zu diagnostischen und therapeutischen Verfahren, immer nur dem Wissensstand zum Zeitpunkt der Drucklegung des Buches entsprechen können. Hinsichtlich der angegebenen Empfehlungen zur Therapie und der Auswahl sowie Dosierung von Medikamenten wurde die größtmögliche Sorgfalt beachtet. Gleichwohl werden die Benutzer aufgefordert, die Beipackzettel und Fachinformationen der Hersteller zur Kontrolle heranzuziehen und im Zweifelsfall einen Spezialisten zu konsultieren. Fragliche Unstimmigkeiten sollten bitte im allgemeinen Interesse dem Verlag mitgeteilt werden. Der Benutzer selbst bleibt verantwortlich für jede diagnostische oder therapeutische Applikation, Medikation und Dosierung.
In diesem Buch sind eingetragene Warenzeichen (geschützte Warennamen) nicht besonders kenntlich gemacht. Es kann also aus dem Fehlen eines entsprechenden Hinweises nicht geschlossen werden, dass es sich um einen freien Warennamen handelt.

Schattauer
www.schattauer.de
J. G. Cotta'sche Buchhandlung Nachfolger GmbH
Rotebühlstraße 77, 70178 Stuttgart
Fragen zur Produktsicherheit: produktsicherheit@klett-cotta.de

Cover: Jutta Herden, Stuttgart
unter Verwendung eines Fotos von Faye Cornish (Unsplash)
Gesetzt von Eberl & Koesel Studio, Kempten
Gedruckt und gebunden von Friedrich Pustet GmbH & Co. KG, Regensburg
Lektorat: Marion Drachsel
Projektmanagement: Dr. Nadja Urbani
ISBN 978-3-608-40063-2
E-Book: ISBN 978-3-608-12125-4
PDF-E-Book: ISBN 978-3-608-20505-3

3. Nachdruck, 2026

An meine Kinder

Vorwort

Ich möchte ein Buch für junge Therapeutinnen und Therapeuten[1] schreiben, in dem ich meine therapeutischen Erfahrungen aus vier Jahrzehnten zusammenfasse. Der Titel soll »Briefe an einen jungen Therapeuten« heißen, in Anlehnung an Rainer Maria Rilkes »Briefe an einen jungen Dichter«.

Dabei habe ich als Adressat keinen konkreten jungen Kollegen im Sinn. Es ist eher mein junges Alter Ego, das vor 45 Jahren seine ersten zaghaften Schritte ins therapeutische Milieu machte. Ich möchte ihn ermutigen, sich mehr zu trauen und seine persönlichen Erfahrungen zu machen. Ich möchte ihn auch auf einige Fallstricke auf seinem professionellen Weg hinweisen.

Das Buch richtet sich an alle Therapeutinnen und Therapeuten, unabhängig von ihrer Ausbildung und Therapierichtung. Es geht vor allem um die persönliche Haltung in der therapeutischen Beziehung: Wie gestaltet man den Kontakt zum Klienten/Patienten? Welche Nähe, welche Distanz ist förderlich? Welche professionellen Grenzen sind zu beachten? Wie geht man als Therapeut/Therapeutin mit den eigenen Normen und moralischen Vorstellungen um, wenn diese nicht mit denen des Klienten übereinstimmen? Was macht man, wenn man zu viel für den Klienten empfindet? Was macht man, wenn man ihn umgekehrt nicht »riechen« kann? Was tut man, wenn man auf einmal Angst vor oder um den Klienten bekommt? Was gibt man von seinem Privatleben preis, was behält man für sich? Wie geht man mit so »profanen« Dingen wie Pünktlichkeit oder der Höhe des Honorars um?

Solche Fragen werden kaum in Therapie-Manualen erörtert. Als junge Therapeutin und junger Therapeut muss man mittels Versuchs und Irrtums seinen Weg durch das therapeutische Dickicht finden. Hier möchte ich aus meinen persönlichen Erfahrungen erzählen und dem Berufsanfänger Selbstvertrauen vermitteln. Ich will kein methodisches Wissen vermitteln, dafür ist die therapeutische Ausbildung zuständig. Stattdessen konzentriere ich mich auf die allgemeinen menschlichen und professionellen Fragen, die auftauchen, wenn man therapeutisch arbeitet.

Es soll ein Buch sein, in dem sowohl der angehende als auch der erfahrene Therapeut gerne blättert und Anregungen findet. Ich habe versucht, so persönlich wie möglich auf die erwähnten Fragen einzugehen. So hat der Leser die Möglichkeit, das Gelesene mit seinen eigenen Erfahrungen zu vergleichen. Ich biete keine

---

1 Ich bitte vor allem die Leserinnen um Verständnis, dass ich »Therapeut« und »Klient« nicht mit * _ oder Binnen-I schreibe. Ich werde ebenfalls bei den Präpositionen nicht zwischen »er/sie«, »ihm/ihr«, »sein/ihr«, »dessen/deren« und so weiter hin- und herspringen. Es würde den Lesefluss zu sehr beeinträchtigen. Wenn ich »Therapeut« oder »Klient« schreibe, sind stets auch das weibliche oder andere Geschlechter gleichermaßen gemeint. Wo es tatsächlich Geschlechtsunterschiede gibt, werde ich selbstverständlich das entsprechende Geschlecht verwenden.

Patentlösungen an, sondern möchte Kolleginnen und Kollegen dazu anregen, über ihre Tätigkeit und ihren Beruf nachzudenken.

Besonderen Wert lege ich auf eine ausgeglichene Balance zwischen der Arbeit und dem Privatleben eines Therapeuten. Da man es als Therapeut nicht mit einem x-beliebigen Job zu tun hat, sondern mit seinen Klienten in einer besonderen, intimen Beziehung steht, besteht die Gefahr, sich zu sehr im Beruf zu verlieren und seine eigentlichen Beziehungen mit dem Lebenspartner, der Familie und den Freunden zu vernachlässigen. Therapeut zu sein bringt sehr viel narzisstischen Gewinn mit sich, sodass mit der Zeit eine Art Pseudoleben, ja Pseudoidentität (als Wohltäter, Heiler oder Guru) entstehen kann, die nichts mit der eigentlichen Person des Therapeuten zu tun hat.

Demgegenüber vertrete ich die Auffassung, dass man erst aufgrund der eigenen Lebenserfahrungen, die man in seinem Privatleben macht, mit all seinen Höhen und Tiefen, mit allen persönlichen Fehlern und Unzulänglichkeiten, fähig wird, ein guter, d. h. menschlicher Therapeut zu sein. Das ist die Hauptbotschaft meines Buches. (Hier sehe ich auch die Parallele zu Rilke, der seine Dichtung stets von innen heraus, aus der Bewegung seiner Seele, geschaffen hat.)

Für den Laien kann das Buch ebenfalls von Interesse sein. Er gewinnt einen Einblick in die Innenwelt von Therapeutinnen und Therapeuten, die von außen gesehen oft schillernd, bedrohlich und unverständlich erscheint. Diesen »unmöglichen« Beruf (Kernberg et al. 2013) möchte ich entmystifizieren und in seinem menschlichen Antlitz zeigen.

Victor Chu
Mauer bei Heidelberg, im Winter 2020

Inhalt

TEIL 1 Du und Dein Beruf

Hallo!

Lieber …,

ich sehe einen jungen Mann vor mir, offen und frohen Mutes, ganz eifrig dabei, möglichst viel zu lernen und sich als Therapeut einzusetzen.
Ich freue mich, dass Du diesen Beruf gewählt hast. Es ist kein normaler Beruf (und schon gar nicht für einen Mann). Es ist kein einfacher Beruf. Er wird Dir viel abverlangen, ja, Dich an Deine Grenzen führen. Er wird Dir aber auch sehr viel Freude bereiten. Er wird Dir Sinn geben und Deine Augen öffnen für die Schrecknisse und die Wunder des Lebens.
Ich möchte Dich nicht erschrecken, aber Du wirst keine richtige Freude daran finden, wenn Psychotherapie nicht Deine Berufung ist. In diesem Fall ist es durchaus keine Schande, wenn Du sie als eine Art Handwerk betreibst, eine Fertigkeit, die Du erlernen und erfolgreich einsetzen kannst. Psychotherapie ist auch ein Handwerk, in dem man die theoretischen Grundlagen erlernen und sich das technische Know-how aneignen kann. So ausgerüstet, kannst Du das Leiden, das Dir Deine Klienten und Patienten präsentieren, lindern und sogar heilen. Jedoch ist das Wesentlichste, was Du als Therapeut einsetzt, nicht Dein handwerkliches Können oder Deine Fachkenntnis, sondern Deine eigene Person.
Denn als Therapeut begegnest Du als Mensch einem anderen Menschen. Er ist Dir Mitmensch, Mitleidender, Mitliebender, Mitsuchender. Manchmal wird es Dir vorkommen, als säßet ihr im selben Boot.
Du bist kein Trainer, der neben dem Ruderer von seinem Motorboot aus dirigiert. Ihr sitzt zwar nicht im selben Boot. Aber auch Du fährst den Fluss des Lebens hinunter, Du in Deinem Boot, der Klient in seinem. Vielleicht ist Dein Boot dichter, während seines leckt. Aber was tust Du, wenn sein Boot sinkt? Es wird nicht reichen, ihm zuzurufen, wie er das Wasser herausschöpfen soll. Wenn sein Boot untergeht und er nicht schwimmen kann, wirst Du möglicherweise ins Wasser springen und ihn vor dem Ertrinken retten müssen. Dann werdet ihr beide mit der Strömung zu kämpfen haben. Kannst Du schwimmen? Kannst Du so gut schwimmen, dass Du einen anderen retten kannst?
Seelisches Leiden gehört zum Menschsein. Und das Leiden Deines Gegenübers wird Dich unweigerlich an Dein eigenes Leiden erinnern. Du wirst Deinem Klienten nur soweit helfen können, wie Du selbst mit Deinem Leiden fertig wirst.
Niemand konfrontiert sich gerne mit seinem eigenen Leid. Auch Therapeutinnen und Therapeuten nicht. Auch wir wenden uns normalerweise lieber angenehmeren Dingen zu. Nur wenn das Leiden zu stark geworden ist, sind wir bereit, uns umzudrehen und den Kampf aufzunehmen, statt davor wegzulaufen. Wenn Du dazu bereit wärst, hast Du die Chance, ein guter Therapeut zu werden.

Warum gerade dieser Beruf?

Nun würde ich mich gerne mit Dir über die Gründe unterhalten, weshalb Du Dir den Beruf des Psychotherapeuten ausgesucht hast. Was ist also Deine Motivation, Dich mit der Psyche des Menschen zu befassen?

Warum in aller Welt entscheidet man sich ausgerechnet für so einen Beruf? Es gibt doch helfende Berufe, die sich mit etwas Konkreterem befassen: Arzt, Krankenpfleger oder Krankenschwester, Sozialarbeiter, Seelsorger, Coach. Der Psychologe hat von alldem etwas, und doch – sein Gebiet ist die Psyche. Die Psyche ist weniger fassbar als der menschliche Körper, um den sich Ärzte und Pfleger kümmern. Sie ist auch weniger konkret als soziale und berufliche Fragen, für die sich Sozialarbeiter und Coachs zuständig fühlen. Nur der Seelsorger geht mit etwas noch weniger Konkretem um, ist sein Augenmerk doch auf das Seelenheil eines Menschen gerichtet.

Die Psyche handelt *vom inneren Befinden eines Menschen* – wie er sich fühlt, was er denkt, wie er sich in seiner Welt verhält und wie er seine Beziehungen gestaltet. Und doch berührt die Psyche alle vorher erwähnte Bereiche: Wenn die Psyche leidet, kann man *körperlich krank* werden. Seelische Probleme können zu Beeinträchtigungen *im Beruf und im sozialen Umgang mit anderen Menschen* führen. Und *die Sinnfrage* – wofür lebe ich, woran glaube ich – steht vielleicht sogar im Zentrum des psychischen Geschehens. Die Psyche verbindet uns also mit allen diesen Lebensbereichen. Sie ist etwas Integratives. Deshalb ist sie wichtig. Deshalb lohnt es sich, sich mit der Psychologie zu beschäftigen.

Lass uns nun einen Schritt weitergehen. Nun ist ja Psychologie – die Wissenschaft über die Psyche – nicht gleichbedeutend mit Psychotherapie! Psychotherapie widmet sich der *Heilung* der Psyche, genauer: Heilung der *leidenden Psyche.* Es gibt ja außerhalb der Psychotherapie viele interessante Forschungsgebiete in der Psychologie, etwa die heute boomenden Neurowissenschaften, die sich mit dem Gehirn befassen. Aber Du willst nicht nur die Psyche erforschen, sondern psychisches Leiden lindern!

Jetzt wird es interessant! Denn nun taucht die Frage auf: Weshalb interessierst Du Dich für die leidende Psyche? Warum willst Du Dich so intensiv mit der Behandlung von Phänomenen wie Depression, Angst, psychischer Gewalt und anderen (selbst-)destruktiven Tendenzen, Zwängen, Süchten, Persönlichkeitsstörungen und Psychosen beschäftigen, wo normale Menschen vor solchen abnormen Erscheinungen eher zurückschrecken? Schrecken sie Dich denn nicht ab? Kann es sein, dass Du sogar so etwas wie Faszination für solche »Verrücktheiten« verspürst? Fühlst Du Dich gar von ihnen magisch angezogen?

Dann darf ich Dich im Club begrüßen!

Meiner Ansicht nach gibt es nämlich *zwei Hauptmotive* für Menschen, sich intensiv mit Psychotherapie zu beschäftigen: Entweder hat man selbst ein psychisches Leiden oder man hat bzw. hatte eine nahe Beziehung zu psychisch gestörten oder psychisch kranken Menschen aus seiner nächsten Umgebung oder in der eigenen Familie. Manchmal beides: Man kennt psychisches Leiden bei sich selbst und bei Menschen, die einem nahestehen. Auf jeden Fall ist man selbst Betroffener.

Ich habe oft gesehen, dass ein Mensch von frühester Jugend an beschließt, Arzt oder Krankenschwester zu werden, wenn ein naher Angehöriger schwer erkrankt oder gar verstorben ist. Da erwacht im Kind der dringende Wunsch, dem Angehörigen oder zumindest anderen Menschen, die an der gleichen Krankheit leiden, zu helfen. Nicht anders geht es Kindern psychisch kranker Eltern. Wenn das Kind aus nächster Nähe erlebt, wie es ist, mit einer depressiven Mutter oder einem alkoholkranken Vater zusammenzuleben, dann spürt es den dringenden Wunsch, der Mutter bzw. dem Vater aus der Not zu helfen. Das ist Ausdruck eines tiefen Helfer-Instinkts, der in jedem Kind schlummert.

Wenn ein Elternteil psychisch gestört oder krank ist, führt dies zwangsweise zu starken Beeinträchtigungen für das Kind. Es leidet mit. Nicht selten entwickelt es selbst psychische Symptome wie Ängste, Trauer, unterdrückte Wut, Misstrauen oder depressive Verstimmungen. Es wird selbst psychisch krank. Sein eigenes Leiden, kombiniert mit dem Wunsch, den Eltern zu helfen, zieht es zu einem Beruf, der sich dem Heilen seelischer Schmerzen widmet.

Manchmal leidet ein Kind auch, ohne dass ein naher Angehöriger psychisch krank ist. Es könnte von einer angeborenen Besonderheit betroffen sein, wie einer geistigen oder körperlichen Behinderung. Es ist vielleicht hochbegabt, hochsensibel oder autistisch veranlagt. Oder es hat ein körperliches oder seelisches Trauma erlebt, wenn es etwa früh verwaist ist oder wenn es Misshandlung oder Missbrauch erfahren hat. Oder es ist in politische Unruhen oder Kriegswirren geraten, die traumatische Spuren in ihm hinterlassen haben. All dies kann in ihm den Wunsch wachrufen, sich mit psychischen Störungen und deren Heilung zu beschäftigen.

Nun gibt es ein sehr interessantes Phänomen bei Menschen, die leiden: Die einen lassen sich ins Leiden hineinfallen – sie werden krank, verlieren ihren Lebensmut und suchen nach Hilfe. Die anderen – das sind oft die Aktiveren, die Willensstarken und Widerstandskräftigen – wehren sich gegen die innere Not und kämpfen dagegen an. *Sie werden Helfer!*

Das ist erst einmal ein Segen. Denn sie gehen wirklich daran, anderen Leidenden zu helfen. Sie packen an. Sie geben den Ängstlichen Mut, ziehen die Schwermütigen aus dem Sumpf und richten die Hoffnungslosen wieder auf.

Die Gefahr ist bloß: Irgendwann stoßen sie an ihre Grenze. Burnout! Wie kommt es dazu?

Zum einen rufen sie möglicherweise bei den Schwermütigen die paradoxe Reaktion hervor, dass diese sich noch schwerer machen und sich ziehen lassen. Zum anderen kennen die Helfer ihre eigenen Grenzen nicht und arbeiten bis zur Erschöpfung, ohne auf sich selbst aufzupassen.

Möglicherweise resultiert ihr Helfen-Wollen aus einer *Verdrängung ihrer eigenen Not.* Davon wollen sie aber nichts wissen. Stattdessen *projizieren sie ihre eigene Not in ihre Patienten, also in die Menschen, die sie behandeln.* Die Verdrängung ihrer eigenen Not hindert sie daran, sich um ihre *eigene* Gesundheit zu kümmern. Ihr verdrängtes inneres Leid nötigt sie, sich fast suchtartig immer mehr für Hilfsbedürftige einzusetzen, bis sie vor Erschöpfung zusammenbrechen. Umgekehrt verhindern sie gerade durch ihre Überaktivität und ihr Überengagement, dass sich ihre Patienten auf ihre eigenen Selbstheilungskräfte besinnen und ihr eigenes Leben in die Hand nehmen. Die Überaktivität des Therapeuten hindert die Patienten daran, selbst initiativ zu werden und etwas für sich zu tun. Sie werden immer passiver, während der Helfer immer aktiver wird. Der eine zieht, der andere lässt sich ziehen (und macht sich vielleicht noch schwerer)!

Ich mache nämlich immer wieder die gegenteilige Erfahrung, dass Klienten[2] in dem Moment zur Selbsthilfe greifen, wenn ich keinen Rat mehr weiß und in meinen therapeutischen Bemühungen aufgebe. Dann besinnt sich mancher Klient und kommt plötzlich mit einer unerwarteten Lösung, die bis dahin keinem von uns beiden eingefallen ist!

Fazit: Lieber Therapeut, schau auf Dich selbst und Dein eigenes Leiden. Nicht nur Deine Patienten leiden. Du bist selbst ein Mitleidender. Sorge dafür, dass Du selbst gesund wirst!

---

2 Die Bezeichnungen »Klient« und »Patient« benutze ich synonym. Das Wort »Patient« stammt eher aus dem medizinischen, das Wort »Klient« eher aus dem beraterischen Bereich. Ich bin auf beiden Feldern zu Hause.

Vom Anfängergeist: Fürchte Dich nicht, mit der Arbeit zu beginnen

Nun wirst Du vielleicht fragen: Wenn ich aber selber seelisch nicht vollkommen gesund bin, darf ich dann überhaupt therapeutisch arbeiten? Wäre es nicht unverantwortlich, dass ich auf die Menschheit losgelassen werde?

Das ist tatsächlich eine wichtige ethische Frage: Wie gesund sollte ein Psychotherapeut sein, damit er praktizieren darf?

Nun musst Du wissen, dass psychische Gesundheit ein recht schwammiger Begriff ist. Es gibt zwar psychologische Tests, die vorgeben, den »Neurotizismus« eines Menschen objektiv feststellen zu können. Ich sehe darin jedoch eine pseudowissenschaftliche Haltung, die sich anmaßt, die Seele eines Menschen messen zu können wie seine Körpergröße. Es gibt keine objektiven Kriterien für die seelische Gesundheit. Diese hängt (a) vom subjektiven Empfinden des Betreffenden ab, (b) von der Umwelt, in der er sich gerade befindet, und (c) von den Fachleuten, die ihn bewerten. Ein normaler Europäer würde mit seinem Verhalten von den Ureinwohnern in den Urwäldern des Amazonas als ziemlich sonderbar wahrgenommen werden. Ein kriegserprobter Soldat würde sich mit seiner wachsamen Bereitschaft, auf jedes ungewohnte Geräusch hin sofort kampfbereit zu sein, im lauten Straßenverkehr einer Großstadt schrecklich desorientiert fühlen. Während er im Kriegseinsatz als ein hervorragender Kämpfer angesehen werden würde, würde er in Friedenszeiten womöglich als traumatisiert diagnostiziert werden.

Die seelische Gesundheit eines Menschen ist also relativ. Solange wir eine halbwegs behütete Kindheit erlebt haben und in einer stabilen und friedfertigen Umwelt leben, sind die meisten von uns einigermaßen seelisch gesund. Wenn sich unsere Umweltbedingungen jedoch drastisch verändern, kann selbst ein widerstandsfähiger Mensch psychisch zusammenbrechen. Im Grunde ist keiner jemals davor gefeit, psychisch zu dekompensieren.

Nun zurück zu der Frage: *Wie gesund sollte ein Therapeut sein?*

Er sollte mit seinem eigenen Leben gut zurechtkommen – in seinen Beziehungen, seinen finanziellen Verhältnissen, seiner körperlichen Gesundheit und seinem Lebensstil. Wenn er mit seinem Leben im Reinen ist und seine engsten Bezugspersonen ebenfalls mit ihm zufrieden sind, dann könnte er sich an diesen Beruf herantrauen.

Erlaube mir hier eine wichtige Anmerkung: Warum schließe ich die engsten Bezugspersonen eines Therapeuten in die Beurteilung der Eignung eines Menschen für den therapeutischen Beruf ein? Ich kenne einige Kolleginnen und Kollegen, die beruflich außerordentlich erfolgreich sind und einen ausgezeichneten Ruf genießen. Ihr Privatleben sieht jedoch alles andere als glücklich aus. Ich denke beispielsweise an einen Kollegen, der dabei war, sich endlich einen lang gehegten Herzenswunsch zu erfüllen und eine Klinik zu eröffnen. Genau in dieser Zeit reichte seine Frau, mit der er mehrere Kinder hatte, die Scheidung ein.

Du wirst vielleicht einwenden: Du fühlst Dich aber noch ziemlich unfertig. Du stehst gerade am Anfang Deiner Laufbahn, hast Dein Studium gerade abgeschlossen und weißt nicht genau, wohin es weitergeht. Außerdem kommst Du aus einem schwierigen Elternhaus, trägst noch manche Altlasten auf Deinen Schultern. Vielleicht bist Du alleinstehend, sehnst Dich nach einer Liebesbeziehung und fühlst Dich noch nicht im »richtigen« Leben angekommen.

Ich darf Dich beruhigen: Auch ich war ein ziemlich naiver junger Mann, als ich meine ersten therapeutischen Schritte machte. Meine erste Klientin, die mir von der Klinik zugewiesen wurde, berichtete von ihren schwierigen Liebesbeziehungen. Mein erster Gedanke war: »Ach je! Ich habe doch die gleichen Probleme! Wie soll ausgerechnet ich ihr je helfen können?« In dieser ersten Therapie habe ich nur so getan, als wüsste ich mehr als sie. Ich spielte sozusagen den Therapeuten. Und wunderlicherweise ging es ihr nach ein paar Stunden besser. Rückblickend war vielleicht nur *die Aufmerksamkeit*, die ich ihr schenkte, während sie ihr Herz ausschüttete, das therapeutische Agens, das geholfen hat – und *meine eigene Betroffenheit*, die ihr bestimmt nicht entgangen war.

Damit habe ich zwei der wichtigsten therapeutischen Mittel genannt, die uns als Therapeuten zur Verfügung stehen: unsere ungeteilte Aufmerksamkeit und unsere persönliche Betroffenheit. Beides vermittelt dem Klienten das Gefühl, in seiner Not *vom Therapeuten gesehen, gehört, wichtig genommen und verstanden zu werden.*

(Diese erste Klientin kam einige Jahre später sogar noch einmal, nachdem ich mich in einer eigenen Praxis niedergelassen hatte, diesmal in eine therapeutische Gruppe. Sie wechselte ihren Beruf und machte mir zum Abschied ein wunderbares Geschenk, das ich heute noch besitze. Vielen herzlichen Dank – wo immer sie auch sein mag!)

Wir beginnen also alle als naive, unerfahrene Berufsanfänger. Das ist keine Schande. Wir dürfen lernen. Wir dürfen unsere Vorbilder imitieren und ihnen nacheifern. Wir dürfen diese oder jene therapeutische Technik ausprobieren. Unsere ersten Klientinnen und Klienten sind tatsächlich so etwas wie unsere Versuchskaninchen. Aber dafür bekommen sie etwas anderes, sogar etwas Wertvolleres als die Routine eines Altmeisters, nämlich unseren »Anfängergeist«[3], unsere Begeisterung, mit der wir uns in dieses große Abenteuer stürzen, unser persön-

3 »Zen-Geist, Anfänger-Geist« ist ein wunderschönes Buch von Shunryu Suzuki (1982), einem japanischen Zen-Meister, der als einer der Ersten den Zen-Buddhismus in den Westen brachte. Er meinte, selbst der Erfahrenste müsse so frisch, wach und neugierig sein wie einer, der zum ersten Mal meditiert.

liches Engagement in diesem frischen Arbeitsfeld und unsere Faszination an jedem neuen Fall. Sie bekommen die ungeteilte Aufmerksamkeit eines Gegenübers, das sich mit seinem ganzen Herzblut für *ihre* Probleme und *ihr* Anliegen interessiert. Das ist in höchstem Maße therapeutisch.

Wir dürfen also als Anfängerinnen und Anfänger mit frischem Mut an dieses Handwerk herangehen. Wir dürfen Fehler machen (solange wir diese erkennen und korrigieren). Wir dürfen uns unserer ersten Erfolge erfreuen. Wir dürfen Erfahrung sammeln. Wir dürfen sogar kreativ sein und Neues ausprobieren. Gerade als Anfänger tapsen wir gelegentlich unversehens wie ein Entdecker in unerforschte Gebiete und müssen dann ad hoc neue Wege finden, wie wir weiterkommen. Dabei probieren wir neue Vorgehensweisen aus und erfinden – völlig unbeabsichtigt, aus dem Moment heraus – vielleicht eine neue therapeutische Technik. Solche persönlichen Entdeckungen sind ein Highlight im Leben eines Anfängers.

Ein persönliches Beispiel

Als junger Gestalttherapeut hatte ich gelernt, wie der Klient einen Menschen, mit dem er Probleme hat (z. B. den Vater), in seiner Vorstellung auf einen gegenüberliegenden Stuhl setzen und mit ihm einen Dialog führen kann. Indem er zwischen dem eigenen und dem gegenüberliegenden Stuhl hin- und herwechselt, kann der Klient einmal seine persönlichen Gedanken aussprechen, das andere Mal sich in sein Gegenüber hineinversetzen und quasi aus dessen Munde antworten. Nun bekam ich irgendwann einen Klienten, der Probleme mit seinem verstorbenen Vater hatte. Bis dahin hatte ich mit der »Stuhltechnik« nur aktuelle Probleme mit lebenden Bezugspersonen behandelt. Ich wusste nicht, ob man auch Verstorbene auf den gegenüberliegenden Stuhl setzen könnte. Ich tat es trotzdem – und der verstorbene Vater reagierte ganz lebendig auf die Vorwürfe seines Sohnes, sodass ein lebhafter Dialog entstand und der Klient am Ende ganz befriedet von dannen zog. Seither weiß ich, dass unsere verstorbenen Angehörigen durchaus sehr lebhaft an unserem Leben beteiligt sind!
Diese Erkenntnis nutze ich heute in meinen Familienaufstellungen, in denen verstorbene Angehörige genauso zu Wort kommen wie lebende (s. Kap. Systemische Zusammenhänge, S. 135).

Ich kann Dir also nur Mut machen, beherzt Deine ersten Schritte als Therapeut zu machen. Suche Dir neue, persönliche Pfade auf diesem neuen Terrain. Wichtig ist nur, dass Du in Supervision und Intervision gehst (bei Ersterer mit einem erfahrenen Ausbilder, bei der Zweiten mit Deinen Kollegen). Arbeite nie ohne Supervision oder Intervision! Der Supervisor bzw. Deine Kollegen können Dich auf Deine »blinden Flecken«, Deine Projektionen und Deine Übertragungen und Gegenübertragungen hinweisen. Lerne aus Deinen Fehlern.

Wofür lebst Du?

Zur Wahrhaftigkeit als Therapeut

Ich lese gerade in Albert Camus' »Der Mythos von Sisyphos«. Das Buch beginnt mit den Sätzen: »Es gibt nur ein wirklich ernstes philosophisches Problem: der Selbstmord. Die Entscheidung, ob das Leben sich lohne oder nicht, beantwortet die Grundfrage der Philosophie.« (Camus 1968, S. 9)

Dies regt mich an, Dich zu fragen: Wofür lebst Du?
Die Antwort auf diese Frage ist entscheidend, nicht nur für Dein eigenes Leben, da sie Dir Ziel und Richtung vorgibt, sondern auch für Deine therapeutische Arbeit. Denn das, was Du als das Wichtigste im Leben ansiehst, wird durch jede Deiner therapeutischen Interventionen durchscheinen. Sie entscheidet darüber, ob Du Dir die Mühe machst, einem lebensmüden Klienten zu helfen, sich aus seiner Depression herauszuarbeiten, oder ob Du ihn in seinem Lebensüberdruss bestätigst. Deine Lebenshaltung entscheidet darüber, ob Du eine frustrierte Ehefrau darin bestärkst, sich endlich von ihrem Partner zu trennen, oder ob Du versuchst, sie zur Versöhnung und zu einem Neubeginn zu bewegen.
Deine Lebenseinstellung und -haltung, Deine Lebensphilosophie schimmern hinter jeder Äußerung von Dir durch. Selbst wenn Du versuchst, Dich in Deinen verbalen Meinungen zurückzuhalten, wird der Klient aus dem Klang Deine Stimme, aus Deiner Mimik und Deinen Gesten ablesen können, wie Du zu seinen Problemen stehst. Abstinenz ist in diesem Sinne zwecklos. Du kannst Deine Meinungen und Einstellungen niemals verstecken.
Darum ist es wichtig, Dir darüber klar zu werden, was Dir im Leben wichtig ist. Wofür lebst Du? Was ist das Wichtigste in Deinem Leben? Und auch: Wie bist Du selbst durchs Leben gekommen? Welche sind Deine Freuden und Glücksmomente? Worunter leidest Du am meisten? Was sind Deine Überlebensstrategien? Welche Hindernisse hast Du im Leben überwunden? Vor welchen Herausforderungen schreckst Du zurück? Kannst Du zu Deiner Lebensgeschichte stehen? Siehst Du darin eine Entwicklungslinie und einen Sinn? Welche Werte verkörperst Du, welche stellen für Dich eher Lippenbekenntnisse dar? Wie wichtig ist Dir Dein Leben überhaupt? Und, den Gedanken Camus' aufnehmend, ist der Freitod für Dich eine Option?
Je klarer Du weißt, wer Du bist, desto deutlicher stehst Du in Deiner therapeutischen Arbeit. Wenn Du Dich hingegen davor scheust, zu Deinem eigenen Leben mit all Deinen Stärken und Schwächen zu stehen, wirst Du in den Augen Deiner Klienten schwammig erscheinen. Sie fänden keinen verlässlichen Halt in Dir. Vor allem wirst Du sie nicht unterstützen können, ihr Leben in die Hand zu nehmen. Möglicherweise würdet Ihr beide bei heiklen Fragen schwanken und keinen Bo-

den unter die Füße bekommen. In diesem Fall möchte ich Dir empfehlen: Gehe selbst in Therapie und bringe erst Dein eigenes Leben in Ordnung. Sonst läufst Du Gefahr, dass Du Deine Schwierigkeiten in Deine Klienten projizierst und Deine Probleme durch sie bearbeiten lässt. Damit löst Du Deine eigenen Probleme nicht. Überdies würde ich fragen: Weshalb hast Du diesen Beruf gewählt, wo es darum geht, dass Menschen zu sich finden? Benutztest oder missbrauchtest Du nicht die therapeutische Tätigkeit dazu, um Dich besser oder überlegener zu fühlen als Deine Klienten?

Einen festen Standpunkt im Leben einzunehmen, auch in der therapeutischen Arbeit, heißt nicht, dass Du dem Klienten Deine Meinung aufzwingen sollst. Es bedeutet nur, klar zu formulieren, wie Du zu einem Thema stehst. Du kannst und darfst Deinen Standpunkt klar aussprechen. Das heißt nicht, dass Dein Klient ihn übernehmen soll. Wenn wir die Ich-Du-Beziehung ernst nehmen, geht es darum, dass beide Seiten klar Stellung beziehen: Wie denke ich darüber? Welche Meinung vertrittst Du? Hier kann durchaus eine Grenze zwischen beiden Ansichten bestehen. Eine Ich-Du-Beziehung bedeutet: für mich selbst klar Stellung zu beziehen, gleichzeitig mein Gegenüber in seiner Position zu respektieren, mir seine Argumente anzuhören und sie in mir zu bewegen. Daraus kann sich eine fruchtbare Auseinandersetzung ergeben.

Ein junger Klient, mit dem ich einige Jahre lang recht fruchtbar gearbeitet habe, der aber in einigen Dingen sehr streng und rigide war, sagte auf dem Höhepunkt der Flüchtlingskrise: »Wenn die (gemeint waren die Flüchtlinge) kommen, werde ich mein Heim und meine Familie mit allen Mitteln verteidigen!« Er sah dabei sehr grimmig und entschlossen aus. Ich musste ziemlich schlucken, weil ich in der Flüchtlingsfrage ganz anders eingestellt bin. Zunächst fragte ich ihn, ob er denn überhaupt Kontakt mit Flüchtlingen habe. Er verneinte. Nach einer kurzen Schweigepause, in der ich abwog, wie ich unser Gespräch fortführen sollte, erzählte ich ihm, dass ich ja selbst als Fremder nach Deutschland gekommen und dankbar sei, dass ich von den meisten Einheimischen freundlich aufgenommen worden bin. Dann ging ich auf die aktuelle Situation über und schilderte ihm, wie meine Familie und ich uns seit drei Jahren um vier geflohene afghanische Männer in einem Flüchtlingsheim bei uns in der Gemeinde kümmerten. Ich beschrieb die Höflichkeit dieser jungen Männer (einige von ihnen im Alter meines Klienten), ihren Respekt den hiesigen Frauen gegenüber sowie ihre Liebe für Kinder. Mein Klient hörte mit großen Augen zu. Er wurde recht nachdenklich.

Mir war bewusst, dass ich möglicherweise mit meiner Enthüllung, dass ich selbst Flüchtling gewesen bin und dass ich aktive Flüchtlingsarbeit machte, in meinem Ansehen ihm gegenüber ein Stück sinken würde. Jedoch war es mir wert, dass er aus erster Hand erfuhr, wie die meisten Flüchtlinge in der Realität sind und wie sie sich verhalten. Wichtig war dabei, dass ich mir der Tragfähigkeit unserer Beziehung sicher war, selbst wenn wir in dieser Frage konträre Stellungen bezogen.

Umgekehrt wäre es mir unerträglich gewesen, in unserem Gespräch nur seine Ansichten gelten zu lassen, ohne meinen eigenen Standpunkt deutlich zu machen. Dann hätte sich in mir womöglich eine unsichtbare Trennwand zwischen uns hochgezogen. Ich wäre innerlich ein Stück von ihm abgerückt. Eine solche Entfremdung hätte unsere Arbeitsbeziehung beeinträchtigt. Indem ich meine Meinung nicht nur offen darlegte, sondern auch mit konkreten Erfahrungen unterfütterte, kamen wir miteinander ins Gespräch, ohne dass wir zu Gegnern wurden.

Für mich sind *Wahrhaftigkeit und Transparenz vonseiten des Therapeuten* eine grundlegende Voraussetzung für eine gute therapeutische Beziehung, ebenso Respekt vor der Meinung meines Gegenübers und die Bereitschaft, mich ernsthaft mit ihm auseinanderzusetzen.

Man könnte dagegen einwenden, dass der Therapeut in den Augen der meisten Klienten eine Autorität darstellt. Dadurch fällt es diesen möglicherweise schwer, den Therapeutinnen und Therapeuten zu widersprechen. Das ist richtig. Jedoch gilt dies vorwiegend für die Anfangsphase einer Therapie. Je weiter die Therapie voranschreitet, desto selbstbewusster wird sich hoffentlich der Klient fühlen, sodass er irgendwann auch wagt, sich gegenüber dem Therapeuten zu wehren oder ihn zu kritisieren. Wichtig ist nur, dass der Therapeut die Emanzipation des Klienten zulässt und fördert. Es ist klar: Jeder Widerspruch vonseiten des Klienten stellt die Autorität des Therapeuten infrage und kann kränkend auf ihn wirken. Ein narzisstisch eingestellter Therapeut, der die Überlegenheit der Therapeutenrolle braucht, um sein eigenes Selbstbewusstsein zu stützen, könnte in Versuchung kommen, die Eigenständigkeit des Klienten als »Widerstand« zu interpretieren, der gebrochen werden müsse. Dies würde jedoch nur die Unterwürfigkeit und die Anpassung des Klienten fördern. Möglichweise würde er mit seiner persönlichen Meinung hinter dem Berg halten. Aber sobald ein Klient gegenüber dem Therapeuten unehrlich wird und sich nicht mehr so zeigt, wie er in Wirklichkeit ist, ist die Therapie gescheitert (► S. 42).

Man könnte es auch ganz anders ansehen:

Die allmähliche *Emanzipation des Klienten* von seinem anfänglichen blinden Vertrauen und Gehorsam gegenüber dem Therapeuten kann man als ein wichtiges und erstrebenswertes Therapieziel betrachten.

Es entspricht dem Prozess, den ein Dreijähriger in seiner Trotzphase oder ein Jugendlicher in seiner pubertären Auflehnung durchläuft. Voraussetzung dafür ist, dass der Vater bzw. die Mutter (in der Familie) und der Therapeut (in der Therapie) in sich selbst ein stabiles Selbstwertgefühl besitzt und eine feste Bindung zum Kind bzw. zum Klienten aufgebaut hat und daran festhält. Wenn sie trotz der inneren Kränkung vom Podest herabsteigen und respektvoll dem Kind bzw. dem Klienten in Augenhöhe begegnen, verhelfen sie diesem, sich von ihnen zu lösen und auf eigenen Füßen zu stehen. Damit nähern sich beide der Ich-Du-Beziehung an (► S. 52).

Aus meiner Ausbildung

Ich bin weitgehend vaterfern aufgewachsen. Mein Vater war die meiste Zeit beruflich unterwegs. Jim Simkin, mein Lehrer in Gestalttherapie, war für mich wie ein Ersatzvater. Er hat mich von Anfang an persönlich geschätzt. Aufgrund seiner Wertschätzung bin ich zu ihm in die Lehre gegangen. Diese Ausbildung bestand aus drei Teilen. Ich bin jedes Jahr für vier Wochen zu ihm in die USA geflogen. Im ersten Jahr habe ich die Zeit voll genossen. Im

zweiten Jahr wurde ich widerspenstig und habe ihn kritisiert und mich heftig mit ihm auseinandersetzt. Da sagte er mir, ich solle eine Pause machen und das nächste Jahr nicht kommen. Ich war wütend und bin daraufhin zwei Jahre weggeblieben. In dieser Zeit ging ich zu anderen Ausbildern. Als ich schließlich zum letzten Ausbildungsjahr zu ihm zurückkehrte, waren wir ausgesöhnt. Ich fühlte mich erwachsener und souveräner. Wir standen uns auf Augenhöhe gegenüber. Besonders habe ich geschätzt, dass er mir beim Abschied sagte: »Du arbeitest ganz anders als ich – und das ist O. K.!«
Jim Simkin war ein außerordentlich scharfsinniger, aber gleichzeitig humorvoller Therapeut. Abbildung 1 zeigt die Karikatur von Liv Estrup, einer seiner Schülerinnen, die bei ihm in Lehrtherapie war. Sie schildert darin eine Therapiesitzung (Resnick et al. 1984, S. 59).

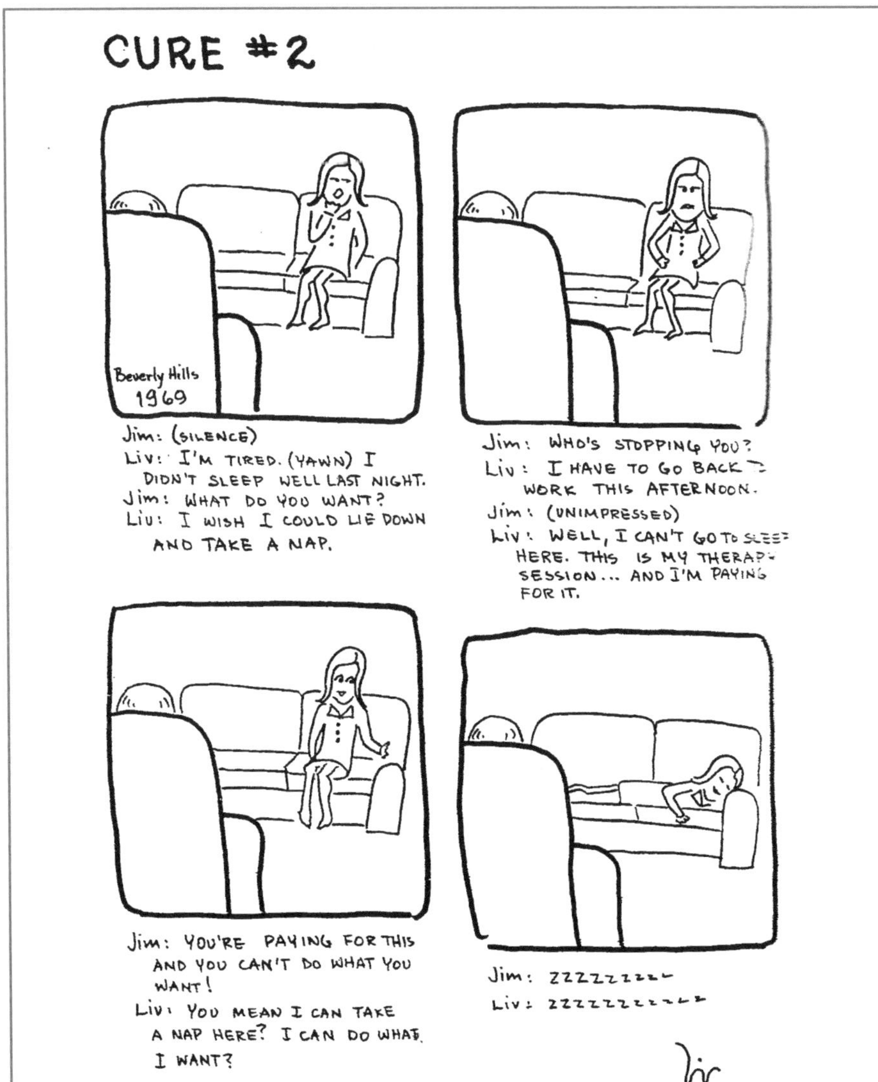
CURE #2
Beverly Hills 1969
Jim: (SILENCE)
Liv: I'M TIRED. (YAWN) I DIDN'T SLEEP WELL LAST NIGHT.
Jim: WHAT DO YOU WANT?
Liv: I WISH I COULD LIE DOWN AND TAKE A NAP.
Jim: WHO'S STOPPING YOU?
Liv: I HAVE TO GO BACK
WORK THIS AFTERNOON.
Jim: (UNIMPRESSED)
Liv: WELL, I CAN'T GO TO SLEE
HERE. THIS IS MY THERAP
SESSION... AND I'M PAYING FOR IT.
Jim: YOU'RE PAYING FOR THIS AND YOU CAN'T DO WHAT YOU WANT!
Liv: YOU MEAN I CAN TAKE A NAP HERE? I CAN DO WHAT I WANT?
Jim: ZZZZZZZZZ
Liv: ZZZZZZZZZZZZ
liv

Abb. 1

TEIL 2 Lass uns starten: Einiges zum äußeren und inneren Arrangement einer Therapie

Nachdem ich Dir im ersten Teil ziemlich persönlich auf den Zahn gefühlt habe, weshalb Du Therapeut bist oder werden willst, möchte ich in den folgenden Kapiteln auf einige Gesichtspunkte hinweisen, die auf den ersten Blick eher äußerlich erscheinen, jedoch nicht ganz unwichtig sind. Wir werden uns langsam von den äußeren zu den inneren Bedingungen einer Therapie bewegen.

Mach es Dir gemütlich: Von Einrichtungen und Hilfsmitteln

Wenn Du nach Deiner Ausbildung beschließt, endlich Deine eigene Praxis (oder zumindest Deinen eigenen Therapieraum in der Einrichtung, wo Du arbeitest) einzurichten, wirst Du Dir überlegen, in welcher Umgebung sich die Praxis befinden sollte, welches Schild Du an der Tür anbringen möchtest, wie groß der Therapieraum sein sollte, wie die Aussicht nach draußen sein sollte, wie der Boden beschaffen sein sollte, welche Bilder, welche Beleuchtung Du wo anbringen solltest, ob Du frische Blumen hinstellen solltest, wo Dein Klient bzw. Deine Klienten und Du sitzen sollten, welche Sitzmöbel Du Dir aussuchen solltest und so weiter.
In Therapie-Lehrbüchern findet man fast nichts über den Platz, an dem Therapien stattfinden. Es scheint, als sei dies nebensächlich. Vielleicht liegt es daran, dass die meisten Lehrbücher von Männern geschrieben werden. Meiner Meinung nach ist es jedoch eminent wichtig, wo Du arbeitest und wie Dein Therapieraum eingerichtet ist, damit Deine Klienten und Du Euch wohlfühlt.

Ich erinnere mich an das kahle Arztzimmer auf einer Station in dem psychiatrischen Krankenhaus, in dem ich als Assistenzarzt gearbeitet habe. Es war hoch und kahl, nur mit einem Schreibtisch, zwei Stühlen und einer Untersuchungsliege ausgestattet. Ich war zwar froh, dass ich kein Zimmer mit meiner Kollegin teilen musste, aber mich schaudert es heute noch, wenn ich mich an die Beklommenheit erinnere, als ich es zum ersten Mal betrat. Ich versuchte, es mir mit ein paar Bildern an der Wand und einer Zimmerpflanze gemütlicher zu machen. Aber es war eben ein funktional eingerichtetes Arztzimmer, nichts weiter. Wenn ich mit einem Patienten sprach, musste ich durch meine persönliche Zuwendung versuchen, das Gefühl der Kargheit zu kompensieren.

Heute lade ich meine Klienten in mein »Mußenzimmer« ein. Dieses Zimmer habe ich eingerichtet, nachdem unsere Kinder ausgezogen sind. Damals beschlossen meine Frau und ich, unsere Praxis aufzugeben und zu Hause weiterzuarbeiten. Ich suchte mir einen schönen blauen Teppich und gemütliche Ohrensessel für meine Klienten und mich aus. Meine Musikanlage mit alten Schallplatten steht darin, ebenso eine edle Kommode, in der meine CDs aufbewahrt sind (manchmal lege ich einem Klienten eine Schallplatte oder eine CD auf). In einem Schrank stehen die Bücher, auf die ich gelegentlich während der Therapiesitzungen zurückgreife (z.B. Bilder- und Märchenbücher), daneben ein Schreibtisch. Alle Möbel sind in heller Buche. Zwischen meinem Sessel und dem rechtwinklig dazu stehenden Doppelsessel für die Klienten befindet sich ein Glastisch, auf dem neben den essenziellen Taschentüchern Teekanne und Tassen stehen (im Sommer können die Klienten sich auch ein Glas Mineralwasser einschenken). Von ihrem Platz aus können sie hinausschauen auf die benachbarte Wiese, auf der sich die beiden Kühe, die Ziegen und die Hühner der Nachbarin vergnügen. Ihnen gegenüber steht ein neu bezogener alter Sessel, den ich für die gestalttherapeutische »Stuhlarbeit« nutze (► S. 9). In der Ecke steht ein gusseiserner Holzofen, der wie die Wolldecken im Winter für zusätzliche Wärme sorgt. An Bildern habe ich eine japanische Kalligrafie mit dem Schriftzeichen für »Stille«, eine Reproduktion der »Mandelblüten« von van Gogh, Fotos meines isländischen Lieblingsvulkans Snaefellsjökull und vom Labyrinth in der Kathedrale von Chartres sowie eine Kalligrafie von Thich Nhat Hanh mit der Aufschrift »Rechtes Lernen«. Überall liegen Bücher herum, mit denen ich mich gerade beschäftige.

Die Toilette befindet sich Tür an Tür neben dem Therapiezimmer. In einem Schrank im Flur habe ich weitere Hilfsmittel wie Seile (die die Klienten bei einem Rollenspiel auf den Boden legen können, um sich von jemandem abzugrenzen), verschieden große Steine (ebenfalls für Rollenspiele) (► S. 51) und eine kleine Sandwanne mit Holzfiguren, mit denen wir Familienaufstellungen im Kleinen machen können. Das Telefon ist auf Anrufbeantworter umgestellt. Nichts und niemand stört uns.

So ausgerüstet kann ich es mir gemütlich machen und kann ganz entspannt Gespräche führen. Ich fühle mich zu Hause und kann mich mit meiner ganzen Aufmerksamkeit dem Klienten widmen.

Ich finde es auch wichtig, dass man für verschiedene therapeutische Angebote unterschiedliche Räumlichkeiten zur Verfügung hat. Lange Zeit habe ich meine Einzelsitzungen in meinem Gruppenraum gemacht. Da ich große Gruppenräume liebe, saßen meine Einzelklienten und ich ziemlich mutterseelenallein in der Ecke des Gruppenraums. Heute kann ich mir den Luxus leisten, ein wunderschönes Gruppenzentrum für meine Wochenendseminare, meine Tai Chi-Gruppen und die Meditationsgruppe, die meine Frau und ich leiten, anzumieten.

Ich habe einmal gelesen, dass unsere Wohnräume unsere dritte Haut seien (unsere Haut ist die erste, unsere Kleidung die zweite und unsere Wohnräume sind die dritte Haut; Wansch 1989). Wie unsere Kleidung sollten die Räumlichkeiten, in denen wir uns aufhalten, zu uns und dem, was wir tun, passen. In der Therapie kreieren wir ja einen *intimen Raum*, in dem unsere Klienten und wir uns begegnen und auf ganz intime Themen im Leben des Klienten eingehen. Deshalb ist der *reelle Raum*, in dem dies alles stattfindet, von solch eminenter Bedeutung.

Nimm Dir also Zeit, einen Praxisraum zu finden, in dem Du Dich wohlfühlst, und richte ihn liebevoll ein. Umgib Dich mit Dingen, die Du liebst. Gerne auch mit Antiquitäten, alten Spielzeugen oder Kuscheltieren. Gehe nicht mit dem allgemeinen Geschmack, der gerade en vogue *ist. Sei individualistisch. Denn* Du *musst Dich wohlfühlen, wenn Du arbeitest. In einer Umgebung, in der Du Dich fremd oder unbehaglich fühlst, musst Du erst viel Energie aufbringen, um die unangenehme Atmosphäre um Dich auszublenden. Wie sollst Du gut arbeiten können, wenn Du Dich in Deiner »dritten Haut« unbehaglich fühlst? Das wäre ähnlich, wie in einem kratzigen Kleidungsstück (Deiner »zweiten Haut«) zu stecken! Wenn es Dir gut geht, wird es Deinen Klienten leichtfallen, sich ebenfalls zu entspannen und es sich gutgehen zu lassen.*

Der Erstkontakt

Für sich werben

Es ist für einen Berufsanfänger immer schrecklich aufregend, wie man zu seinen ersten Klienten kommt. Man meint zunächst, man brauche nur ein Türschild anzubringen mit seinen Sprechzeiten und seiner Telefonnummer und schon würden die Klienten hereinströmen. Dies ist natürlich nicht so, es sei denn, die Praxis befindet sich auf einer belebten Straße, man ist bekannt wie ein bunter Hund oder man hat gerade eine der neuesten Psychomethoden gelernt. Oder man hat nach entbehrungsreichen Jahren des Studiums und nach kostspieligen Ausbildungen endlich die Kassenzulassung als Arzt oder Psychologe erworben. Das ist bei vielen Berufsanfängern leider nicht der Fall. Es gibt viele gute Therapeutinnen und Therapeuten, die aus anderen Berufen kommen und ihre Begabung für den psychotherapeutischen Beruf erst spät entdecken. Sie müssen neben einer therapeutischen Ausbildung auch noch die Heilpraktiker-Prüfung bestehen, damit sie in Deutschland legal Therapie ausüben dürfen.
Also muss man für sich werben! Den einen fällt es leicht, sich ins Internet zu setzen, Flyer zu verteilen, Freunde und Bekannte anzusprechen und an den Türen von Ärzten zu klopfen. Andere – und sie sind nicht die Schlechtesten – scheuen sich vor so viel narzisstischem Getue und hoffen, dass es sich mit der Zeit herumsprechen würde, dass es sie gibt. Letztendlich muss jeder auf seine Weise versuchen, sich als Therapeuten bekannt zu machen.

Ich habe viele Jahre in Privatpraxis gearbeitet, bevor ich mich um die Kassenzulassung bewarb. Zu Beginn meiner Niederlassung als Privattherapeut habe ich natürlich jeden Klienten genommen. Ich war dankbar, dass überhaupt jemand zu mir kam. Das war im Grunde nicht schlecht, weil ich so Erfahrungen mit vielen verschiedenen Arten von Klienten sammeln konnte. Ich lernte allmählich zu unterscheiden, mit welchen Klienten ich gut und mit welchen ich nicht gut arbeiten konnte. Irgendwann hatte ich es im Gefühl, ob jemand zu mir passte oder nicht, und konnte auswählen.

Das erste und wichtigste Filtern geschieht beim ersten Telefonkontakt: Ich höre mir *die Stimme* der anmeldenden Person an. Ein Mensch kann sich zwar durch seine Kleidung und sein äußeres Auftreten verstellen, die Stimme lässt sich jedoch kaum beeinflussen. Sie ist, wie der Körper, der direkteste Ausdruck eines Menschen. In ihr spürt man z. B., wie der Sprechende atmet. Aus seinem Atem kann man heraushören, ob er ruhig oder aufgeregt ist. Seine Stimmhöhe, mitsamt den zugehörigen Obertönen, sein Sprechtempo und -rhythmus verraten viel darüber, ob er gut bei sich selbst ist oder ob er »außer sich« ist. Es gibt sonore Stimmen, heisere Stimmen, raue Stimmen, piepsende Stimmen, metallene Stimmen, dumpfe Stimmen. Alles sagt etwas über die Person aus. Wenn ich dem Sprecher zuhöre, achte ich darauf, ob und wie mein Inneres mit seiner Stimme resoniert. Wie reagiere ich spontan darauf? Gibt es einen emotionalen Widerhall in mir? Fühle ich mich angezogen? Fühle ich mich abgestoßen? Oder lässt mich die Stimme kalt?

Natürlich höre ich dem Anrufer auch inhaltlich zu. Weswegen meldet er sich? Mit welchen Problemen kommt er? Wo drückt ihn der Schuh? Beim Zuhören überlege ich mir, ob ich ihm beim Lösen seines Problems helfen kann oder nicht. Habe ich ausreichend persönliche und/oder berufliche Erfahrung, um ihm weiterzuhelfen? Wie bei der Bestellung einer Ware muss ich prüfen, ob ich das Erwünschte »im Sortiment habe«. Ich muss auch die »Lieferzeit« beachten: Habe ich ausreichend zeitliche Kapazität für einen neuen Klienten? Oder muss der Anfragende mit einer längeren Wartezeit rechnen?

Ich frage auch nach, ob er gesetzlich oder privat versichert ist oder ob er privat zahlen möchte, und kläre ihn auf, dass er bei einer vorhandenen Versicherung die entsprechende Gesundheitskarte mitbringen müsse oder was er als Selbstzahler zu zahlen hätte. Ich lege Wert darauf, *dass die Geschäftsgrundlage gleich von Beginn an klar ist.*

Am Telefon bleibe ich relativ unpersönlich. Es ist erst einmal ein Informationsgespräch. Ich gebe dem Anrufer die von ihm benötigte Information und, falls ich mich für ein Erstgespräch entscheide, einen Termin für den ersten Erstkontakt.

Wenn ich mich aber aufgrund dessen, was ich gehört habe, von vornherein gegen eine Zusammenarbeit entscheide, sage ich dies ebenfalls so sachlich wie möglich und gebe ihm eine Empfehlung für einen Kollegen oder eine Kollegin. Entweder sage ich, dass ich mich für die Lösung seiner Probleme nicht kompetent genug fühle, oder ich sage, dass ich leider keinen freien Platz habe. Bei letzterer Aussage gestatte ich mir, auch einmal nicht die ganze Wahrheit zu sagen (wenn ich etwa einen spontanen Widerwillen gegen die Stimme des Anrufers verspüre). Ich möchte den Anfrager nicht unnötig vor den Kopf stoßen und kränken.

> Es ist sehr viel leichter, einen Therapiesuchenden gleich am Telefon (oder bei einer schriftlichen Anfrage per Mail) abzuweisen als am Ende eines Erstgesprächs, bei dem der Klient mich bereits kennengelernt und mir Persönliches über sich selbst offenbart hat.

Wenn ein Anrufer am Telefon eine Absage bekommt, kann er gleich einen anderen Therapeuten anrufen. Wenn ich aber jemanden schon zu einem Gespräch eingeladen habe und dann absage, wirkt es viel kränkender. In diesem Fall muss ich so ehrlich wie möglich meine Gründe darlegen und erklären, und zwar gleich am Ende des Erstkontaktes, damit der Therapiesuchende nicht zu lange auf eine Antwort warten muss. Ich muss auch bereit sein, mir seine Enttäuschung über meine Absage anzuhören. Das bin ich ihm schuldig (s. auch das folgende Kap. »Das Erstinterview«).

Aus meiner persönlichen Erfahrung

Ich habe selbst zu Beginn meiner Laufbahn eine schlimme Abweisung erfahren, als ich nach einem Lehranalytiker suchte. Ich fuhr extra eineinhalb Stunden nach Wiesbaden zu einer Analytikerin zum Erstinterview. Nach dem Gespräch, das ich als recht sachlich, aber angenehm empfand, sagte die Therapeutin, ich solle sie in einigen Wochen anrufen. Ich rief sie nach der vereinbarten Zeit aus einer Telefonzelle an. Sie sagte mir ohne eine Begründung in zwei kurzen Sätzen ab: »Es tut mir leid. Ich kann Sie nicht in Behandlung nehmen.« Nach dem Telefonat war ich eine Zeit lang wie vor den Kopf gestoßen, weil ich mich mit der Frage alleingelassen fühlte, weshalb sie eine Behandlung ablehnte. Ich empfand ihre Herangehensweise kränkend und wenig aufrichtig. Es dauerte eine ganze Weile, bis ich wieder den Mut fand, bei einem anderen Therapeuten anzufragen.

Aus diesen wenigen Ausführungen kann man ersehen, wie delikat die Aufnahme einer Therapie für beide Seiten sein kann. Der Klient befindet sich dabei auf der verletzlicheren Seite, da er in der Regel in einer schwierigen Lebenslage steckt und dringend Hilfe sucht. Die meisten Menschen, die zum ersten Mal eine psychotherapeutische Behandlung aufsuchen, zögern länger, bis sie zum Telefon greifen. Sich einer Psychotherapie zu unterziehen, ist zwar heutzutage nicht mehr so stark mit der Psychiatrie und der Befürchtung assoziiert, als verrückt zu gelten. Aber es ist immer noch mit viel Scham verbunden, die erst überwunden werden muss. Nicht zufällig werden Psychotherapeuten gelegentlich verächtlich als »Seelenklempner« bezeichnet; hinter dem zynischen Ausdruck stecken viel Furcht und Berührungsangst.

Das müssen wir als Therapeuten im Auge behalten, wenn jemand bei uns um eine Behandlung nachfragt. Eine allzu unbedachte Abweisung kann den Therapiesuchenden so enttäuschen, dass er erst nach langer Zeit oder nie mehr einen zweiten Versuch startet.

Das Erstinterview

Die erste Begegnung ist immer aufregend. Auch für mich. Ich bin stets etwas angespannt, wenn ich die Tür aufmache und den Klienten zum ersten Mal sehe. Es ist spannend zu sehen, ob der Mensch, der mir gegenübersteht, auch dem Bild entspricht, das ich mir während des Telefonats oder aufgrund seiner E-Mail gemacht habe. Oft stimmt beides nicht überein. Eine spannende Frage: Warum nicht?

Nach der Begrüßung gehe ich voraus ins Behandlungszimmer und weise dem Klienten seinen Sitzplatz zu. Dann bitte ich um seine Gesundheitskarte und lese seine Daten ein. Falls er privat versichert ist oder selbst zahlt, nehme ich seinen Namen, Adresse, Geburtsdatum, Telefon- und Handynummer sowie seine Mailadresse auf. Ich frage ihn, wie er auf mich gekommen ist (durch Empfehlung? Internet? Buch?). Ich frage auch, ob er schon einmal in psychotherapeutischer Behandlung war, ambulant oder stationär. Dann frage ich ihn, was ich für ihn tun kann.

Ich schreibe mir die ersten Sätze des Klienten immer wortwörtlich auf. Diese bilden für mich die Grundlage meiner weiteren Fragen. Sie dienen auch später als Basis für die Therapie.

Im ersten Gespräch sind die Klienten noch am ehrlichsten.

Sie kommen (meistens) aus eigenen Stücken, stecken in der Klemme und suchen Hilfe. Daher schütten sie ihr Herz aus. Aus ihrer Stimme klingen Dringlichkeit und Not. Das heißt, im ersten Gespräch habe ich die Chance, dem Klienten wirklich so zu begegnen, wie er tatsächlich ist. In dieser ersten Sitzung lässt er mich (meistens) bis auf den Grund seiner Seele schauen. Nach dieser ersten Begegnung weiß er, wie ich bin und was ich erwarte. In den nachfolgenden Stunden wird er sich an mich angepasst haben. Daher werde ich nie wieder so viel über ihn in Erfahrung bringen wie beim Erstkontakt.

Ich will ihn aber in der ersten Sitzung begreifen, wie er wirklich als Person ist, nicht was er zu sein vorgibt. Daher bin ich besonders wachsam. Ich höre ihm inhaltlich sehr genau zu. Nehme gleichzeitig die Nuancen seiner Stimme wahr, auch seine Mimik und Gestik. Bei Unklarheiten oder Widersprüchen unterbreche ich ihn und hake nach. Ich frage auch nach heiklen Punkten wie Alkohol-, Zigaretten- oder Drogenkonsum und nach anderem Suchtverhalten (Internet-, Spiel-, Sex-, Arbeitssucht, Essstörung, Zwangsverhalten oder Zwangsgedanken). Ebenfalls frage ich ihn, ob er sich jemals bewusst Verletzungen zugefügt hat, Suizidgedanken hatte und Suizidversuche unternommen hat. Ich lasse mir sein Privatleben, seine Beziehungen und Familienverhältnisse sowie seine Arbeit beschreiben. Schließlich frage ich ihn, was er bisher selbst unternommen hat, um seine Probleme zu lösen.

Einen großen Raum nimmt beim Erstgespräch der Stammbaum (Genogramm) ein, da ich tiefenpsychologisch und systemisch arbeite. Ich frage nach Eltern, Geschwistern, Großeltern und Vorfahren, nach Geburtsjahren und Geburtsorten, nach besonderen Ereignissen in der Familie wie Todesfällen, Fehlgeburten, Schwangerschaftsabbrüchen, schweren (körperlichen und psychischen) Krankheiten, schweren Schicksalsschlägen wie Gewalt, Vergewaltigung und sexuellem Missbrauch, nach Kriegsopfern, Kriegsfolgen und Kriegsverbrechen bei den Vorfahren, nach Auswanderung, Flucht oder Vertreibung – die ganze Palette menschlichen Schicksals. Am Ende frage ich den Klienten nach seinem Lebenslauf, von der Geburt bis heute.

Solch ausführliche Anamnesen brauchen natürlich ihre Zeit. Daher lasse ich mir immer Zeit für das Erstgespräch oder mache dafür einen zweiten Termin aus.

Das Erstgespräch nutze ich also, den Klienten kennenzulernen. Ich brauche das Gefühl, dass ich ihn und sein Leiden verstehe. Vor allem muss ich einen zwischenmenschlichen Draht zu ihm spüren. Etwas in mir muss berührt werden, sodass ich in mir die Bereitschaft spüre, mit ihm weiterzuarbeiten. Ich muss Interesse und Anteilnahme an seiner Person und seinem Schicksal empfinden, damit ich motiviert bin, ihn die nächste Zeit, vielleicht die nächsten Jahre, zu begleiten. Das heißt, nicht nur der Klient muss motiviert sein für die Therapie. Dies gilt genauso für den Therapeuten! Schließlich ist es meine Lebenszeit, die ich künftig mit dieser Person verbringen werde. Diese Tatsache wird mir mit zunehmendem Alter bewusster. Meine Lebenszeit ist begrenzt. Ich räume mir die Freiheit ein, zu entscheiden, wie und mit wem ich sie verbringe.

Natürlich versuche ich während des Erstgesprächs, mir aus dem Erzählten ein Bild zu machen, worin das Problem des Klienten liegt und wie alles zusammenhängt. Selbstverständlich versuche ich auch, eine Arbeitshypothese über die Ursachen seiner Schwierigkeiten aufzustellen. Ebenfalls überlege ich mir, unter welcher psychopathologischen Störung er leiden könnte.

All diese theoretischen Überlegungen gehen mit dem Gespräch einher. Aber primär geht es mir darum, ein Gefühl für den Klienten zu bekommen, das mich motivieren könnte, mit ihm zu arbeiten. Dieses Gefühl muss nicht unbedingt mit Sympathie zu tun haben. Manchmal empfinde ich ein Interesse für jemanden, der mir persönlich gar nicht so sympathisch ist. Nicht selten beschließe ich, mit jemandem zu arbeiten, der mir recht fremd erscheint und bei dem ich mich erst bemühen muss, ihn zu verstehen. Gelegentlich gehe ich das Wagnis ein, mit einem Menschen zu arbeiten, von dem ich annehme, dass es eine schwierige Therapie werden wird und dass wir auch mal heftig miteinander ringen werden. Aber es muss sich für mich lohnen. Ohne eigene Motivation mit einem Klienten zu arbeiten, das mache ich nicht mehr. Dafür ist meine Zeit zu schade. Es ist furchtbar, meine Zeit mit einem Klienten abzusitzen und die Minuten zu zählen, bis die Stunde zu Ende ist. Und dies nicht nur für eine, sondern für viele, viele zukünftigen Stunden. Überdies würde es auch dem Klienten wenig bringen, wenn ich die Stunden lustlos verstreichen ließe – das würde er sicherlich spüren. Auch er investiert seine Zeit (und sein Geld), damit er im Leben weiterkommt.

Daher kommt es durchaus vor, dass ich am Ende des Erstgesprächs für mich zu dem Schluss gelange, dass ich nicht mit meinem Gegenüber arbeiten will. Dies versuche ich ihm so ehrlich, gleichzeitig so schonend wie möglich mitzuteilen. Ich muss ehrlich sein und die Gründe für mein Nein benennen. Ich muss zugleich versuchen, ihn nicht allzu sehr zu kränken. Denn es handelt sich immer um eine Kränkung, wenn man Hilfe sucht und abgewiesen wird. Daher muss ich ihm auch die Möglichkeit geben, seine Enttäuschung, sein Unverständnis und seine Empörung mir gegenüber zu äußern. Nach Möglichkeit gebe ich ihm auch eine Empfehlung für eine Kollegin oder einen Kollegen, für eine andersartige Therapie (z. B. eine Körpertherapie) oder eine stationäre Behandlung. Eine Absage mag für den Hilfesuchenden ernüchternd sein, *aber eine klare Absage ist besser als eine halbherzige Zusage.* Auch mir fällt eine Abweisung nicht leicht. Aber ich möchte mit vollem Engagement eine Therapie starten können, ohne innere Vorbehalte meinerseits.

Gelegentlich sage ich auch Nein, obwohl ich den Ratsuchenden sympathisch finde und das Gefühl habe, mit ihm arbeiten zu können. Jedoch stehen innere oder äußere Hindernisse dazwischen. Es könnten zeitliche oder verkehrsbedingte Einschränkungen meiner- oder seinerseits sein, die eine Zusammenarbeit unmöglich machen. Gewichtiger sind Verstrickungen und Verwicklungen, die zu erwarten sind (▶ S. 68). Etwa wenn ich die Person zu gut leiden kann. Oder wenn ich mich ihr zu ähnlich fühle. In beiden Fällen fehlt mir die nötige professionelle Distanz, um unvoreingenommen arbeiten zu können. Oder der Klient hat einen nahen Angehörigen (einen Lebenspartner, einen nahen Verwandten, einen Busenfreund), der sich aktuell bei mir in Therapie befindet. Ich möchte weder in Loyalitätskonflikte noch in Schwierigkeit mit der Schweigepflicht geraten, noch möchte ich Zwischenträger von persönlichen Botschaften oder Vermittler sein. Wenn ich mit jemandem arbeite, möchte ich mich ganz und gar ihm und nur ihm widmen, ohne Rücksicht auf seine nähere Umgebung.

Selbstverständlich frage ich bei einer positiven Entscheidung meinerseits den Klienten am Ende des Erstgesprächs, ob er sich vorstellen könne, mit mir zusammenarbeiten. Da eine Therapie eine Vereinbarung zwischen Therapeut und Klient darstellt und eine enge Zusammenarbeit zwischen beiden verlangt, bedarf es einer eindeutigen Entscheidung des Klienten. Auch er muss sich die Freiheit nehmen können, abzuwägen, ob er die Zeit und die Strapazen einer Psychotherapie auf sich nehmen will. Manche Klienten sind froh, endlich einen Therapeuten gefunden zu haben, und sagen sofort zu. Andere haben mehrere Therapeutinnen und Therapeuten zur Auswahl und erbitten sich Bedenkzeit. Ich finde das sehr in Ordnung. Genauso, wie ich mir gestatte, mich für oder gegen eine Behandlung mit dem Klienten zu entscheiden, hat er ebenfalls das Recht, sich gründlich zu überlegen, ob ich der richtige Therapeut für ihn bin.

Mit welchen Klienten kannst Du am besten arbeiten?

Dies ist für viele Anfänger eine überraschende Frage. Denn als Berufsanfänger hat man eigentlich keine große Wahl. Meistens beginnt man seine therapeutische Laufbahn an einer Institution (einer Klinik, einer Ambulanz oder einer Beratungsstelle) oder man ist bei einem Seniortherapeuten in dessen Praxis angestellt. An diesen Arbeitsstellen ist man weisungsabhängig und bekommt die Klienten oder Patienten zugeteilt, mit denen man arbeiten muss oder zumindest arbeiten soll. Auch wenn der Arbeitgeber einem Anfänger Supervision anbietet, wird man mehr oder weniger ins kalte Wasser geworfen.

Nicht selten wird man als Anfänger gleich mit schweren, gelegentlich sogar mit den schwersten Fällen konfrontiert: chronisch Kranken, Borderline-Patienten, psychiatrischen Patienten oder hoffnungslosen Fällen. Denn die älteren Kollegen, die schon länger an der Institution arbeiten, haben entweder nicht die Zeit oder nicht die Lust, sich mit schwierigen Patienten abzumühen, und wälzen diese gern an die Greenhorns ab, die sich nicht wehren können.

Das muss jedoch nicht unbedingt von Nachteil sein. Auf diese Weise wirst Du am Anfang Deiner Karriere alle möglichen Störungs- und Krankheitsbilder kennenlernen; und da Du in dieser Phase am lernbegierigsten und lernfähigsten bist, kannst Du sehr, sehr viel lernen und Erfahrung sammeln – vorausgesetzt, Du verzweifelst und zerbrichst nicht daran. Hier ist es ganz wichtig, dass Du eine gute Begleitung durch fürsorgliche Mentoren, Supervisoren und durch eine solidarische Intervisions- oder Peergruppe hast.

Gleichzeitig ist dies eine Zeit der inneren Prüfung: Du musst bei Dir selbst überprüfen, wo Deine Stärken und wo Deine Schwächen sind. Bist Du innerlich ausreichend gerüstet, um mit den grausamen Schicksalen schwerkranker Patienten umzugehen? Kannst Du Dich schützen, wenn diese von ihren traumatischen Erfahrungen erzählen? Kannst Du trotzdem offen und mitfühlend bleiben? Wirst Du dadurch an eigene Verletzungen erinnert? Kannst Du dann zwischen Dir und dem Klienten unterscheiden? Kannst Du dabei neutral bleiben und nicht parteilich werden? Wie schaffst Du es, die Eindrücke aus Deiner Arbeit nicht in Dein Privatleben hinüberzutragen?

Indem Du Dich mit diesen Fragen auseinandersetzt, wirst Du immer genauer herausbekommen, welchen Weg Du künftig einschlagen möchtest. Langsam wird sich ein innerer Kompass in Dir herausbilden. Dein weiterer Weg schält sich heraus: Mit welcher Klientel kommst Du gut zurecht? Welche Klienten solltest Du lieber meiden? In welchem Kontext kannst Du am besten arbeiten – im Team oder alleine, in einer Institution oder in einer eigenen Praxis? Möchtest Du wirklich mit Deinen Klienten in die Tiefe gehen, was bedeuten könnte, dass Du sehr lange und unter großem persönlichem Einsatz mit ihnen arbeiten musst? Oder möchtest Du lieber zielgerichtet arbeiten, z. B. als Coach oder Berater?

Wieso ist es wichtig, Deine Klienten auszuwählen?
Ich bin vor einigen Jahren mit meiner Praxis umgezogen. Bei dieser Gelegenheit habe ich meine dicken Ordner mit den Protokollen aller Behandlungen der letzten Jahre durchgeschaut und aussortiert. Als Therapeut ist man verpflichtet, alle Patientenakten zehn Jahre lang aufzubewahren. Wie ich die Akten durchblätterte, wunderte ich mich, dass ich mich an einige ehemalige Klienten überhaupt nicht mehr erinnern konnte, während ich andere, deren Behandlung schon lange zurückliegt, noch ganz lebhaft vor Augen hatte. Es war, als hätte ich sie erst letzte Woche gesehen. Die Akten der Letzteren bewahrte ich auf, während ich die Akten der Klienten, an die ich mich nicht mehr erinnern konnte, aussortierte.

Es gibt also durchaus solche und solche Klienten. Mit den Jahren wurde mir mehr und mehr bewusst, dass ich im Laufe meiner Berufstätigkeit höchstens 250 Klienten haben würde, mit denen ich eine lange Einzeltherapie machen könnte. Dies ging aus folgender Berechnung hervor: Eine gründliche Therapie benötigt durchschnittlich drei Jahre, manche sehr viel länger. In einer Woche kann ich höchstens 25 Klienten behandeln (die übrige Arbeitszeit brauche ich für Schreibarbeiten, Telefonate, Supervisionen etc.). Das heißt, ich kann nur 25 Klienten gleichzeitig sehen. Ich rechnete weiter: Wenn ich von meinem 30. bis zu meinem 60. Lebensjahr arbeiten würde, wären es 30 Arbeitsjahre. In diesen 30 Jahren kann ich, bei durchschnittlich drei Jahren pro Klient, 30 : 3 = 10 solche Behandlungszyklen durchgehen, mit jeweils 25 Klienten. 25 × 10 ergibt 250 Klienten. Das bedeutet, dass ich mit diesen 250 Klienten eine bedeutende Zeit meines Arbeitslebens verbringen würde. Diese Rechnung machte mir klar, dass ich mich entscheiden muss, mit welchen Menschen ich meine Lebenszeit verbringen möchte.

Ein Vergleich dazu: Ein sehr angesehener 60-jähriger Orthopäde erzählte mir einmal, dass er in seinem Berufsleben insgesamt 40 000 Patienten gesehen habe. Im Vergleich dazu sind die 250 Einzelklienten, mit denen ich gearbeitet haben würde, wirklich verschwindend wenig!

Aufgrund dieser Überlegungen wurde mir klar, dass ich auswählen muss, mit wem ich arbeiten will. Vor dieser Entscheidung wird jeder Therapeut stehen, wenn er sich die Zeit nimmt, über seinen Beruf nachzudenken.

Denn Psychotherapie ist kein x-beliebiger Beruf. Wenn ein Therapeut arbeitet, setzt er seine ganze Person ein. Er selbst ist das Instrument. Im Laufe der Therapie entsteht eine persönliche Bindung zwischen ihm und dem Klienten. Er wird als Person wichtig für den Klienten. Dieser vertraut ihm und weiht ihn in seine tiefsten Geheimnisse ein. Ihm erzählt er, was er bisher vielleicht noch niemandem erzählt hat. Im Therapeuten findet er jemanden, der ihn in allem, was ihn bewegt – seinen Ängsten, seinem Zorn, seinen Verlusten, seiner Liebe und seiner Sehnsucht –, begleitet. Bei ihm findet er Halt, Mitgefühl und Verständnis. Gleichzeitig fordert ihn der Therapeut heraus, nicht nur in seinen bisher bekannten Kreisen zu bleiben, sondern sich über seine Grenzen hinauszuwagen und neue

Pfade auszukundschaften. Der Therapeut ist also ein Wegbegleiter, der dem Klienten auf seinem steinigen Lebensweg zur Seite steht.

Einen zu Dir passenden Klienten aussuchen

Um ein guter Wegbegleiter zu sein, musst Du Dich als Therapeut auf dem betreffenden Gelände auskennen. Daher ist dies das erste Kriterium, wenn Du Dir Deine Klienten aussuchst: Der Klient muss zu Dir passen. Was bedeutet hier »passen«? Die Frage lässt sich nicht leicht beantworten. Es gibt keine objektiven Kriterien dafür, sondern nur subjektive. Sympathie spielt dabei gewiss eine Rolle, jedoch nicht die wichtigste. Wichtiger ist die Mühelosigkeit, mit der Du Dich mit dem Klienten bewegst: Ein passender Klient ist einer, bei dem Du keine Mühe hast, ihn zu verstehen. Du kannst Dich leicht, ja intuitiv in ihn hineinfühlen. Manchmal verstehst Du ihn sogar ohne Worte. Der Klient und seine Probleme kommen Dir vertraut vor. Du kannst Dich leicht in seine Situation hineinversetzen. Und Du findest schnell den »Knackpunkt«, dort, wo es beim Klienten »hakt«, also den neuralgischen Punkt, bei dem der Klient den meisten Schmerz hat. Hier befindet sich meistens der Ursprung seiner Probleme.

Dies setzt voraus, dass Du Dich mit den Problemen des Klienten auskennst. Vielleicht bist Du in Deinem eigenen Leben auch schon einmal ähnlichen Themen begegnet. Aber bloße Ähnlichkeit zwischen Euch reicht noch nicht aus. Du musst mit den angesprochenen Problemen persönlich schon einigermaßen weitergekommen sein! Erst dann wirst Du mit Leichtigkeit und Übersicht den Klienten begleiten können. Sonst hättest Du zwar jede Menge Mitgefühl für den Klienten, aber Du könntest, wenn es schwierig wird und der Klient auf dem unwegsamen Gelände stecken bleibt, ihm nicht heraushelfen. Du würdest gemeinsam mit dem Klienten feststecken und könntest ihm nicht den Optimismus vermitteln, den dieser braucht, um sich aus dem Sumpf zu befreien.

Die erste Voraussetzung für eine gute Passung zwischen Therapeut und Klient ist also eine Vertrautheit zwischen beiden, gepaart mit dem Selbstvertrauen des Therapeuten, dass er dem Klienten weiterhelfen kann.

Gleichzeitig solltest Du nicht nur Nähe zum Klienten spüren. Du musst auch fähig sein, eine professionelle Distanz zu ihm aufrechtzuhalten. Der Abstand zwischen Dir und dem Klienten sollte zwar nicht so groß sein, dass Du ihn bloß als einen »Fall« ansiehst. Eure Nähe darf jedoch nicht so groß sein, dass die Grenze zwischen Euch verschwimmt, sodass Ihr Euch irgendwann in einem harmonischen Brei wiederfindet (in der Gestalttherapie nennt man eine solche Verschmelzung Konfluenz). Du musst jederzeit fähig und bereit sein, dem Klienten auch unangenehme Wahrheiten und unbequeme Einsichten zuzumuten.

Mit welchen Klienten solltest Du lieber nicht arbeiten?

Nach dem bisher Gesagten ist es unschwer, solche Klienten auszusondern, mit denen Du lieber nicht arbeiten, sondern an eine Kollegin oder einen Kollegen überweisen solltest.

- Klienten, deren Probleme Dir unvertraut sind: *Du solltest Dich einigermaßen mit den Problemen und Störungen eines neuen Klienten auskennen. Wenn Du darüber nichts weißt und damit keine Erfahrung hast, ist es keine Schande, dies zuzugeben und den Klienten zu einem kompetenten Kollegen zu schicken. Du wirst für Deine Ehrlichkeit den Respekt des Klienten ernten.*
- Klienten, vor denen Du Angst verspürst: *Wenn Du als Therapeut arbeitest, solltest Du keine Angst vor dem Klienten haben. Sonst gerätst Du in die unterlegene Rolle und verlierst das Steuer aus der Hand. Dies ist besonders für Therapeutinnen wichtig. Zwar ist es statistisch unwahrscheinlich, dass Du von einem männlichen Klienten angegriffen wirst. Jedoch könnte es vorkommen, dass Du unbewusst ständig auf der Hut bist (etwas, was Dein Gegenüber spüren wird) und heikle Themen vermeidest, um den Klienten nicht zu provozieren. Das Gleiche gilt für männliche Therapeuten, die einem aggressiven männlichen Klienten gegenübersitzen oder einer Klientin, die sie z. B. an ihre dominante Mutter erinnert. Ich persönlich bin froh, dass ich Karate kann und meine Muttergeschichte bearbeitet habe. Als Therapeut musst Du fähig sein, einen Klienten furchtlos mit seinen unliebsamen Seiten zu konfrontieren.*
- Klienten, für die Du eine Schwäche verspürst oder die Dir besonders sympathisch sind: *Auch hier wirst Du Dich gehemmt fühlen, etwas zu sagen, womit Du Dir die Sympathie des Klienten verscherzen könntest. Wenn Du bemüht bist, dem Klienten zu gefallen, sitzt Du als Therapeut schon in der Falle. Du vergibst Deine therapeutische Potenz und lässt Dich leicht um den Finger wickeln (► S. 75).*
- Klienten, gegen die Du eine intuitive Abneigung verspürst: *Vertraue Deiner Intuition. Es ist weder für Dich noch für den Klienten bekömmlich, zusammenzuarbeiten, wenn einer von beiden eine intuitive Abwehr gegen den anderen verspürt. Man sollte seinem Instinkt trauen, wenn das Bauchgefühl Unbehagen oder gar Gefahr signalisiert.*

Scheue Dich also nicht, einen neuen Klienten zu einer Kollegin oder einem Kollegen weiter zu verweisen. Heutzutage gibt es in fast allen Gegenden ausreichend viele Therapeuten, an die man Klienten überweisen kann. Selbst in unterversorgten Gebieten gibt es Beratungsstellen oder Seelsorger, zu denen man Klienten schicken kann. Auch in der Nacht oder an Feiertagen kann man die Telefonseelsorge anrufen. – Dies habe ich einmal selbst in Anspruch genommen. Ich konnte eine Stunde lang mit einem kompetenten Mitarbeiter sprechen. Danach fühlte ich mich deutlich besser. – Falls es sich bei einer Anfrage um einen Notfall handelt, kann man mit einem Klienten, der nicht zu einem passt, ein klar begrenztes Einzelgespräch führen – möglicherweise im Beisein eines Kollegen oder einer Sprechstundenhilfe – und dann weiterschicken. Nein sagen *ist überlebenswichtig – in allen helfenden Berufen!*

Der Therapievertrag

Nach der Entscheidung für eine Zusammenarbeit schließe ich, in der Regel in der zweiten Therapiesitzung, den Therapievertrag ab. Dies ist eine beidseitige Vereinbarung. Da ich jedoch mehr über die Regeln einer Psychotherapie Bescheid weiß, stelle ich meine Vorstellungen bzw. meine Bedingungen vor, denen der Klient widersprechen oder die er modifizieren kann. Selbstverständlich kann er ebenfalls seine Wünsche äußern und seine Konditionen stellen.

Den Vertrag, der aus den folgenden Teilen besteht, schließen wir mündlich ab.

- *Therapieziel:* Wir definieren gemeinsam die Therapieziele: Was möchte der Klient erreichen? Wie gedenke ich als Therapeut, die Therapieziele zu erreichen? Was halte ich für realisierbar?
- *Klärung der Geschäftsbedingungen:*
  - der Modus der Abrechnung
  - Zeit und Ort
  - Frequenz der Sitzungen
  - Dauer der Sitzungen
  - voraussichtliche Dauer der gesamten Therapie
  - Erreichbarkeit; ich gebe dem Klienten meine Telefonnummer bzw. E-Mail-Adresse für Notfälle
  - bei Versicherten: Anzahl der bewilligten Stunden, Gutachterverfahren
  - Urlaubsregelung
  - Krankheitsregelung
- *Therapiemethode(n):* Ich erkläre meine Therapiemethode(n) in einer für Laien verständlichen Sprache.
- *Schweigepflicht:* Der Klient kann anderen Menschen über die Therapie und mich erzählen, wenn er möchte. Ich werde mich als Therapeut an die Schweigepflicht halten. Alles, was den Klienten und die Therapie betrifft, behalte ich für mich, mit Ausnahme der Kolleginnen und Kollegen, mit denen ich in Supervision oder Intervision bin. Diese sind ebenfalls in die Schweigepflicht eingebunden. In der Supervision und Intervision stelle ich meine Klienten grundsätzlich anonym vor.
- *Umgang mit therapeutischen Krisen und Neuverhandlung des Therapievertrags:* Ich erkläre dem Klienten, dass es während einer Therapie durchaus zu krisenhaften Situationen kommen könne (z. B. bei einer Uneinigkeit oder einer Auseinandersetzung zwischen ihm und mir). Wenn ich das merken sollte, werde ich es zur Sprache bringen. Ebenfalls bitte ich den Klienten, es anzusprechen, wenn ihm etwas nicht behagt oder er mit meiner Vorgehensweise nicht einverstanden ist. Ich erkläre ihm, dass therapeutische Krisen wichtige Punkte einer Therapie markieren und eine Chance darstellen, sich weiterzuentwickeln. Außerdem können wir jederzeit den Therapievertrag neu verhan-

deln, indem wir andere Therapieziele und eine andere Vorgehensweise vereinbaren.

- *Umgang mit Therapieabbruch:* Ich sichere dem Klienten zu, dass ich in der Regel so lange mit ihm arbeiten werde, bis die Therapie zufriedenstellend beendet werden kann. Dies erhoffe ich ebenfalls von ihm. Sollte sich auf einer der beiden Seiten der Wunsch regen, die Behandlung zu unterbrechen oder vorzeitig abzubrechen, sollte sie es äußern. Dann können wir dies besprechen (s. oben unter *Umgang mit therapeutischen Krisen*). Falls der Klient trotz Aussprache die Therapie abbrechen will, ist er frei, dies zu tun. Ich bitte nur um ein Abschlussgespräch, damit ich nicht ratlos dastehe und mich frage, weshalb der Klient nicht mehr erscheint.
- *Beendigung der Therapie:* Der Therapievertrag wird für unbestimmte Zeit abgeschlossen. Wenn sich beide Seiten darüber einig sind, die Behandlung zu beenden, vereinbart man noch eine Frist (beispielsweise bis zum Ende des Quartals oder bis zum Jahresende), um die Therapie abzuschließen. Die Abschlussphase ist wichtig, um Rückschau zu halten und Bilanz zu ziehen (welche Therapieziele wurden erreicht, welche nicht, warum nicht). In dieser Zeit können Themen, die mit Abschied zu tun haben, auftauchen und bearbeitet werden. Der Klient kann sich auch auf die Zeit nach der Therapie vorbereiten. Trauern, Würdigung und Abschließen gehören zu einer guten Abrundung der Behandlung (► S. 149).

Im Übrigen bemesse ich die Länge einer Therapie nicht nach dem Stundenkontingent, den die Krankenkasse bewilligt.

Jede Therapie hat ihre eigene Dynamik. Man kann nicht voraussagen, wie lange sie dauern wird. Eine Therapie kann kürzer oder länger sein, sie kann mehr oder weniger Stunden benötigen als die Anzahl, die von der Krankenkasse bewilligt wird.

Dies ist kein Problem, wenn die Behandlung kürzer ist. Wenn Therapeut und Klient beide das Gefühl haben, sie haben erreicht, was zu erreichen ist, können sie einfach aufhören und die Reststunden ungenutzt lassen. Ganz anders ist es, wenn der Klient noch nicht fertig ist und die Krankenkasse sich weigert, die Behandlung weiter zu übernehmen, selbst wenn ich eine Verlängerung beantrage. Dann verhandle ich mit dem Klienten, die weitere Therapie aus eigener Tasche zu zahlen. In diesem Fall passe ich mein Honorar an die Einkommensverhältnisse des Klienten an, weil ich es wichtiger finde, dass die Therapie bis zu einem guten Ende fortgesetzt wird, als ein zu hohes Honorar zu verlangen. Diesen Sachverhalt mache ich dem Klienten bereits zu Therapiebeginn klar, damit wir in Ruhe arbeiten können, ohne ständig auf die Anzahl der bewilligten Stunden zu schielen.

- *Weitere Verfügbarkeit des Therapeuten:* Ich stehe meinen ehemaligen Klienten zur Verfügung, falls sie mich wieder einmal brauchen (natürlich unter der Voraussetzung, dass ich noch lebe und praktiziere). Diese Zusicherung ist zum

Abschluss der Therapie wichtig, da sie (wie in einer Eltern-Kind-Beziehung) dem Klienten erleichtert, sich vom Therapeuten zu lösen und die ersten Schritte in die Selbstständigkeit zu wagen. – Erfahrungsgemäß höre ich nach Beendigung der Therapie von den meisten Klienten nichts mehr. Einige melden sich wieder in Krisenzeiten. Dann benötigen sie meistens nur eine oder wenige Stunden, um ihre aktuelle Lage zu klären (► S. 152).

Der Therapievertrag ist ein wesentlicher Teil einer Therapie. Mit ihm legt man den Grundstein für die therapeutische Beziehung: So und nicht anders wollen wir unsere Zusammenarbeit gestalten. Mit dem Therapievertrag einigen sich Therapeut und Klient außerdem darauf, dass sie eine professionelle und keine persönliche Beziehung eingehen.

TEIL 3 Grundlegende Themen in der Psychotherapie

In den nächsten Kapiteln gehe ich auf grundlegende Themen in der Psychotherapie ein. Sie umkreisen den Komplex der therapeutischen Beziehung, die ich aus verschiedenen Perspektiven beleuchten werde. Sollte diese Betrachtung gelegentlich zu Wiederholungen führen, bitte ich die Leser um Verständnis.

Wozu Therapie?

Das ist eine Frage, die Dir möglicherweise banal erscheint. Es ist doch klar: Genauso, wie man zum Arzt geht, wenn man körperlich krank ist, geht man zum Therapeuten, wenn man psychisch erkrankt ist (oder, wie man es heute ausdrückt, an einer psychischen Störung leidet). Es geht schließlich darum, ein unangenehmes oder störendes Symptom beseitigt zu bekommen. »Beseitigt zu bekommen« ist dabei kennzeichnend für eine solche Haltung: So wie man vom Arzt ein Medikament verschrieben bekommt, hofft man auf ein Rezept vom Therapeuten gegen sein Unglücklichsein.
Wie Du weißt, ist es leider nicht so einfach. Selbst die Verhaltenstherapie, die ursprünglich von der lerntheoretischen Annahme ausging, dass unerwünschte Denk- und Verhaltensweisen durch Konditionierung »gelöscht« und erwünschtes Verhalten »verstärkt« werden können, weiß es inzwischen besser. Dementsprechend hat sie zahlreiche Anleihen von anderen Therapieverfahren gemacht und adaptiert.

Nein, meiner Meinung nach geht es in der Therapie darum, dass der Ratsuchende, mithilfe des Therapeuten, *sich selbst kennenlernt*. Ich gehe davon aus, dass jeder Mensch fähig ist, sich selbst auf den Grund zu kommen. Dass er sich seine eigene Lebensgeschichte wieder aneignet, indem er die günstigen und ungünstigen Lebensumstände, unter denen er aufgewachsen ist, noch einmal durchgeht, dabei traumatische Erfahrungen verarbeitet und hinter sich lässt, gleichzeitig die verborgenen Ressourcen in sich entdeckt und sich von anderen Menschen unterstützen lässt, um schließlich zu seinem eigenen Wesen vorzustoßen. Wenn er diesen *Wesenskern* in sich wiederentdeckt, wird er intuitiv wissen, wie er sein Heute und seine Zukunft gestalten will. Der Therapeut ist jemand, der ihn auf dieser Reise begleitet. Er ist einer, der sich ebenfalls auf seiner eigenen Lebensreise befindet. Vielleicht ist er dabei etwas weiter als der Klient, sodass er dem Klienten diesen oder jenen Tipp geben kann. Er dient gleichzeitig als Spiegel für den Klienten, in dem dieser sich selbst und seine bisherigen Beziehungspersonen projizieren kann (Projektion und Übertragung).

So gesehen ist der Therapeut eine Art Reisebegleiter. Und wenn der sich suchende Klient seiner Selbst wieder habhaft geworden ist und seinen Weg alleine weitergehen kann, kann sich der Therapeut glücklich zurückziehen.

Ich habe soeben einen Text mit dem Titel »Der Kern der Heilkunst« in einer Zeitschrift für ganzheitliche Heilkunde gelesen, der es noch besser als ich ausdrückt: »Das Herz der Medizin ist die menschliche Zuwendung. Heilung geschieht in einem Feld, in dem der Behandler im Dialog mit dem Patienten ist. Die Aufmerksamkeit und der Respekt, die der Arzt oder der Heilpraktiker dem Patienten entgegenbringt, schaffen ein Klima des Vertrauens, in dem dieser seine Ängste und Hoffnungen teilen kann. Die Aufgabe des Therapeuten besteht darin, dem

Menschen, den er vor sich hat, das Vertrauen zu geben, dass er selbst im Zentrum seiner Heilung steht, dass er heilen kann, wenn er sich mit seinen inneren Ressourcen und Heilungskräften verbindet. Dann kann er in Begleitung des Behandlers die entscheidenden Schritte auf dem Weg seiner Genesung machen. Dieses Heilungsfeld wird in dem Augenblick geschaffen, in dem der Patient sich in seiner Not ernst genommen fühlt und in dem ein Herz-zu-Herz-Austausch zwischen ihm und dem Therapeuten stattfindet. Indem der Arzt würdigt, was ein Patient erlebt, was er fühlt, all die Fragen berücksichtigt, die er sich stellt, behandelt er nicht eine abstrakte digitale Person, sondern ein ganzes Wesen.« (Devillard 2020, S. 66)

Wege zum Selbst: Meditation und Therapie

Der Mensch ist ein eigentümliches Wesen. Sein Verhalten wird weniger von seinen Instinkten gesteuert als von seinem Denken. Beim Denken ist er sogar fähig, sich selbst kritisch zu beobachten und zu bewerten. Beim Denken findet also so etwas wie eine *Ich-Spaltung* statt: in *das handelnde Ich* und in *das sich selbst beobachtende Ich.* Das beobachtende Ich ist fähig, wahrzunehmen, was es gerade fühlt, denkt und tut. Darüber hinaus kann es sein Fühlen, sein Denken und sein Handeln *bewerten.*

Gleichzeitig sind wir auch soziale Wesen. Unser Denken, Fühlen und Handeln lernen wir in der Kindheit: von unseren Eltern, von unserem Clan, von unserer Kultur. Wir nennen diesen Prozess *Sozialisation.* Ich habe einst von meiner Mutter gelernt, in einem Konflikt mein Gegenüber anzuschreien. Ein anderer Mensch würde sich ihm stattdessen weinend um den Hals werfen, während sich ein Dritter gänzlich zurückziehen würde. Solche anerzogenen Verhaltensmuster sind äußerst schwer zu verändern, selbst wenn wir uns vornehmen, uns anders zu verhalten.

Dann kommt noch etwas anderes dazu. Seit Freud wissen wir, dass wir in unserem Denken, Fühlen und Handeln alles andere als rational sind. Wir lassen uns nicht nur durch Verstand und Vernunft leiten (sonst sähe die Welt nicht so aus, wie sie heute ist). Vielmehr geschieht vieles, wenn nicht das meiste, im Verborgenen, außerhalb unserer bewussten Wahrnehmung. Wie bei einem Eisberg ragt das, was uns bewusst ist, zu zehn Prozent über der Oberfläche, während das Unbewusste zu 90 Prozent unser Verhalten bestimmt.

Dies ist der Grund für Gefühlsverwirrungen, Selbsttäuschungen, Illusionen, irrationale Urteile und Fehlentscheidungen. Eine unerschöpfliche Quelle fürs Unglücklichsein.

Es gibt zwei Wege, sich aus den Irrungen und Verwirrungen des eigenen Denkens zu lösen: die *Meditation* und die *Widerspiegelung durch ein Gegenüber.*

Meditation

In der Meditation sitzt man still. Das bedeutet, man enthält sich jeglicher Handlung. Normalerweise folgt jedem Gedanken und jedem inneren Impuls gleich eine Handlung. Indem ich die Verbindung zwischen Gedanken und Handlung unterbreche, kann ich meine Gedanken genauer beobachten. Ich kann auch beobachten, was geschieht, wenn mein innerer Impuls nicht gleich in eine Handlung umgesetzt wird (z. B. wenn ich Appetit auf etwas Süßes verspüre und nicht gleich zum Kühlschrank renne). Durch das künstlich ausgelöste Anhalten meines Impulses kann ich wahrnehmen, was in mir geschieht, wenn mein Verlangen nicht gestillt wird: Werde ich ärgerlich? Werde ich traurig? Werde ich erinnert an eine frühere Frustration? Stoße ich möglicherweise auf den Grund, weshalb ich Verlangen nach etwas Süßem verspüre? Vielleicht fühle ich mich einsam und suche Trost im Essen?

Außerdem werde ich mir beim Stillsitzen meiner Selbst sehr viel deutlicher gewahr, als wenn ich herumrenne und Dinge erledige. Ich bin viel mehr bei mir: bei meiner Atmung, bei meinem Körper, bei meinen Gefühlen und Gedanken. Ich nehme mir Zeit, mich selbst wohlwollend zu begleiten. Nach den ersten Frustrationen stellt sich eine innere Haltung von Geduld, Gelassenheit, Gleichmut und Ruhe ein und man betrachtet das beobachtete Objekt – das eigene Ich – mit wohlwollendem Interesse. Die Gehetztheit, die Leidenschaften, die Ängste, die einem so vertraut sind und mit denen man sich sonst identifiziert, fallen entweder ab oder man kann sie aus einer größeren Distanz betrachten. Dadurch gewinnt man Abstand von dem, was einen sonst im Griff hält: den kreisenden Gedanken, den Sorgen, den schlimmen Erinnerungen und dem suchtartigen Verlangen nach kurzfristigen Befriedigungen. Langsam sinkt man auf den Grund seines Seins. Man wächst langsam dem entgegen, der man im Grunde seiner Seele ist.

Therapie: Die Widerspiegelung durch ein Gegenüber

So wertvoll die Selbsterforschung in der Meditation auch ist, sie hat ihre Grenzen darin, dass vieles unserem Bewusstsein nicht zugänglich ist. Selbst in tiefer Versenkung bleibt unsere Wahrnehmung auf uns selbst beschränkt. Außerdem unterliegt unser Bewusstsein vielerlei Selbsttäuschungen und Abwehrmechanismen, mit denen wir Unangenehmes von uns weghalten und verdrängen. Daher brauchen wir zur Vervollständigung ein Gegenüber.

Der zweite Weg zur Selbsterkenntnis erfolgt deshalb mithilfe der Widerspiegelung durch ein Gegenüber, mit dem wir in Beziehung treten. Dabei kann das Gegenüber alles Mögliche sein: ein Mensch, ein Tier, eine Pflanze, ein Stein, eine Landschaft, der Himmel oder das Meer. Es muss nicht einmal gegenständlich sein, es kann sich beispielsweise um eine Geschichte, ein Märchen, eine spirituelle Erfahrung handeln. Das Wesentliche dabei ist, dass ich jemandem oder etwas begegne, das nicht Ich ist.

Mir fällt dazu eine simple, gleichzeitig mächtige Psychoübung ein. Man sitzt sich zu zweit gegenüber und schaut sich für einige Minuten einfach in die Augen, ohne etwas zu sagen oder zu tun. Einfach schauen. Dieses einfache Schauen und Angeschaut-Werden können starke, ja heftige Gefühle bei beiden Beteiligten auslösen.

Nicht umsonst werden die Augen als die Tür zur Seele bezeichnet. Im Alltag schauen wir Menschen nur kurz an, selbst diejenigen, die uns nahe sind. Sich gegenseitig länger in die Augen zu schauen, katapultiert beide sofort in einen *intimen Raum*. Beide schauen auf den Grund der Seele des Gegenübers, gleichzeitig fühlt man sich selbst intim berührt. Es gibt kein Entrinnen, es sei denn, man schließt die Augen.

Deshalb gehört zu der Übung noch die Anweisung, dass man nur so lange das Gegenüber anschaut, wie man es möchte. Danach kann man die Augen schließen und den »Ein-Druck« des anderen auf sich wirken lassen. Nach dieser Pause kann man wieder die Augen öffnen und erneut hinschauen.

Die Begegnung von Subjekt zu Subjekt

Die Begegnung mit einem anderen ist der einzige Weg, aus unserer Haut zu schlüpfen und mit der Außenwelt in Kontakt zu kommen. Wichtig ist dabei, dass ich dies *von Subjekt zu Subjekt* tue. Mein Gegenüber achte ich genau wie mich selbst als Subjekt: als ein fühlendes Wesen, das sich selbst bewusst ist und das mir genauso gegenübersteht wie ich ihm. Wir sind auf gleicher Augenhöhe, einander gleichrangig. Wir achten und respektieren uns. Mein Gegenüber ist wie ich ausgestattet mit Eigenwert und Würde, ebenso mit eigenen Interessen und Bedürfnissen. Wenn ich ihm in dieser Haltung begegne, kommt eine *persönliche Beziehung* zustande. Ich habe jemanden vor mir, mit dem ich in *Dialog* treten kann. Es entsteht eine *Ich-Du-Beziehung*. In dieser innigen Kommunikation merken wir, dass wir keine abgetrennten Wesen sind, jedes nur auf das eigene Überleben und die Befriedigung der eigenen Bedürfnisse ausgerichtet, sondern dass wir voneinander abhängig sind, dass das Wohl des einen vom Wohl des anderen abhängt. Wir stehen in gegenseitiger Abhängigkeit, in Interdependenz.

Zur Objektivierung des Menschen durch die naturwissenschaftliche Betrachtungsweise

Dies ist ein ganz anderes Vorgehen, als wir es von den Naturwissenschaften her kennen. Diese gehen vom Standpunkt eines *Subjekts zum Objekt* aus. Ich betrachte das Ziel meines Interesses als Gegenstand, als Objekt, das (erstens) gar nichts mit mir zu tun hat und (zweitens) nichts fühlt, nichts empfindet und kein denkendes Ich hat. Auf diese Weise kann ich es ungeniert von allen Seiten untersuchen und in es eindringen. Mit dieser Vorgehensweise *mache ich mein Gegenüber zum Objekt*, obwohl es im Grunde wie ich ein Subjekt ist.

Diese naturwissenschaftliche Haltung hat uns in den letzten Jahrhunderten seit der Aufklärung ein ungeheures Wissen beschert. Sie hat uns einen unglaublichen intellektuellen und materiellen Fortschritt ermöglicht. Gleichzeitig haben wir begonnen, die Umwelt zu *entseelen*, um sie ausnutzbar und ausbeutbar zu machen. Wir schneiden damit auch unsere Verbindung zu unserer natürlichen Umwelt ab. Wenn Menschen zu Tausenden in Hochhäusern oder Slums zusammengepfercht sind, erleben sie gar keine natürliche Umwelt mehr. Sie sind ein Stück denaturiert, ja entmenschlicht, denn zum Menschsein gehört existenziell die Verbindung zur Natur.

Noch schlimmer: Die naturwissenschaftliche Betrachtungsweise macht auch vor dem Menschen nicht Halt. Wir machen uns selbst zum Objekt unserer Untersuchungen. Ein heute besonders weitverbreitetes Verfahren zur Erforschung des menschlichen Geistes stellt die Magnetresonanztomografie (Kernspintomografie) dar, mit der wir in das Innerste unseres Gehirns eindringen können. Wir können sichtbar machen, welche Hirnregionen bei unseren Denkprozessen aktiv sind. Aber das *Wesen* des Menschen können wir damit nicht erfassen.

Mit der gleichen Haltung können wir sogar so wertvolle Dinge wie Meditation oder Therapie entwerten. Wenn Meditation nur noch bedeutet, für 20 oder 30 Minuten stillzusitzen, wenn Therapie nur den Zweck erfüllt, dem Klienten ein unangepasstes Verhalten abzutrainieren, dann berauben wir uns der wesentlichen Erfahrung, dass wir in der Meditation zu uns selbst zurückkehren und zum Wesenskern vorstoßen, dass wir uns in der Therapie einem anderen Menschen in unseren intimen Gedanken und Gefühlen öffnen und von ihm verstanden werden. Solches ist nur möglich, wenn wir uns und unser Gegenüber als Subjekte wahrnehmen, annehmen und respektieren. Dann eröffnet sich ein Universum, wie der Fuchs zum Kleinen Prinzen sagte: »Hier mein Geheimnis. Es ist ganz einfach: Man sieht nur mit dem Herzen gut. Das Wesentliche ist für die Augen unsichtbar.« (de Saint-Exupéry 1988, S. 72)

Die therapeutische Begegnung

Daher brauchen wir ein menschliches Gegenüber, das uns widerspiegelt und uns Rückmeldung gibt, wie es uns wahrnimmt. In der Interaktion mit ihm werden unsere inneren Strebungen und Widersprüche deutlicher. Wir können ihm unser Glück und unser Leid mitteilen und brauchen es nicht mehr stumm in uns festzuhalten. Wir können uns von ihm bestätigen, korrigieren, trösten, infrage stellen, ermutigen und herausfordern lassen. Indem wir uns von einem anderen Menschen *gesehen* fühlen, fühlen wir uns als *real* bestätigt: Ich bin, weil ich von Dir wahrgenommen werden. Indem ich mich mit Dir auseinandersetze und mich an Dir reibe, feile ich an dem, was stimmt und was nicht stimmt. Ich stehe dann klarer und deutlicher da. Mein Ich bekommt Konturen.

Das ist das Wesentliche, was wir als Therapeutinnen und Therapeuten tun: Wir sitzen als Subjekt dem Klienten, der ebenfalls Subjekt ist, gegenüber. Wir hören ihm zu, lassen das Gesagte in uns widerhallen, spüren unsere Reaktion darauf und melden sie ihm zurück. Wie reagiert er seinerseits auf mich? Wo stimmen wir überein? Wo widersprechen wir einander? Unser Bewusstes und Unbewusstes kommunizieren miteinander. In dieser persönlichen Begegnung lernen wir uns gegenseitig kennen und anerkennen. So bin ich. So bist Du. Ich bin zwar Fachmann. Gleichzeitig bin ich auch Mitmensch, Mitfreuender, Mitleidender, Mitfragender. Wir ringen um unser Menschsein, um unser Hiersein auf der Welt. Wir müssen nicht immer einer Meinung sein. Aber wir sind nicht mehr allein.

Zur Integration der objektivierenden Betrachtungsweise in die therapeutische Beziehungsarbeit

Nun muss ich das eben Gesagte doch etwas einschränken. Als Therapeutinnen und Therapeuten benötigen wir durchaus die objektivierende Betrachtungsweise. Unser Wissen und unsere Erfahrung über psychische Störungen und Krankheiten müssen wir stets zur Hand haben, damit wir nicht in die Irre gehen und uns mit dem Klienten im Ozean des Erlebens verlieren. Wir müssen in der Lage sein, aus den Erlebnis- und Verhaltensweisen des Klienten die ihnen zugrunde liegende Störung zu erkennen. *Psychologische Diagnosen* sind nichts anderes als eine Objektivierung dessen, was wir im Kontakt mit dem Klienten wahrnehmen und spüren. Wenn wir eine Diagnose stellen, rücken wir ein Stück ab vom Klienten. Wir betrachten und bewerten sein Verhalten vom Standpunkt des Fachmanns aus.

Das bedeutet, dass wir als Therapeutinnen und Therapeuten fähig sein müssen, dem Klienten nahe *und* fern zu sein. Wir müssen uns die *innere Flexibilität* bewahren, während einer Therapiesitzung dem Klienten ganz nahe zu sein und mit ihm mitzufühlen, gleichzeitig aber ihn, uns selbst und unsere gegenseitige Interaktion intellektuell mitzuverfolgen und diagnostisch einzuordnen. Dieser ganze Prozess stellt eine Art *Multitasking* dar, in dem eine *therapeutische Ich-Spaltung* stattfindet. Wir wechseln, nach Martin Buber (2006), ständig zwischen der *Ich-Du-* und der *Ich-Es-Haltung* (► S. 60).

Bloßes intellektuelles Wissen genügt nicht, um einen Klienten von seiner Störung zu befreien. Sonst könnte man ihm ebenso gut ein Lehrbuch der Psychopathologie zum Lesen geben.

Es gilt, das objektive Wissen, das wir aus unseren Beobachtungen und unserem Fachwissen beziehen, in unsere Interaktion mit dem Klienten hineinzubringen und erlebbar zu machen.

Erst dadurch kommt eine innere Veränderung zustande. In der Interaktion mit uns kann der Klient seine Projektionen und Übertragungen erlebend verstehen und zurücknehmen.

Das heißt: Als Therapeut, der seine eigene Person einsetzt, muss ich mein objektives Wissen ins Subjektive übersetzen. Es muss in meiner Kommunikation mit dem Klienten erlebbar sein. Erst dann findet die Transformation des objektiven psychologischen Wissens in das subjektive Erleben statt. Wenn dies gelingt, beginnt der Klient, sich selbst zu verstehen. Er begreift, wie er in seinem Erleben und seinem Verhalten »funktioniert«. Durch diese emotional-intellektuelle Einsicht gewinnt er die Eigenmacht über sich selbst zurück und die Fähigkeit, sein Verhalten und Erleben selbststeuernd in die Hand zu nehmen.

Diese Fähigkeit, sich selbst zu verstehen und zu erleben, macht glücklich. Das ist die Grundlage für das, was wir heutzutage *Selbstwirksamkeit* nennen: die Überzeugung, auch schwierige Situationen und Herausforderungen aus eigener Kraft erfolgreich bewältigen zu können.

Darin besteht für mich das Ziel der Psychotherapie.

Vom Wesenskern zum Wesenskern: Über die intime Begegnung

Dieses Kapitel handelt vom Wesenskern, einer der Hauptsäulen meiner theoretischen Überlegungen. Ich habe ihn 2016 in einer Vorlesung auf den Lindauer Psychotherapiewochen unter dem Titel »Problemaktualisierung in der Gestalttherapie« präsentiert und für dieses Buch übernommen.

Psychotherapie ist eine intime Angelegenheit. Sie findet in einer intimen Beziehung statt. Intime Beziehungen kennen wir aus der Liebesbeziehung, der Eltern-Kind-Beziehung und aus Freundschaften. Mit all diesen Beziehungen hat die psychotherapeutische Beziehung Ähnlichkeiten.

Hierzu möchte ich mein *Modell des Wesenskerns* (► Abb. 2) heranziehen.[4]

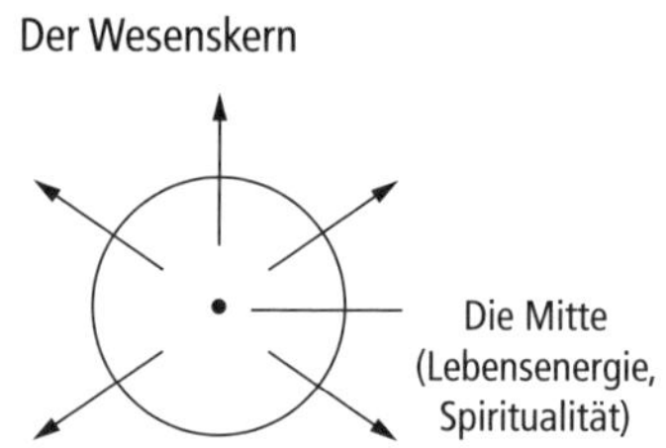

Abb. 2 Der Wesenskern.

In jedem Menschen existiert ein *Wesenskern*. Der Wesenskern kommt dem nahe, was der britische Psychoanalytiker und Kindertherapeut Winnicott »das wahre Selbst« genannt hat (Winnicott 2020). Ich stelle den Wesenskern als eine durchsichtige Kugel mit einem inneren Zentrum vor. Das Zentrum kann als eine göttliche Kraft verstanden werden. Dieses Zentrum ist die Quelle unserer Lebensenergie und strahlt nach allen Seiten aus. Wir können den Wesenskern am deutlichsten bei Babys wahrnehmen: Sie liegen da wie ein offenes Buch. Man kann direkt in ihre Seele hineinschauen.

Damit sich die Lebensenergie entfalten kann, brauchen wir den *intimen Kontakt* mit anderen Menschen (► Abb. 3). *Intimität* ist der Kontakt zwischen den Wesenskernen zweier Menschen. Besonders wichtig ist der intime Kontakt zwischen dem Kind und seinen Eltern, später zwischen dem Erwachsenen und seinem Liebespartner.

---

4 Das grafische Modell des Wesenskerns habe ich anhand der Grafiken aus Fossum & Mason (1989) und Bugental (1987) weiterentwickelt.

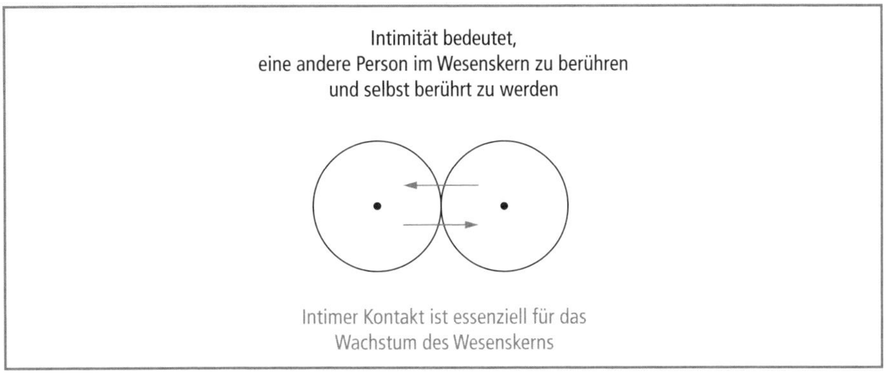

Abb. 3 Intimität ist die Berührung und der Austausch zwischen zwei Wesenskernen. Intime Kontakte sind lebensnotwendig für den Erhalt und das Wachstum des Wesenskerns.

Intimität muss respektiert werden. Wenn eine Mutter z. B. ihr Kind stillt, muss sie vor Störungen von außen geschützt werden. Sie braucht eine sichere und ruhige Umgebung. Ich nenne diese Schutzhülle den *intimen Raum*. Jeder intime Kontakt benötigt einen intimen Raum, in dem er stattfindet (▸ Abb. 4).

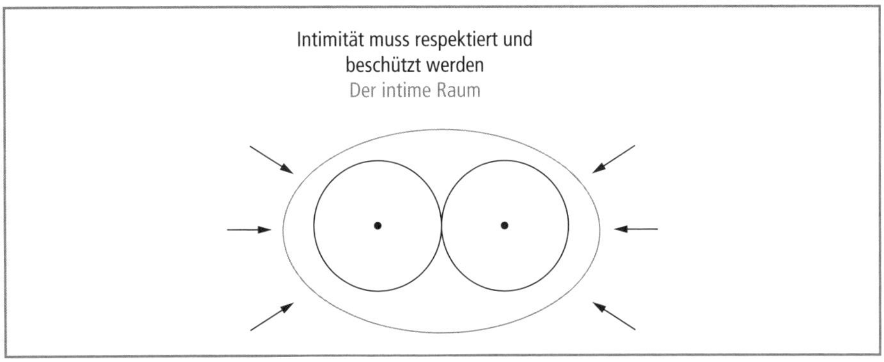

Abb. 4 Der intime Kontakt zwischen zwei Wesenskernen muss durch einen intimen Raum geschützt werden.

Drei soziale Instanzen schützen den Wesenskern eines Kindes (▸ Abb. 5):

A Der wichtigste Schutz kommt von seinen Eltern und seiner Familie.
B Die Familie wird gehalten von ihrer Umgebung (Verwandtschaft, Freunde).
C Schließlich wird die Gemeinschaft von der Gesamtgesellschaft zusammengehalten und geschützt.

Wenn alle drei Schutzinstanzen vorhanden sind, kann das Kind ruhig aufwachsen und gedeihen.

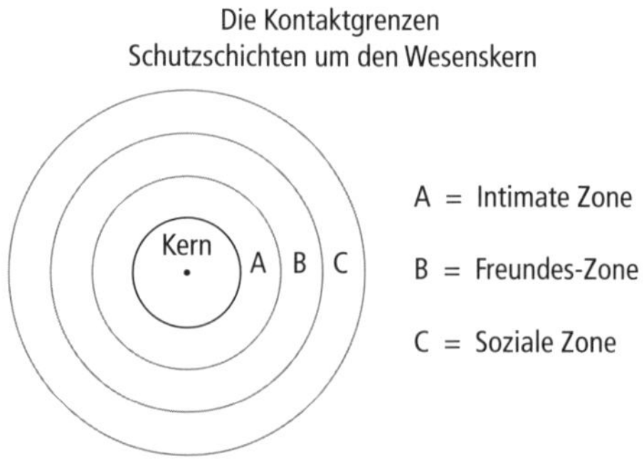

Abb. 5 Die natürlichen Schutzschichten um den Wesenskern.

Von diesen drei Instanzen lernt das Kind, seine Kontakte zu gestalten. Unter günstigen Umständen entwickelt das Kind *gesunde Kontaktgrenzen*.

Wenn die Eltern dem Kind geben, was es braucht, und gleichzeitig seine Person und seine Intimität respektieren, wird es lernen, sich sicher, angstfrei und selbstbewusst in seinen intimen Beziehungen zu verhalten. Es bildet sich eine *intime Zone* um seinen Wesenskern, in die es nur die Menschen hineinlässt, die ihm am nächsten sind, z. B. seine Familienangehörigen, seinen Liebespartner, seine Kinder, seine Busenfreunde: Zone A.

Andere Menschen, die das Kind persönlich kennt und schätzt (Freunde und Kollegen), lädt es etwas weiter draußen in den Freundeskreis ein: Zone B.

Menschen, die es nicht oder nur oberflächlich kennt, kontaktiert es in der äußersten Zone C.

Diese drei Schichten um den Wesenskern bilden die *natürlichen Schamgrenzen* der Person.

In einer gesunden Person sind diese Scham- oder Kontaktgrenzen flexibel und anpassungsfähig. Sie passen sich an die jeweilige Situation und Begegnung an, wie unsere Pupille oder die automatische Linse einer Kamera sich ans hellere oder dunklere Licht adaptiert.

Sie sind die Grundlage für die *natürliche Scham* eines Menschen. Er kann genau spüren, wann er sich öffnen kann und wann er sich verschließen muss: Gegenüber Fremden wird die Person sich vorsichtig verhalten. Freunden gegenüber wird sie sich offener zeigen. Mit ihren liebsten Menschen wird sie ihre intimsten Gedanken und Gefühle teilen.

Diese Schutzschichten, die den Wesenskern umhüllen und schützen, bauen sich erst im Laufe der kindlichen Entwicklung allmählich auf. Erst mit dem Erwachsensein haben sich stabile Kontaktgrenzen herausgebildet, die der Person einen sicheren und selbstbewussten Umgang mit ihrer Umgebung ermöglichen.

Die intime Sphäre eines Menschen ist sowohl von innen als auch von außen zu respektieren. Von *außen* sollte sie von der Gesellschaft geachtet und geschützt werden. Respekt und Schutz der Intimität von Menschen gehören daher zu den wichtigsten Aufgaben einer Gesellschaft. Eine gesunde Gesellschaft bringt Menschen hervor, welche die Rechte anderer respektieren, die ehrlich und offen sind und die sich frei fühlen, sich in ihren Bedürfnissen, in ihren Gedanken und Gefühlen auszudrücken.

Noch wichtiger ist der Schutz von *innen*: Beide Interaktionspartner in einem intimen Kontakt müssen sich gegenseitig in ihrer Integrität respektieren, weil sie vollkommen ungeschützt sind, wenn sie sich in ihren Herzen einander öffnen.

In einer liebevollen intimen Beziehung kann man geheilt werden. Gleichzeitig kann man sehr tiefe Verletzungen erfahren, weil wir in einer intimen Beziehung unsere Schutzschichten ablegen und im Wesenskern völlig offen liegen. Dies gilt für alle intimen Beziehungen: zwischen Eltern und Kindern, zwischen Liebespartnern, zwischen Freunden und Vertrauten und natürlich auch in helfenden Berufen wie z. B. im Verhältnis zwischen Arzt und Patient, Therapeut und Klienten, Pfarrer und Pfarrkind.

Ganz häufig aber wachsen Kinder unter Bedingungen auf, in denen sie geängstigt, vernachlässigt, im Stich gelassen werden oder Gewalt erfahren. Was geschieht, wenn ein Kind keine Achtung und keinen Schutz erfährt?

Wir haben gesehen, dass sich stabile Kontaktgrenzen erst allmählich im Laufe des Aufwachsens bilden. Wenn Kinder jedoch zu früh mit zu starken Entbehrungen oder Verletzungen konfrontiert werden, verfügen sie noch nicht über gut ausgebildete Scham- und Kontaktgrenzen. Dann werden sie empfindlich im Wesenskern verletzt. Sie drohen buchstäblich auszubluten (▸ Abb. 6).

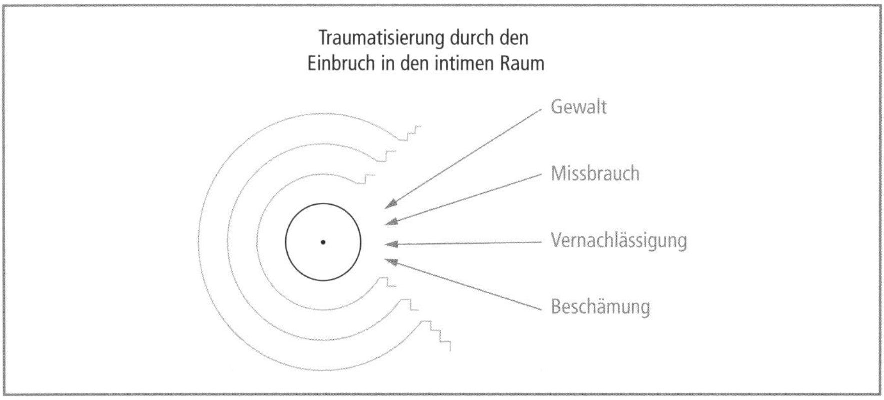

Abb. 6 Bei überstarken Verletzungen brechen die Kontakt- und Schamgrenzen zusammen.

Was passiert, wenn wir seelisch schwer verletzt werden? Ähnlich wie bei einer blutenden Wunde gibt es eine Notfallreaktion. Bei einer körperlichen Verletzung versucht der Organismus, die Wunde mit einem provisorischen Wundschorf zu schließen, um ein Ausbluten zu verhindern. Bei einer seelischen Verletzung bildet sich um den Wesenskern ebenfalls eine harte Schutzschicht, die stark genug ist, um weitere psychische Angriffe abzuhalten.

Wir kennen aus der Psychotraumatologie (der Lehre über psychische Traumatisierungen) solche Notfallreaktionen: Die Person *dissoziiert*. Sie blendet den seelischen Schmerz aus, ihr Geist verlässt den geschundenen Körper und findet sich in einem leeren Raum wieder, einem tranceähnlichen Zustand, in dem sie nichts mehr fühlt. Es ist, als würde die Seele gnädig der grausamen Realität enthoben und in eine Traumwelt versetzt werden.

Auf diese Weise wird das psychische Trauma *abgespalten*. Das Opfer weiß nichts mehr von dem einstigen Leid, das ihm widerfahren ist. Aus den Augen, aus dem Sinn.

Grafisch stelle ich dies als Schutzschichten um den Wesenskern vor (▸ Abb. 7).

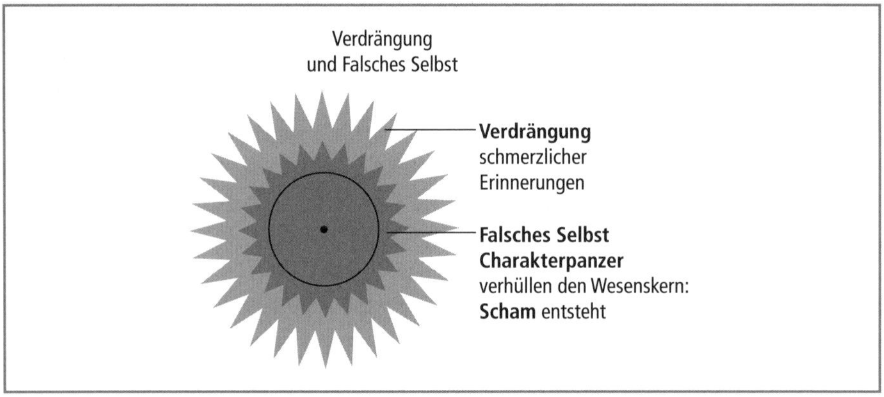

Abb. 7 Die Kontaktgrenzen werden zu rigiden Barrieren, um den Wesenskern zu schützen.

Bei schweren, insbesondere bei chronischen Traumatisierungen entstehen prinzipiell zwei Schutzschichten um den Wesenskern: Die äußere Schutzschicht besteht aus Abwehrmechanismen wie Verdrängung, Projektion usw. Die traumatisierte Person vergisst, verleugnet oder verzerrt Erinnerungen, die für sie unerträglich sind. Die zweite Schutzschicht liegt tiefer. Sie legt sich direkt um den Wesenskern und schützt diesen wertvollsten Teil des Individuums. Indem sich die Person in ihrem Innersten verhüllt, entsteht *Scham*. Eine schamvolle Person hat die Wahl, entweder sich zu verstecken oder sich eine Maske anzulegen. Dies entspricht dem, was Winnicott als *das falsche Selbst* bezeichnete. Wilhelm Reich nannte die körperlichen Reaktionen wie chronische Muskelverspannungen und Körperversteifungen, die mit der Abwehr natürlicher Impulse einhergehen, den *Charakterpanzer*.

Nun ist die Person zweifach geschützt – sowohl vor den Erinnerungen an das frühere Trauma als auch vor weiteren Verletzungen. Dafür zahlt sie jedoch einen hohen Preis. Denn nun weiß sie, nach innen hin, nichts mehr von einem wichtigen Teil ihres bisherigen Lebens. Gleichzeitig ist sie nach außen abgepanzert. Jeglicher Kontakt, der sie verletzen *könnte*, wird sofort abgewehrt und zurückgewiesen. Die Person ist für andere Menschen nicht mehr zugänglich, besonders in ihrem persönlichen und intimen Bereich. Selbst wenn sie sich nach Liebe sehnt, irgendetwas hindert sie daran, wirkliche Nähe und Intimität zu spüren. Ihr Wesenskern ist abgepanzert. Er ist unsichtbar und unberührbar geworden.

Diese undurchdringlichen Schutzschichten sind die Grundlage für *pathologische Scham*. Solche pathologischen Schamgrenzen sind, im Gegensatz zu den natürlichen Schamgrenzen, völlig starr und rigide. Sie können sich nicht an die jeweilige Situation anpassen. Sie können nicht mehr einen guten von einem schlechten Kontakt unterscheiden, sondern funktionieren nach dem Alles-oder-Nichts-Prinzip: Allem, was von außen kommt, begegnet die Person mit Misstrauen und Abwehr, egal, wie liebevoll das Gegenüber ist. Von tiefer Scham erfüllt, zieht sich die Person wie eine Muschel in ihre harte Schale zurück.

Wie kommt sie aus ihrer Schale wieder heraus?

Um herauszukommen, muss sich die Person ihrem früher erfahrenen Leid wieder zuwenden. Sie muss aufhören, vor ihren traumatischen Erinnerungen wegzulaufen. Sie muss sich umdrehen und sich den Geistern der Vergangenheit stellen. Sie muss die Gefühle, die sie damals erlebt hat – die Angst, die Verzweiflung, die Ohnmacht, die Wut –, wieder in sich fühlen und ausdrücken. Sie muss das, was ihr damals widerfahren ist, anschauen und verstehen.

Dies ist für die meisten Menschen zu viel. Für eine solche Konfrontation mit der Vergangenheit benötigt die Person *einen therapeutischen Rahmen*,

- in dem sie sich *geschützt* fühlt (vor äußeren Bedrohungen wie vor den inneren Stürmen in ihr selbst).
- in dem ihr als Traumatisierter *Verständnis und Mitgefühl* entgegengebracht wird.
- in dem ihr *geglaubt* wird.
- in dem sie *alle inneren Gedanken und Gefühle unzensiert und gefahrlos ausdrücken und herauslassen* darf, egal, ob sie vernünftig, verständlich, moralisch oder unmoralisch sind.

In einem solchen geschützten Raum kann sie das Unmenschliche, was sie einst erlebt hat, aus sich herauslassen und herausschreien, um endlich davon befreit zu werden. Es ist wie die Reinigung einer langjährigen eitrigen Wunde.

Es verlangt großen Mut, sich umzudrehen und sich dem früheren Leid zu stellen, statt davor wegzulaufen. Und es braucht verständliche Ohren von Menschen, die therapeutisch geschult sind und die Ähnliches erlebt haben. Manchmal muss man mithilfe von Familienaufstellungen in die Geschichte der Familie, gelegentlich auch der Sippe und des gesamten Volkes zurückgehen, um etwas, was vor Jahren und Jahrzehnten geschehen ist, wieder in die Gegenwart zu holen und zu bewältigen. Katastrophen wie die Weltkriege, in denen Millionen Menschen unsägliches Leid erfahren haben, brauchen viele Jahre und Jahrzehnte, bis die Betroffenen und deren Nachfahren bereit genug sind, dem damaligen Schrecken ins Gesicht zu schauen.

Wenn Traumatisches in der Intimität geschieht, kann Traumatisches nur in der Intimität geheilt werden. Daher muss in solchen Fällen die Behandlung in einem professionellen intimen Rahmen geschehen.

Vergegenwärtigen wir uns – Intimität ist gekennzeichnet durch folgende Merkmale:

- Die intime Begegnung findet in einem intimen Raum statt. Dieser ist geschützt nach außen und innen. Nach außen ist der intime Raum vor der Öffentlichkeit abgeschirmt. Nach innen geht es den beteiligten Personen nicht um Austausch von Höflichkeiten oder Banalitäten, sondern um einen persönlichen Austausch.
- Dieser intime Austausch findet zwischen den Wesenskernen der beteiligten Personen statt. Der Wesenskern ist das Innerste einer Person. Dort befindet sich ihr heiligster Ort, aber auch ihre verletzlichste Stelle. Im alltäglichen Umgang mit Menschen, die uns weniger vertraut sind, schützen wir unseren Wesenskern durch äußere Schichten. Diese seelischen Schutzschichten sind wie Kleider, die wir uns anlegen. In der Öffentlichkeit zeigen wir uns in formeller Kleidung, unter Freunden ziehen wir schon legerere Sachen an und in der intimen Begegnung mit einem Liebespartner ziehen wir uns ganz aus, weil wir uns vertrauen und weil wir einander ganz nahe sein möchten. In einer intimen Begegnung zeigen wir uns im Wesenskern. Wir sind geöffnet.
- In der intimen Begegnung berühren wir unser Gegenüber und werden selbst berührt. Alles, was der andere tut oder sagt, berührt uns im Innersten, findet hier eine Resonanz aus der Tiefe. Eine Zwiesprache zwischen zwei Seelen. Das macht eine intime Begegnung so kostbar: Wir werden von Grund auf verwandelt. Wir gehen aus einer intimen Beziehung anders heraus, als wir hineingegangen sind.

Ich habe eingangs gesagt, Psychotherapie sei eine intime Angelegenheit. In der Tat trägt eine psychotherapeutische Begegnung entsprechende Merkmale: Sie findet in einem von der Öffentlichkeit abgeschirmten Raum statt. In diesem geschützten Raum kann sich der Patient oder Klient öffnen. Er wird im Kern seiner Person sichtbar und berührbar. Und wenn die Psychotherapie erfolgreich war, geht der Patient oder Klient verwandelt daraus hervor. Vorher seelisch verwundet, unverstanden oder eingekapselt, kommt er freier und heiler aus der Therapie heraus.

Gestalttherapie als eine Therapie im intimen Raum

Ich habe Gestalttherapie in den 1970er-Jahren gelernt. Eigentlich war ich dabei, Psychoanalytiker zu werden. Dann lernte ich Gestalttherapie kennen. Ich ging in einen Gestalt-Workshop und da habe ich zum ersten Mal erlebt, dass ein Therapeut lachte!

Nein, er lachte nicht nur, sondern erzählte auch noch Witze! Einer seiner Lieblingswitze war: »Ein Vater geht mit seinem zehnjährigen Sohn spazieren. Da sehen sie auf der gegenüberliegenden Straßenseite zwei Hunde, die es gerade miteinander machen. Der Junge fragt: ›Papa, was machen sie denn da?‹ Der Vater kratzt sich am Kopf, er hat den Sohn noch nicht aufgeklärt. ›Ja, weißt du‹, antwortet er, ›siehst du den Hund oben? Der hat sich seine Vorderpfoten verletzt. Deshalb hilft ihm der Hund drunter, nach Haus zu kommen.‹ Der Junge ist einen Augenblick still. Dann sagt er (dies kann ich nur auf Englisch wiedergeben): ›*Do you mean that every time you try to be helpful you get fucked?*‹«

Es kommt heute vielleicht nicht mehr so selten vor, aber vor 40 Jahren war es unerhört, dass ein Psychotherapeut es wagte, während der Therapie einen Witz zu erzählen oder offen zu lachen! In meiner damaligen Gruppenanalyse hatte der Leiter das ganze Jahr hindurch keine Miene verzogen, selbst als eine Frau aus der Gruppe über ihre schweren Verluste aus der Kindheit erzählte. Eigentlich haben wir Gruppenteilnehmer uns gegenseitig getröstet. Der Therapeut nahm daran keinen Anteil, zumindest keinen sichtbaren.

In dem besagten Workshop erlebte ich nun zum ersten Mal, dass ein Therapeut sich *menschlich* zeigte. Das hat mich berührt und dazu bewogen, Gestalttherapie zu lernen.

Der Workshop wurde geleitet von Jim Simkin, einem Schüler von Fritz und Laura Perls, den Begründern der Gestalttherapie. Ich ging drei Jahre lang zu ihm in die Lehre. Seine Definition der Gestalttherapie war: »*Hier und Jetzt – Ich und Du*« (englisch »*Here and Now – I and Thou*«).

Was hat dieses Motto an sich?

Hier und Jetzt

»Hier und Jetzt« bedeutet, dass wir in der therapeutischen Situation ganz im gegenwärtigen Moment sind. Wir tauchen ganz in das Hier und Jetzt ein. Therapeut wie Klient nehmen sich selbst und das Gegenüber wahr. Sie öffnen alle ihre Sinne – das Schauen, das Hören, das Riechen (wissen Sie, wie Angst riecht?), das Schmecken (wie schmeckt Bitterkeit?). Sie spüren sich in ihrem Körper (wie fühlt sich unterdrückte Wut an?) – und sind ganz wach, ganz anwesend. Sie sind einfach – da.

Wie Sie wissen, ist es gar nicht so einfach, »da« zu sein. Ständig kreisen unsere Gedanken im Kopf herum, immer wieder werden wir von äußeren Dingen abgelenkt. (Selbst das freie Assoziieren kann uns von unserem körperlichen und seelischen Zustand im Hier und Jetzt ablenken!) Mittlerweile kennen wir zum Glück die *Achtsamkeit* – eigentlich eine buddhistische Methode, um uns im Hier und Jetzt zu verankern. Der Buddhismus ist tatsächlich eine der Hauptwurzeln der Gestalttherapie: Fritz Perls hat eine Zeit lang in Zen-Klöstern in Japan verbracht. Das Hier und Jetzt ist auch ein Merkmal des Existenzialismus, einer in den Krisenzeiten des 20. Jahrhunderts entstandenen philosophischen Richtung, die ebenfalls die Gestalttherapie beeinflusst hat.

Der Gestalttherapeut konzentriert sich also auf das Hier und Jetzt. Egal, ob der Klient über sein jetziges Befinden oder über ein vergangenes Erlebnis berichtet: Der Therapeut hört zwar interessiert zu. Er registriert aber gleichzeitig die Stimme, mit der der Klient spricht. Klingt sie sonor oder schrill? Wie sitzt der Klient auf seinem Sessel – entspannt oder angespannt? Wippt er ständig mit dem

Oberkörper oder tippt sein Fuß auf dem Boden? Schaut er den Therapeuten an oder meidet er den Blickkontakt? Wie sieht seine Gesichtsfarbe aus – ist sie rosig, blass oder blutleer? Wie atmet er – kurz oder ausgedehnt? All diese nonverbalen Signale können Sie bereits bei der Begrüßung an der Tür aufnehmen.

Hier ein kleiner Exkurs aus der Arbeit mit einem Flüchtling. Vor nicht allzu langer Zeit habe ich mit einem Asylbewerber aus dem Asylheim in unserem Dorf gearbeitet. Er erzählte, wie schlimm die Flucht gewesen war. Die ganze Zeit zitterten seine Hände leicht. Ursprünglich wollte ich mit ihm eine Entspannungsübung machen, um vielleicht eine traumatherapeutische Methode anzuwenden. Als er sich entspannte, merkte ich jedoch, dass er zwar einatmete, aber kaum ausatmete. Ich bat ihn, seine Aufmerksamkeit aufs Ausatmen zu lenken. Er kannte das gar nicht. Also atmete ich mit ihm zusammen, nach jedem Einatmen atmeten wir lange aus: »Ausatmen – ruuuhig.« Er schloss die Augen und lehnte sich im Sessel zurück. Wir atmeten fast zehn Minuten lang, irgendwann konnte ich ihn selbst atmen lassen. Als er dann endlich die Augen aufschlug, blickte er mich entspannt an und seine Hände waren ganz ruhig geworden.

Der Gestalttherapeut fokussiert also auf das Hier und Jetzt – hier und jetzt findet nämlich die *Symptomaktualisierung* statt. Das Symptom ist *da*, in jedem Moment: Wie ein Mensch atmet, wie er in die Welt schaut, wie er mit seinen Mitmenschen umgeht, wie er geht.

Wenn ein Klient klingelt, begrüße ich ihn an der Tür (dabei kann ich schon an seiner Haltung und Mimik wahrnehmen, wie es ihm geht) und lasse ihn vorgehen. Ich gehe gerne hinter dem Klienten her und nehme seinen Gang auf.

Eine meiner Lieblingsübungen in Gestaltseminaren besteht darin, einfach hinter einem Menschen herzugehen und seinen Gang zu imitieren. Versuche es mal heute Mittag auf der Straße und lasse Dich überraschen: Du wirst quasi in die Haut Deines Vordermanns oder Deiner Vorderfrau schlüpfen und sehr genau spüren können, wie es ihm oder ihr gerade geht. Sei aber nicht überrascht, wenn die Person, der Du folgst, sich umdreht – ein feinsinniger Mensch kann durchaus spüren, wenn er beobachtet wird, auch von hinten! Wir stehen jederzeit miteinander in unsichtbarer Verbindung.

Experimente

Etwas früher Erlebtes kann ich während einer therapeutischen Sitzung ins Hier und Jetzt holen, indem ich den Klienten bitte, das, was er gerade erzählt, im Hier und Jetzt zu inszenieren. In der Gestalttherapie nennen wir ein solches Vorgehen »Experimentieren«. Eine der beliebtesten Methoden in der Gestalttherapie ist das Sich-Identifizieren mit einem Objekt oder einer Person, über die man gerade spricht.

Auf dem oben beschriebenen ersten Gestalt-Workshop, den ich besucht habe, erzählte ich von einem wiederkehrenden Albtraum, der mich jahrelang geplagt hatte: Ich werde von einem Monster, meist einem Gorilla, gejagt und kann gerade noch mit Müh und Not entkommen. In einem dieser Träume bin ich in einem Hochhaus immer wieder in den Fahrstuhl gehechtet, in der Hoffnung, ihn abzuschütteln. Jim Simkin, der Leiter, bat mich, den Gorilla nachzumachen. (Ich sollte also nun nicht der Verfolgte, sondern der Verfolger sein.) Ich stand auf und rannte im Kreis um einen Stuhl herum, der den Fahrstuhl symbolisieren sollte, und geriet völlig außer Atem. Da sagte Jim Simkin ganz ruhig: »Wenn du so weitermachst, hast du mit vierzig deinen Herzinfarkt!« Ich war damals Ende Zwanzig.

Man kann also in der Gestalttherapie dem Klienten vorschlagen, sich mit allen möglichen Personen oder Objekten, die in seinen Erzählungen oder seinen Träumen auftauchen, zu identifizieren. Auch mit Nebensachen. Stell Dir vor, ein Klient hat einen Traum, in dem er beiläufig eine Klobürste erwähnt. Wie wäre es, wenn Du ihn bitten würdest, einmal die Klobürste zu sein?

Ich möchte Dir nun über eine Krisenintervention berichten, die etwa vor einem Jahr stattgefunden hat.

> Eine Frau, die ein sehr gutgehendes Geschäft führt, meldet sich auf Anraten einer Freundin. Ich empfange sie an der Tür und bin bestürzt darüber, wie sie aussieht. Ich kannte sie von früher, als ich gelegentlich in ihrem Geschäft einkaufte. Sie war eine stattliche, selbstbewusste Frau. Jetzt sieht sie völlig zusammengesunken aus, fast einen Kopf kleiner als früher. In der Sitzung berichtet sie von einem geplatzten Aneurysma im Gehirn vor einem Jahr und wie sie nur durch eine sofortige OP gerettet worden sei. Sie sei völlig ausgebrannt. Sie habe das florierende Geschäft am Hals und befürchtet, dass sie es nicht schaffe. Das Geschäft habe sie von ihrer Mutter übernommen, die oben im selben Haus wohnt, in dem sich das Geschäft befindet. Die Mutter habe mit ihr einen Erb- und Pachtvertrag abgeschlossen, der sie total ans Geschäft kettet. Wir verabreden uns zu einem zweiten Termin.
> In dieser zweiten Stunde frage ich die Klientin, wie es ihr denn gehe. Sie sagt, sie habe richtige Existenzangst. Ihr sei es total eng in der Brust. Sie könne kaum noch atmen. Ich bitte sie, in ihre Atmung hineinzuspüren. Sie hat das Gefühl zu ersticken. Auf einmal kommt ihr der Gedanke: »Meine Mutter hasst mich und wünscht mir den Tod!« Vor ihr habe die Mutter vorehelich einen ersten, totgeborenen Sohn gehabt, sodass sie in Schwarz heiraten musste. Ein Jahr nach der Geburt der Klientin habe die Mutter noch eine weitere Tochter bekommen, die jedoch mit neun Monaten am plötzlichen Kindstod verstarb. Die Mutter habe immer gesagt: »Warum ist nicht die andere gestorben?« Die Mutter habe sie immer nur »die« genannt, nie beim richtigen Namen. Sie habe sie beschimpft und verprügelt, aber nur, wenn keiner dabei war. Noch heute habe sie Angst, wenn die Mutter mit ihrem Gehstock auftaucht.
> Da die Mutter atmosphärisch so präsent ist, beschließe ich, eine »Stuhlarbeit« auszuprobieren. Ich stelle einen Stuhl vor die Klientin, circa drei bis vier Meter entfernt, und bitte sie, sich die Mutter im Stuhl sitzend vorzustellen. Die Klientin zuckt zusammen. Daraufhin bitte ich sie, ein dickes Seil zu nehmen und es quer zwischen sich und der Mutter zu legen. Mit dieser sichtbaren und spürbaren Abgrenzung von der bedrohlichen Mutter beruhigt sich die Klientin. Nun hole ich einen schweren Stein, der fast zehn Kilo wiegt, reiche ihn ihr und bitte sie, den Stein ihrer Mutter zurückzugeben – als Symbol für alles, was die Mutter ihr aufgeladen hat: ihren Hass und auch den Auftrag, das ungeliebte Geschäft weiterzuführen. Die Klientin spürt die Schwere des Steins in ihren Händen, sie geht hinüber zum Stuhl und legt ihn drauf mit den Worten: »Mutter, all das habe ich für dich getragen. Jetzt reicht es.

Ich will ihn nicht mehr.« Dann geht sie zurück auf ihre Seite der Abgrenzung. Auf meinen Vorschlag hin verneigt sie sich vor ihrer Mutter und verabschiedet sich von ihr.
Die Klientin legt sich daraufhin ganz erschöpft auf den Teppichboden. Sie atmet nun erleichtert, sie spürt den Boden unter sich und wird langsam lebendig. Dann setzt sie sich auf und sagt strahlend: »Ich fühle mich zum ersten Mal frei! Das ist ja unfassbar!«
Sie ging nach Hause. Ich hörte zwei Monate nichts von ihr. Dann meldete sie sich zu einer dritten und letzten Stunde, in der sie berichtet, dass sie das Geschäft geschlossen, aus dem Heimatdorf, in dem sie seit 50 Jahren eingesperrt war, weggezogen und bei einer Freundin eine neue Arbeit angefangen habe.

Nun möchte ich vom Hier und Jetzt zum zweiten Teil der Definition von Gestalttherapie übergehen, dem »Ich und Du«.

Ich und Du

Als Therapeutinnen und Therapeuten schauen wir nicht nur auf den Klienten, wie er atmet, wie er spricht, wie er geht und sich bewegt, sondern wir nehmen gleichzeitig auch wahr, wie wir selbst atmen, wie unsere Stimme klingt, wie unser Körper sich im Beisein des Klienten anfühlt. Erinnern wir uns: In der intimen Begegnung sind wir Empfänger und Sender zugleich. Wir empfangen nicht nur die Signale des Klienten, wir reagieren ebenfalls auf seine Befindlichkeit – seine Angst, seine Freude, seine Wut, seine Trauer, seine Scham. Auf all diese Emotionen reagieren wir wie ein Seismograf, sei es emotional, körperlich oder gedanklich. Wir schwingen mit. Und mit unserem Mitschwingen beeinflussen wir gleichzeitig unser Gegenüber, den Klienten. Unsere Wesenskerne kommen miteinander in Resonanz.

Therapeutinnen und Therapeuten sind keine Roboter – zumindest sollten sie es nicht sein! Psychotherapie findet im Zwischenmenschlichen statt. Es genügt nicht, dass man ein Therapiebuch liest, egal, wie gut es geschrieben ist, oder ein entsprechendes Programm aus dem Internet herunterlädt, selbst wenn es heutzutage schon »mitfühlende« therapeutische Programme gibt. Was macht denn Psychotherapie aus? Es ist die intime Begegnung, von Mensch zu Mensch.

Wir müssen uns nämlich vergegenwärtigen: In der Intimität geschieht nicht nur Heilendes. Auch und gerade in der Intimität passiert Traumatisches. Gewalt und Missbrauch, Vernachlässigung und Beschämung sind intime Handlungen. Wenn ich jemanden verprügle, dringe ich in seinen intimen Raum, in seinen körperlichen Raum ein. Ich verletze seine intimen Grenzen. Wenn ich jemanden beschäme, kränke ich ihn in seinem Selbstwertgefühl, in seinem Wesenskern.

Wie sieht der Heilungsprozess einer traumatisierten Person aus? In der ersten Phase muss der Therapeut dafür sorgen, dass sich der Klient geschützt fühlt. Erst dann kann der Therapeut langsam darangehen, das Verdrängte aus der Versenkung zu heben. Irgendwann kommen die Scham und die Charakterpanzerung des Klienten zum Vorschein. Diese verwehren dem Therapeuten den Zutritt zum Wesenskern des Klienten. Hier ist die *Person* des Therapeuten gefordert. Nicht nur der Klient, auch der Therapeut muss sich zeigen in seinem Wesenskern. Wie ist er wirklich? Meint er es ernst mit seinem Engagement für den Klienten? Erst wenn er sich als ehrlich und wahrhaftig erweist und die Prüfung des Klienten besteht, wird dieser ihm trauen und sich allmählich öffnen.

Hier ein Beispiel für den persönlichen Einsatz des Therapeuten, das mich sehr beeindruckt hat:

Ein Suchttherapeut hat mir einst erzählt, wie ein Klient, der ihm sehr am Herzen lag, die Regeln der Suchtklinik wiederholt gebrochen hatte und rückfällig geworden war. Der Klient wurde, den Regeln entsprechend, aus der Klinik verwiesen. Doch dann habe er, der Therapeut, sich ein Herz gefasst und sei dem Klienten nachgeeilt und habe ihn gerade noch am Ausgang zurückhalten können. Er schaute dem Klienten direkt in die Augen und sagte: »Was auch immer die Vorschriften sind, ich gebe dich nicht auf. Komm zurück!« Der Klient kehrte zurück und war fortan clean.

Als Psychotherapeut bin ich nicht nur Diagnostiker, der registriert, wie ein Klient atmet, sich bewegt und spricht, nicht nur ein Fachmann, der dessen Störung kunstgerecht behandelt. Ich bin als Person in dem intimen Austausch unmittelbar beteiligt. Mein Menschsein ist essenziell wichtig, wenn ich einem in seinem Kern verletzten Menschen helfen will. Dies ist ein wesentlicher Aspekt der Gestalttherapie. Hier setzt das »Ich und Du« an.

Ein Klient erzählt mir, wie unendlich einsam und unverstanden er sich fühlt. So habe er sich schon immer als Kind gefühlt, selbst wenn er sich mittlerweile als Erwachsener einige Anpassungsmechanismen angeeignet hat, damit seine Umgebung nicht merkt, wie abgeschnitten er sich innerlich fühlt. Während ich ihm zuhöre, erinnere ich mich an meine eigene einsame Kindheit, als ich in eine völlig fremde Umgebung hineingeworfen wurde. Daher kann ich gut mitgehen, als er seine Befindlichkeit beschreibt. Meine Stimme, meine Mimik und meine Körperhaltung müssen ihm signalisiert haben, wie gut ich ihn verstehe.

Als er dann erzählt, wie sehr er sich dafür verachte, dass er so ohnmächtig den grausamen Misshandlungen durch seine Mutter und seine Schwester ausgeliefert gewesen ist, spürte ich jedoch einen Widerspruch in mir: Denn normalerweise würde ich mich einem solch misshandelten Kind tröstend zuwenden. Mir kommt »der gute Samariter« in den Sinn. Der Klient jedoch lehnt dieses sein inneres Kind rigoros ab. Was geschieht denn in ihm, fragte ich mich. Da kam mir eine Erinnerung, wie ich selbst in meiner Kindheit die verbalen Attacken meiner Mutter gegen meinen Vater erlebt habe. Aber kaum war ich selbst Vater, habe ich mich ähnlich aggressiv gegenüber meiner Frau verhalten. Ich habe damals viel darüber nachgedacht, wie aus einem einstigen Opfer später ein Täter werden kann, wenn er in eine ähnliche Macht-Ohnmacht-Konstellation kommt.

Aus dieser inneren Betroffenheit heraus frage ich den Klienten, ob er denn neben dem Opfer, das er einst war, in sich nicht auch einen grausamen, missachtenden Täter spürt, der das Kind so erbarmungslos anschaut und ablehnt. Sein Atem stockt, er spürt in sich hinein und seine Augen werden feucht: Ja, das habe er gar nicht registriert. Er habe nicht nur das Opfer, das er einst war, in sich aufgenommen. Er habe ebenfalls den Täter, den seine Mutter und seine Schwester verkörpert haben, in sich aufgenommen und wende sich nun gegen sich selbst. Auch das kenne er, dass er heute andere unbarmherzig behandelt, z. B. manchmal eine Elster, die ihn morgens mit ihrem Gezeter aus dem Schlaf weckt (er habe sich eine Steinschleuder zugelegt), manchmal seine Kinder, oft auch Menschen, die ihm nichts Böses angetan haben.

Dieses kleine Beispiel beleuchtet das, was mein Lehrer mit »Hier und Jetzt – Ich und Du« meinte: Als Therapeutinnen und Therapeuten gehen wir mitfühlend, mitleidend mit dem Klienten mit. Wir spiegeln ihn, wir identifizieren uns mit ihm (oder mit seinen Bezugspersonen), wir übertragen unsere eigenen Erfahrungen auf ihn, wir projizieren eigene Anteile in ihn. All diese Phänomene – Spiegelung, Identifikation, Gegenübertragung und Projektion – werden ständig im therapeutischen Hier und Jetzt aktualisiert.

Was ein Gestalttherapeut in seiner Ausbildung lernt, ist: unser Gegenüber beobachten zu lernen, unsere eigenen Reaktionen auf den Klienten wahrzunehmen, sie als solche Mechanismen zu erkennen, um sie dann respektvoll und gut dosiert in die therapeutische Interaktion hineinfließen zu lassen. Es ist wichtig, achtsam mit dem Klienten und seinen Grenzen umzugehen, sonst riskieren wir eine Retraumatisierung. Wir haben ja oben gesehen, dass in einer intimen Begegnung sowohl Heilung als auch Traumatisierung geschehen können.

Die Person des Therapeuten als Therapeutikum

Was ein Gestalttherapeut in seiner Ausbildung lernt, ist also nicht nur, sein Gegenüber beobachten zu lernen und gleichzeitig seine eigene Reaktion darauf wahrzunehmen und einzuordnen. Dort, wo wir gefordert sind, müssen wir uns selbst als Person in die therapeutische Interaktion hineinbegeben, natürlich unter Wahrung der professionellen Grenzen und im Respekt für die Integrität des Klienten. Aber wir müssen als Person, wie wir sind, transparent und wahrnehmbar sein.

> Denn eines gilt: In der Psychotherapie hantieren wir nicht mit medizinischen Instrumenten. Der Therapeut ist selbst das Instrument. Jeder von uns ist einzigartig. Jeder kann als Therapeutikum wirken.

Wenn wir uns als therapeutisches Instrument begreifen, dann ist es eminent wichtig, dass wir uns in unserem Training selbst sehr gut und sehr intim kennenlernen. Dies setzt Ausbilder, Lehranalytiker und Lehrtherapeuten voraus, die uns hartnäckig, aber liebevoll begleiten und uns in unseren Schattenseiten nicht entwischen lassen. Dies erfordert umgekehrt beim werdenden Therapeuten auch die Einsicht und die Bereitschaft, sich zeitlebens einer schonungslosen, zugleich liebevollen Selbstanalyse zu unterziehen, damit er für sich selbst stets *transparent* bleibt: in seinen Motiven, in seiner Bedürftigkeit, auch in seinen Defiziten. Wir können lernen, uns in unseren angenehmen und weniger angenehmen Seiten zu erkennen, uns darin zu verzeihen und zu lieben. Ähnlich wie Eltern, die gut *für sich* sorgen müssen, um gute Eltern für ihre Kinder zu sein, sollten wir als Therapeutinnen und Therapeuten gut für uns selbst sorgen, damit wir für unsere Klienten und Patienten da sein können.

»Wahrhaftigkeit ist die einem Widerstand abgenötigte Durchsichtigkeit eines Menschen für sich selbst.« (Bollnow 1958, S. 149)

Um den Kreis zu schließen: Intimität ist etwas, das wir nicht vornehmlich als Therapeutinnen und Therapeuten oder Patienten lernen, auch nicht in der besten Ausbildung. Intimität erlernen wir in unseren eigenen persönlichen, privaten Beziehungen: in unseren Liebesbeziehungen, in unserer Beziehung zu unseren Eltern und unseren Kindern und in unseren Freundschaften. Ich habe in meinem Leben so viel aus meinen persönlichen Beziehungen gelernt, dass das, was ich als Therapeut meinen Klienten vermittle, eigentlich ein Nebenprodukt dessen ist, was ich als Mensch gelernt habe.

Wenn wir solches als lebenslanges Lernen begreifen und es in unserer Arbeit einsetzen, dann geht nicht nur der Klient verändert aus der therapeutischen Begegnung hervor, sondern auch, zumindest gelegentlich, der Therapeut selbst.

Professionelle Intimität: Über die Widersprüchlichkeit der therapeutischen Beziehung

Im vorigen Kapitel habe ich die therapeutische Beziehung ziemlich idealtypisch als intime Kommunikation zwischen zwei Menschen beschrieben. Aber wie sieht es in der Realität aus? Hier zeigt sich, dass es doch nicht so einfach ist.

Schauen wir uns zunächst einige der Widersprüche in der therapeutischen Beziehung an.

In der Frage nach der psychotherapeutischen Haltung stehen sich grundsätzlich zwei diametral entgegengesetzte Ansichten gegenüber, mit allen Nuancen dazwischen. Auf der einen, vor allem von der orthodoxen Psychoanalyse vertretenen Seite finden wir die *Abstinenz*, also völlige emotionale Enthaltsamkeit und Zurückhaltung vonseiten des Therapeuten. Ihren Gegenpol bildet die Humanistische Psychologie mit ihrer Forderung nach einer therapeutischen Beziehung *»von Person zu Person«*. Der Therapeut solle sich um eine Kommunikation wie zwischen Gleichen bemühen.

Beide Einstellungen sind heutzutage in dieser Radikalität nicht mehr haltbar. Eine absolute Abstinenz vonseiten des Therapeuten würde im extremen Fall eine kalte, sterile Atmosphäre erzeugen. Auf seiner Suche nach Verständnis und Anteilnahme würde der Klient beim Therapeuten keine Resonanz und kein menschliches Mitgefühl finden und sich alleingelassen fühlen. Andererseits könnte ein allzu sorgloser persönlicher Umgang in der Therapie die Grenze zwischen Therapeuten und Klienten verwischen, sodass der Eindruck entstehen könnte, sie hätten tatsächlich ein Verhältnis unter Gleichen wie unter Kumpeln oder Freunden. Dies könnte so weit gehen, dass sich das Geben und Nehmen umkehrt: Der Klient findet sich auf einmal in der Position, in der er den Therapeuten unterstützt, für ihn Aufträge erledigt oder ein freundschaftliches oder Liebesverhältnis mit ihm eingeht. Dies käme einem Missbrauch gleich: der Ausnutzung einer abhängigen Person zur Befriedigung der persönlichen Bedürfnisse des Therapeuten.

Wir sollten nicht vergessen, dass es sich bei der therapeutischen Beziehung (a) um ein professionelles Verhältnis und (b) um ein Abhängigkeitsverhältnis handelt.

Therapie als professionelles Verhältnis und Dienstleistung

Ein professionelles Verhältnis ist sie deshalb, weil der Klient den Therapeuten als Fachmann aufsucht: Er nimmt Kontakt mit dem Therapeuten auf, weil er dessen Hilfe und Unterstützung braucht. Das sichtbarste Zeichen für das professionelle Verhältnis zwischen ihnen ist das Honorar, das der Klient (bzw. seine Krankenversicherung) dem Therapeuten zahlt. Durch die Bezahlung ist der Therapeut verpflichtet, die verlangte Dienstleistung für den Klienten zu erbringen. Im Grund ist die Therapie also eine Dienstleistung und ein Tauschgeschäft: Der Klient gibt dem Therapeuten Geld für die therapeutische Hilfe, die dieser ihm bietet.

Therapie als Abhängigkeitsverhältnis

Nun kommt hinzu, dass es sich bei der therapeutischen Behandlung nicht um ein gewöhnliches Tauschgeschäft handelt. Eine Psychotherapie ist in mancher Hinsicht einer ärztlichen Behandlung ähnlich. Bei dieser befindet sich der Patient in Not. Er fühlt sich körperlich schlecht oder krank und benötigt dringend Hilfe vom Arzt. Diesem erlaubt er, ihn körperlich zu untersuchen. Er zieht sich aus, lässt sich vom Arzt betasten oder bei einem chirurgischen Eingriff sogar mit Instrumenten in seinen Körper eindringen. Damit gestattet er dem Arzt den Zugang zu seiner körperlichen Intimität, um ihn zu heilen.[5]

Indem der Patient seinen Körper dem Arzt anvertraut, begibt er sich in eine außerordentliche Abhängigkeit. Er muss darauf vertrauen, dass der Arzt nur zu seinem Besten handelt.

Eine Psychotherapie ist nicht viel anders. Auch hier geht der Klient mit seinem seelischen Leiden zum Therapeuten, mit dem er allein nicht fertig wird. Oft betrifft es solch intime Themen, von denen nicht einmal sein Lebenspartner oder sein bester Freund etwas weiß. Der Klient weiht den Therapeuten in seine geheimsten Gedanken ein, er vertraut ihm seine schamvollsten Erlebnisse an und öffnet ihm die Tür zu seiner innersten Kammer, die er sonst vor der Außenwelt verborgen hält. Damit begibt er sich in große Abhängigkeit, ja in Gefahr. Er muss dem Therapeuten vertrauen, dass dieser ihn nicht verrät – weder an die Öffentlichkeit noch an seine Familie, ja nicht einmal an die Polizei.

Das ist der Sinn der *Schweigepflicht*, die jeder Arzt und jeder Psychotherapeut von Berufs wegen wahren muss. Er muss bereit und fähig sein, alles, was der Klient ihm anvertraut, für sich zu behalten. Durch die Schweigepflicht wird die therapeutische Beziehung zu einem besonders intimen Verhältnis. Mit der Sicherheit, dass der Therapeut alles Gehörte für sich behält, kann der Klient ihm die Tür zu seinem Innersten öffnen.

---

5 Bei einem chirurgischen Eingriff begeht der Arzt strenggenommen eine Körperverletzung im Interesse des Patienten. Dazu benötigt er sowohl das Einverständnis des Patienten als auch die ausdrückliche Genehmigung des Gesetzgebers. Sonst beginge er ein strafbares Delikt. Daher müssen sich alle Heilberufe einer strengen staatlichen Prüfung unterwerfen.

Therapie als asymmetrische und einseitige Beziehung

Das therapeutische Verhältnis zueinander ist außerdem ein asymmetrisches und einseitiges: In den therapeutischen Gesprächen nimmt der Therapeut ganz intensiv am Leben des Klienten teil, wenn dieser ihm über seine persönlichen Erlebnisse erzählt, Gleiches gilt jedoch nicht für den Klienten. Er erfährt normalerweise kaum etwas vom Privatleben des Therapeuten.

Der Therapeut schaut, wie durch ein gläsernes Haus, ins Privatleben des Klienten hinein. Dieses wird für den Therapeuten quasi durchsichtig. Auch wenn er nicht aktiv ins Leben des Klienten eingreift, nimmt dieser ihn doch innerlich in sein Leben mit, indem er »seinen« Therapeuten und dessen Ansichten *internalisiert*: Er erzählt seinen Freunden von seiner Therapie und seinem Therapeuten. In problematischen Lebenssituationen überlegt er sich: »Was würde mein Therapeut dazu sagen?« So gesehen könnte man sagen, er trägt den Therapeuten wie ein »Männchen im Ohr« bei sich, er wird zu einem unsichtbaren Begleiter an seiner Seite.

Aus diesem Grund kommt es nicht selten vor, dass der Partner des Klienten eifersüchtig auf den Therapeuten wird: Mit diesem führt der Klient regelmäßig persönliche Gespräche (auch über die Partnerschaft), von denen der Partner nichts oder kaum etwas Genaueres erfährt. So intim unterhält er sich manchmal kaum zu Hause.

Das Misstrauen des Partners ist nicht ganz unberechtigt. Denn der Einfluss, ja die Macht des Therapeuten über den Klienten kann überaus groß sein, weil der Therapeut in der Übertragung des Klienten oft die Rolle eines Elternteils, eines Liebespartners, eines Lebensbegleiters oder eines Mentors einnimmt. Er wird zu einer bedeutsamen Figur in dessen Leben.

Dabei sollte der Therapeut eigentlich eine neutrale Position in Bezug auf den Klienten und dessen Leben einnehmen. »Neutral« bedeutet, dass er

- objektiv sein sollte.
- nicht emotional beteiligt sein sollte.
- nicht bewertend (weder positiv noch negativ) sein sollte.
- nicht parteiisch (besonders auf die Beziehungen des Klienten) sein sollte.
- nicht eingreift (mit Geboten, Verboten oder Empfehlungen).
- sich nicht aktiv im Leben des Klienten beteiligen sollte.

Bei aller Neutralität soll der Therapeut aber gleichzeitig empathisch-mitfühlend, zugewandt und unterstützend sein. Jedoch ohne allzu große persönliche Beteiligung: Er soll emotional dicht am Klienten bleiben, aber innerlich nicht persönlich involviert sein! Ein außerordentlicher Balanceakt!

Diese wacklige Position ist jedoch ständig gefährdet, wenn

- Verstrickungen und Verwicklungen zwischen Therapeutinnen und Therapeuten und Klienten entstehen, z. B.
  - durch zufällige oder geplante private Kontakte zwischen ihnen (etwa Einladungen zu Festen),

 - durch gemeinsame Freunde oder Verwandte
 - durch Geschäftsverbindungen, gemeinsame gesellschaftliche Rollen oder Verpflichtungen (wie Mitgliedschaft im gleichen Verein oder in der gleichen kirchlichen Gemeinde),
 - wenn Freunde oder Partner des Klienten sich ebenfalls vom Therapeuten behandeln lassen (Gefährdung der Schweigepflicht und der Loyalität),
 - wenn der Klient Macht und Einfluss auf den Therapeuten gewinnt, etwa indem er Geldgeber oder Vorgesetzter des Therapeuten ist (Rollenumkehr).
- der Klient in Gefahr gerät oder ihm durch sein Verhalten oder sein Lebensumfeld Gefahr droht. Dann könnte der Therapeut sich gezwungen sehen, aktiv einzugreifen.
- der Klient andere Menschen gefährdet, sodass der Therapeut überlegen muss, ob er nicht die Polizei benachrichtigt.
- der Klient etwas tut, das auf starke Missbilligung vonseiten des Therapeuten stößt.
- der Klient einen zu starken Einblick ins Privatleben oder ins geschäftliche Leben des Therapeuten bekommt.
- der Klient dem Therapeuten ans Herz wächst.
- der Therapeut gegenüber dem Klienten starke positive Gefühle (Liebe, sexuelles Begehren, positive Übertragung/Gegenübertragung, positive Identifikation, positive Projektion) oder starke negative Gefühle (Abneigung, Ekel, Hass, negative Übertragung/Gegenübertragung, negative Identifikation, negative Projektion) empfindet.
- eine so starke Resonanz zwischen beiden entsteht, dass beide »im gleichen Strom schwimmen« (Konfluenz).
- der Therapeut Hilfe vom Klienten erbittet oder erwartet.
- neben der Therapie ein privates, professionelles oder geschäftsmäßiges Verhältnis zwischen Therapeut und Klient besteht oder entsteht.
- wenn nach Beendigung der Therapie ein enges privates, professionelles oder geschäftsmäßiges Verhältnis zwischen beiden aufgenommen wird.

Es gehört zum Übertragungs- und Gegenübertragungsgeschehen in einer Psychotherapie, dass manchmal im Therapeuten und/oder Klienten eine andere *Beziehungsphantasie* als die einer therapeutischen Beziehung entsteht, etwa wenn sie sich vorstellen, eine sexuelle, freundschaftliche oder eine arbeitsmäßige Partnerschaft einzugehen. Wenn sie jedoch diese Beziehungsphantasie in die Realität umsetzen anstatt sie zu bearbeiten, stellt dies eine Grenzüberschreitung dar. Darauf werden wir in den Kapiteln Verstrickungen und Verwicklungen in der therapeutischen Beziehung (► S. 68) und Sexualität in der Psychotherapie (► S. 112) separat eingehen.

Die therapeutische Beziehung im Spannungsfeld zwischen funktionalem und persönlichem Verhältnis: Ich-Du und Ich-Es

Ich-Du-Beziehung

Martin Buber hat in seiner Schrift »Ich und Du« den Begriff der Ich-Du-Beziehung geprägt (Buber 1999). Die Beziehung zwischen einem *Ich* und einem *Du* ist eine sehr persönliche, ja intime. Einen Menschen, den ich mit *Sie* anrede, behalte ich in höflicher Distanz. Man begegnet sich meistens auf einer oberflächlicheren Ebene und tauscht nichts oder nur wenig Persönliches aus. Spreche ich mein Gegenüber dagegen mit *Du* an, nehme ich es als jemanden wahr, der mir nahesteht, dem ich vertraue und der mir vertraut. Wir sind auf eine besondere, ausschließliche Weise miteinander verbunden. Durch eine Ich-Du-Beziehung wird diese Person mir einzigartig wichtig. Sie wird wesentlich.

Ein Du ist stets ein Subjekt, also eine Person, die für sich spricht und handelt, die mir in die Augen schaut und mir auf Augenhöhe begegnet. Wir sind uns ebenbürtig, eben-würdig. Einen Menschen, mit dem ich in einer Ich-Du-Beziehung stehe, kann ich niemals als ein Objekt, einen Gegenstand oder ein Ding behandeln.

Außerdem ist eine Ich-Du-Beziehung auf Gegenseitigkeit (englisch *mutuality*: wir tun etwas gemeinsam, Hand in Hand) und Wechselseitigkeit (englisch *reciprocity*: wie ich dir, so du mir) aufgebaut. Es ist ein gegenseitiges Geben und Nehmen. Das Verhältnis ist symmetrisch und ausbalanciert. Es ist wie auf einer Wippe, wo jeder gleich viel wiegt. Wir wippen miteinander. Ich stoße ab, damit du auf deiner Seite nach oben schwingst, und du stößt ab, damit ich nach oben getragen werde. Hin und her. Eine vollkommene Harmonie (die abrupt aufhört, sobald einer der beiden, unten angekommen, sich schwer macht; dann bleibt der andere oben frustriert »hängen«).

Das Wunderbare an einer Ich-Du-Beziehung besteht nicht zuletzt darin, dass beide Partner durch die persönliche Begegnung verwandelt werden. Eine intime Begegnung verändert die beteiligten Personen in der Tiefe. Sie sind danach nicht mehr dieselben. Etwas Wesentliches hat sich in ihnen, und zwar *in beiden*, verwandelt.

Ich-Es-Beziehung

Der Ich-Du-Beziehung stellt Buber (1999) die Ich-Es-Beziehung gegenüber. Mit dem Begriff *Ich-Es* wird ein funktionales Verhältnis zwischen beiden Beteiligten definiert. Als *Es* nehme ich mein Gegenüber als weiter von mir entfernt wahr. In der Grammatik bezeichnet »Es« als dritte Person Singular eine Person oder eine Sache, *über* die ich spreche. Das Unpersönliche wird noch durch das Neutrum »Es« betont (im Unterschied zum geschlechtlichen Er bzw. Sie).

In der Ich-Es-Beziehung wird die andere Person mehr zu einem Objekt: Sie ist jemand, der weiter entfernt von mir steht, jemand, den ich handhaben oder behandeln kann. Wenn ein Arzt beispielsweise bei der Visite am Krankenbett den Patienten kaum persönlich anspricht und sich stattdessen auf die Daten auf dessen Krankenblatt konzentriert, dann behandelt er den Kranken eher aus der Ich-Es-Perspektive. Das Gleiche geschieht, wenn ein Psychotherapeut einen Klienten zu Beginn der Behandlung mit einer Diagnose versieht und ihn danach vorschriftsmäßig nach den in den Lehrbüchern vorgeschriebenen Leitlinien behandelt. Auch hier gerät nicht nur die Person des Klienten in seiner Individualität in den Hintergrund; die therapeutische Beziehung reduziert sich auch auf eine vorwiegend instrumentelle Behandlung.

Es ist natürlich notwendig, die Störung bzw. Krankheit eines Klienten richtig zu erkennen und ihm die passende Behandlung zu geben. Jedoch wissen wir aus der Therapieforschung, dass die Therapeut-Klient-Beziehung zu den wichtigsten Faktoren der Genesung eines Klienten zählt. Selbst bei einer ausschließlich körperlich-medizinischen Behandlung bewerten Patienten die behandelnden Ärzte nicht nur nach deren Fachwissen, sondern vor allem nach deren Freundlichkeit und ihrem persönlichen Eingehen auf die Belange des Patienten. Umso mehr gilt dies für die Patienten in einer Psychotherapie, bei denen es um persönliche und familiäre Themen geht, die mit starken Emotionen wie Angst, Scham, Wut und Kränkung verbunden sind. Daher spielt der Ich-Du-Aspekt eine wesentliche Rolle in der therapeutischen Beziehung.

Jedoch lässt sich nicht leugnen, dass in der therapeutischen Beziehung *beide* Aspekte vorhanden sein müssen, damit die Therapie gelingt, sowohl das Zwischenmenschlich-Persönliche als auch das Funktional-Instrumentelle. Selbst Martin Buber schreibt, dass es im pädagogischen und im therapeutischen Bereich weder möglich noch wünschenswert sei, ausschließlich eine Ich-Du-Beziehung zu pflegen. Dies würde der Natur einer Lehrer-Schüler-Beziehung bzw. einer Therapeut-Klienten-Beziehung widersprechen (Buber 1999).

Im Folgenden werden wir uns die Gründe genauer anschauen.

Der wichtigste Grund besteht darin, dass eine reine Ich-Du-Beziehung keinen Endzweck hat: Eine solche ist vollkommen *frei.* Und zwar frei in mehrfacher Hinsicht: Beide Partner gehen die Beziehung freiwillig ein. Form, Richtung und Ziel ihres Austausches sind völlig offen. Das Ziel ihrer Beziehung ist die Beziehung selbst. Dem Fluss des Augenblicks folgend, überlassen sie sich ihren spontanen Eingebungen. Indem sie sich sowohl für ihre eigenen inneren Impulse als auch für die Anstöße ihres Gegenübers öffnen, gestalten sie den jeweils nächsten Augenblick aus dem Stegreif. Statt zu sagen, *sie gestalten* den Augenblick, wäre es genauer, zu sagen: Der nächste Augenblick *gestaltet sich selbst.* Denn das aktive, willentliche *Ich* ist dabei weniger gefragt. Vielmehr geben sich beide dem Strom des Hier und Jetzt hin. Das Wort *Hingabe* eignet sich hier am besten, um den intimen Austausch und die innige Kommunikation zwischen beiden Partnern zu beschreiben. Beide geben die kontrollierende Seite ihres *Ichs* auf, um in den innigen Austausch mit dem *Du* einzutauchen. Das Wort *Eintauchen* charakterisiert ebenfalls diesen einzigartigen Prozess: Ihre Kommunikation verliert das Starre, Gewohnte, Geregelte und gewinnt tatsächlich etwas Flüssiges, frei Fließendes.

Eine solche innige Kommunikation zwischen *Ich* und *Du* spürt man am besten *atmosphärisch*. Man kann etwas Atmosphärisches nicht in nüchternen Worten protokollieren. Selbst eine Ton- oder Videoaufzeichnung kann das, was zwischen den beteiligten Partnern vorgeht, nicht angemessen festhalten und wiedergeben. Denn eine Ich-Du-Begegnung geschieht *in* den Partnern. Sie besteht aus einer *inneren Bewegung*, einem *inneren Berühren* und einem *inneren Berührtwerden*. Nach außen wird dies nur durch feinste, sublimste Veränderungen im Blick, in der Mimik und der Stimme wahrnehmbar (wie sie etwa in zarten Liedern oder in Großaufnahmen im Bild oder Film festgehalten werden).

Beide Partner sind im Augenblick des intimen Austauschs in einem *intimen Raum* eingehüllt, wie in einer Weltraumkapsel, zu der nur sie Zutritt haben. Was zwischen ihnen geschieht, ist für Außenstehende schwer registrierbar. Diese sollen auch draußen bleiben. Die Begegnung zwischen *Ich* und *Du* gehört nur beiden.

Daher ist die therapeutische Situation, in der Therapeut und Klient völlig *privatissime* zu zweit allein sind, so angelegt, dass der Klient sich leicht öffnet. In einem solch intimen Raum können bedeutende seelische Prozesse stattfinden. Der Klient kann tiefe seelische Veränderungsprozesse durchgehen und verwandelt herauskommen.

> Vor vielen Jahren habe ich zusammen mit einer Kollegin ein Wochenendseminar geleitet. Mit dabei war ein Mann, der ziemlich verschlossen war. Ich konnte während des ganzen Wochenendes keinen persönlichen Zugang zu ihm finden. Irgendwann sprach meine Kollegin ihn an. Und plötzlich öffnete er sich in seinem Inneren. Er war zutiefst berührt. Ich saß dabei und bekam überhaupt nicht mit, wie meine Kollegin ihn erreicht hatte. War es irgendetwas, was sie gesagt hat? War es ihr Blick? Ihre Stimme? Es musste etwas außerordentlich Feines und Diskretes gewesen sein, womit sie ihn im Wesenskern erreicht hatte – etwas, das selbst für mich, der ich in der Wahrnehmung nonverbaler Signale gut geschult war, unsichtbar blieb. Ich war mir aber sicher, dass ich gerade Zeuge einer intensiven Ich-Du-Begegnung war.

Es erhebt sich hier natürlich die Frage: Macht auch der Therapeut einen solchen Wandlungsprozess durch? Geht er womöglich sogar *gemeinsam* mit dem Klienten durch den Prozess und kommt er danach ebenfalls verwandelt heraus?

Das kommt natürlich vor. Ich habe therapeutische Sitzungen erlebt, in denen ich mit dem Klienten durch einen intensiven seelischen Prozess gegangen bin und wir hinterher beide berührt, manchmal sogar erschüttert aus der Stunde gingen. Das sind für mich die Sternstunden der Psychotherapie. Jedoch sind sie weder planbar noch vorhersehbar. Sie sind einfach ein großes Geschenk.

In den meisten Fällen erachte ich es bereits als Geschenk, wenn der Klient berührt aus der Stunde geht, wenn er mit einer neuen Erkenntnis nach Hause geht, wenn er spürt, dass sich etwas in ihm »gedreht« hat. Das ist ja der Hauptzweck der Therapie: dass sich der Klient ändert, nicht dass ich mich ändere, und noch weniger, dass ich mich mit ihm gemeinsam verändere.

Genau hier kommen wir zu dem *Ich-Es-Aspekt* in der therapeutischen Beziehung. Eine Therapie hat einen eindeutigen *Zweck*: die Heilung bzw. Linderung des Klienten von seiner Störung oder Krankheit. Der Klient und ich haben ein gemeinsames Ziel: dass es ihm besser geht. Dafür bin ich da. Dafür werde ich bezahlt. Damit haben wir ein eindeutig *funktionales Verhältnis*. Der Klient hat mich nicht ausgesucht, weil er mit mir Zeit verbringen möchte, sondern weil er Hilfe und Unterstützung von mir erwartet. Es mag sein, dass wir uns im Laufe der Therapie persönlicher kennen- und schätzen lernen. Es mag sein, dass unser Zusammensein beiden Freude bereitet. Dies kann förderlich für den therapeutischen Fortschritt sein. Aber darin besteht nicht das Wesentliche einer Therapie. Ich spiele nur eine funktionelle, eine instrumentelle Rolle.

In der Therapie bin ich das Instrument, genauso wie das Skalpell das Instrument des Chirurgen darstellt. Als Gestalttherapeut begreife *ich* mich *als das wichtigste Instrument* in meiner therapeutischen Arbeit. Dies ist eine wichtige Feststellung. Denn darin ist auch enthalten, dass ich mich als Person *benutze*. Als Therapeut gebrauche ich meine eigene Person – meine Regungen, Gefühle, Einfälle, vor allem meine Lebenserfahrungen – wie ein medizinisches Instrument oder Werkzeug. Damit habe ich als Therapeut zu meiner eigenen Person nicht nur eine unmittelbare *Ich-Du-Beziehung*, sondern gleichzeitig ein *Ich-Es-Verhältnis*. Ähnlich wie ein Dichter oder ein Komponist, der aus seinen persönlichen Erlebnissen und spontanen Eingebungen ein Gedicht schreibt oder ein Lied komponiert.

Dies ist ein sehr interessanter Punkt, an dem ich ein wenig verweilen möchte. Es geht nämlich wieder um den »unmöglichen Beruf« des Therapeuten: Meine Sensibilität, die meine Einfühlung, mein Mitgefühl, meine Phantasie, meine Träume und Visionen umfasst, ist eigentlich ein natürlicher Teil meiner Person. Diese Fähigkeiten sind im Grunde etwas völlig Menschliches. Sie kommen normalerweise im Umgang mit anderen Menschen unbewusst und mühelos zur Entfaltung, ohne dass ich überhaupt darüber nachdenken muss. Es mag sein, dass diese Fähigkeiten bei mir besonders stark ausgeprägt sind, sei es genetisch oder sozialisationsbedingt. Als Therapeut setze ich sie nun aber *bewusst und gezielt* ein. Während meiner Ausbildung wurde mir beigebracht, an ihnen zu feilen, sie zu verfeinern, ihnen Namen wie »Projektion«, »Identifikation« oder »Übertragung« zu geben. Dies alles mit dem Ziel, sie später bewusst in meiner Arbeit mit Menschen einzusetzen. Die Frage ist: Darf ich das?

Man könnte meine Bedenken vielleicht mit der Begründung zerstreuen: Ich gebrauche meine Talente ähnlich wie ein Handwerker, der seine besondere Fingerfertigkeit nutzt, oder wie ein mathematisch Begabter, der den Lauf der Sterne berechnet. Jeder setzt nur seine Talente ein, mit denen er auf die Welt gekommen ist (im Altgriechischen bedeutet *Talent* eine bestimmte Gewichts- und Geldeinheit, im übertragenen Sinn bedeutet Talent also die Gabe, mit der ich von der Natur ausgestattet bin und die ich im Leben einsetzen kann). Jedoch besteht ein deutlicher Unterschied zwischen dem Beruf eines Schreiners oder eines Physikers und dem eines Therapeuten: Der erste hantiert mit Material, der zweite mit abstrakten Zahlen. Der Therapeut aber setzt seine Sensibilität und Überzeugungskraft ein, um Menschen zu beeinflussen, also zu manipulieren. Sein Objekt (sein *Es*) sind Menschen. Menschen sind es, die er zum Objekt seines beruflichen Handelns macht.

Nun kommt noch etwas Wesentliches hinzu: Die Quelle seines Studiums ist er selbst. Seine Selbsterkenntnis ist das Tor zum Verständnis für andere. Das heißt: *Er macht sich selbst zum Studienobjekt.* Damit stellt er ein *Ich-Es-Verhältnis* nicht nur zu seinen Klienten, sondern auch zu sich selbst her. Hier findet eine *Ich-Spaltung* statt. Ich bin Beobachter und Beobachteter zugleich! Wie geht es mir, wenn ich als Beobachter auf mich selbst schaue? Wie geht es mir (derselben Person) als Beobachtetem? Fühle ich mich denn nicht unbehaglich, so (selbst-)kritisch unter die Lupe genommen zu werden? Möchte ich mich nicht lieber verstecken oder mich von meiner besten Seite zeigen? Und wie geht es dem Beobachter, der weiß, dass der Beobachtete gerade versucht, sich zu verstellen? Wird er nicht noch skeptischer und misstrauischer? Und wie geht es dem Beobachteten, der spürt, dass der Beobachter ihm nun noch genauer auf die Finger schaut? Man sieht: Ich gerate leicht in einen Teufelskreis. Wer garantiert mir, dass ich mich in meiner Selbstbetrachtung und Selbstbeobachtung nicht in lauter Selbsttäuschungen verfange? Es gibt einen klugen Satz: »*Glaube nicht alles, was du denkst!*«

Dies ist nicht bloß ein Gedankenspiel, sondern eine komplexe erkenntnistheoretische Frage: die Frage nach den Grenzen der Selbsterkenntnis. Was Descartes so scheinbar lapidar in dem Satz »*Cogito ergo sum*« (Ich erkenne, also bin ich) ausdrückt, kann sich in einen unlösbaren gordischen Knoten verknäueln. Wäre da nicht der Spruch von Sokrates »*Ich weiß, dass ich nichts weiß!*« treffender?

Wozu Therapie?

Genau an diesem Punkt erweist sich der Wert eines Gegenübers, das mir aus der Position des Ich-Du und des Ich-Es gegenübertritt. Da wir in unserer Selbsterkenntnis immer Gefahr laufen, uns zu irren oder uns selbst zu täuschen, brauchen wir eine andere Person als Gegenüber, die uns in unserem Denken, Fühlen und Handeln wahrnimmt und uns Rückmeldung (Feedback) gibt, was sie davon hält. Wir brauchen eine andere Person als Spiegel, um unsere eigenen Ansichten zu korrigieren. Da auch diese Person sich irren kann, ist es hilfreich, wenn wir noch weitere Menschen einbeziehen, die uns aus ihrer Perspektive rückmelden können. Je mehr, desto besser. Das ist der Grund, weshalb wir überhaupt eine Therapie aufsuchen, wenn wir alleine nicht mehr weiterkommen. Deshalb gibt es Einzel- und Gruppentherapien. In einer Einzeltherapie haben wir einen Therapeuten oder eine Therapeutin als Gegenüber. In einer Gruppentherapie können uns verschiedene Menschen Feedback geben. Dies ist übrigens auch die Grundlage der Demokratie: Wenn wir miteinander debattieren und um eine Lösung ringen, kommt meistens etwas Ausgewogeneres heraus als wenn nur einer bestimmt.

Nun zurück zum *Ich-Du* und *Ich-Es*. In einer Ich-Du-Beziehung mit einem Gegenüber fühle ich mich von ihm sozusagen *von innen her* verstanden, wenn mein Gegenüber sich in mich hineinfühlt, sich mit mir identifiziert und mir das Gefühl gibt, nicht mehr allein zu sein. Wenn es in die Ich-Es-Position überwechselt und mir Rückmeldung gibt, wie es mich wahrnimmt, und mir erklärt, weshalb ich womöglich dieses oder jenes tue, gewinne ich ein klareres Bild meiner Selbst: Ich kann ebenfalls eine neutralere Position zu mir selbst einnehmen und lerne, auch mich aus einer Ich-Es-Position zu beobachten und zu begleiten. In diesem Prozess, in dem ich mich selbst beobachte und mein Gegenüber mich ebenfalls beobachtet, gelange ich mit etwas Glück tatsächlich zu dem *Cogito ergo sum*: Ich lerne, mich selbst zu erkennen, daher kann ich »Ich« zu mir sagen.

Nun können wir zu meiner Frage zurückkehren: Darf ich mich spalten, um mich selbst zu erkennen? Darf ich als Therapeut meine Sensibilität und Überzeugungskraft benutzen, um einen anderen Menschen zu verstehen?

Ja! Ich *muss* mich in einen Beobachter und einen Beobachteten aufspalten, um mein Denken, Fühlen und Handeln wahrzunehmen und in eine Richtung zu lenken, die mir und meiner Umwelt guttut. Und ja, ich darf meine Fähigkeiten nutzen, um andere Menschen darin zu unterstützen, sich selbst zu erkennen, mit dem Ziel, dass sie fähig werden, ihr eigenes Denken, Fühlen und Handeln auf eine Weise verantwortlich zu steuern, die ihnen und ihrer Umwelt guttut, anstatt ihren spontanen Impulsen ausgesetzt zu sein.

Therapie in diesem Sinne bedeutet also, den Klienten in die Lage zu versetzen, sich seiner Selbst gewahr zu sein, sodass er seinen Körper spürt, seine Gefühle wahrnimmt, seine Gedanken beobachtet und die Folgen seines Handelns erkennt. *Therapie in diesem Sinne bedeutet, den Klienten zur Selbsterkenntnis zu befähigen.* Dies ist ein sehr hohes, ja hehres Ziel. Es ist sehr viel anspruchsvoller als etwa in der Verhaltenstherapie, die darauf zielt, dass der Klient auf mehr oder weniger raffinierte Weise lernt, sein unerwünschtes Verhalten (in seinen Gedanken, Gefühlen und Handlungen) abzutrainieren und erwünschtes Verhalten einzuüben. Dies läuft eher auf eine (Selbst-)Manipulation hinaus, in welcher der Therapeut dem Klienten bestimmte Verhaltensweisen beibringt oder ihm zeigt, wie er sich selbst dahin »trainieren« oder »optimieren« kann.

Bei einer Therapie, die das Ziel hat, den Klienten zur Selbsterkenntnis zu befähigen, gibt der Therapeut zwar Anregungen. Er bringt seine Beobachtungen, seine Lebenserfahrung und seine Ansichten und Meinungen ein. Jedoch geht es ihm nicht darum, dass der Klient sich ihm anpasst und ihm ähnlich wird. Er dient vielmehr dem Klienten als »Du«: als Spiegel, als Gegenüber, als Gesprächspartner, damit dieser immer mehr als eigenständige Person hervortritt und zu sich selbst steht, auch und gerade, wo er anderer Meinung ist als der Therapeut, und dem Therapeuten als ein eigenständiges »Ich« gegenübertritt.

Dabei gibt es im Laufe einer Therapie durchaus Phasen, in denen der Therapeut dem Klienten als Lehrer, als Vorbild oder als Übertragungsobjekt dient. Aber diese Funktionen haben weniger Gewicht als seine Funktion als ein persönliches »Du«, das den Klienten dazu auffordert, manchmal auch herausfordert, sein eigenes »Ich« zu entwickeln und dazu zu stehen.

Der vertraute Fremde

Am Ende dieser Überlegungen über die therapeutische Beziehung fällt mir ein Begriff ein, der mir recht passend erscheint: Ein Therapeut ist *ein vertrauter Fremder.* Vertraut in zweierlei Hinsicht: Therapeut und Klient lernen sich im Laufe der Therapie innig kennen. Nicht nur der Klient vertraut sich an, erzählt von seinen intimsten Erlebnissen, zeigt sich ungeniert von allen Seiten seiner Persönlichkeit. Auch der Therapeut wird dem Klienten immer vertrauter – in seinem Habitus, seiner Art zu sprechen und zu kommentieren, in seinen Launen und Gefühlszuständen. Gleichzeitig gewinnt der Klient Vertrauen in sein Gegenüber. Er lässt den Therapeuten »in sich hinein«, nicht nur in sich hineinschauen, sondern er verinnerlicht das Wesen des Therapeuten und nimmt es in sich auf.

Dies birgt jedoch eine Gefahr in sich: Dadurch, dass beide immer vertrauter miteinander werden, verschwimmt der Unterschied zwischen ihnen. Sie gleichen sich an, werden einander ähnlicher. Dies mag sich zwar angenehm anfühlen, etwa wie ein vertrauter Pullover. Der Therapeut verliert jedoch seine wichtigsten Instrumente: seine Klarsicht, seine Unbestechlichkeit und die Schärfe seiner Kritik. Dies stellt allerdings die Essenz der therapeutischen Beziehung dar, die sich von jeder anderen Beziehung unterschiedet. Ein Therapeut sollte jederzeit imstande sein, dem Klienten seine Meinung zu sagen und ihn schonungslos zu *konfrontieren.* Konfrontieren heißt nicht, unhöflich zu werden und dem Klienten »den Kopf zu waschen«. Es geht vielmehr darum, den Klienten mit unliebsamen Wahrheiten zu konfrontieren, die dieser nicht gerne hört, die ihn verstören oder vor denen er wegläuft. Konfrontieren bedeutet, dem Klienten einen Spiegel vorzuhalten, in dem er den dunklen, schambesetzten Seiten seiner Selbst begegnet: »So bist Du!«

Für den Therapeuten bedeutet dies, dass er fähig sein muss, sowohl Nähe als auch Distanz zu halten. Flexibel sein. Beweglich sein. Die Kritikfähigkeit gegenüber dem Klienten behalten, so lieb dieser ihm auch sein mag.

Eine solche kritische Distanz kann beide schmerzen. Die kühle Schärfe, mit welcher der Therapeut seine Beobachtung oder seine Interpretation vorbringt, kann den Klienten bisweilen schockieren. Sie kann die Beziehung zwischen beiden zeitweilig abkühlen lassen und *Distanz* schaffen. Diese Distanz ist jedoch notwendig. Sie wirft den Klienten auf sich selbst zurück. Sie gibt ihm die Möglichkeit der Selbstreflexion, wodurch er Gelegenheit erhält, sich selbst kritisch zu hinterfragen, die eigene Person bis auf den Grund zu durchschauen, sich zu erkennen. Selbsterkenntnis gewinnen wir manchmal nur durch die schonungslose Widerspiegelung durch einen anderen.

So klar die Konfrontation des Therapeuten auch sein mag, sie darf die Brücke zwischen beiden nicht beschädigen. Vielmehr sollte sie ihre Beziehung festigen. Daher sollte eine therapeutische Konfrontation ernst, aber nicht tödlich ernst vorgetragen werden. Sie sollte nicht als absolute Wahrheit erscheinen, sondern als persönliche Ansicht des Therapeuten. Im Ton bleibt der Therapeut freundlich und zugewandt, während der Inhalt eindeutig und klar bleibt. Jede Konfrontation muss dem Klienten die Möglichkeit geben, dem Therapeuten zu widersprechen, sich zu wehren und sich zu schützen.

Keiner sieht sich gerne im gleißenden Licht der Kritik. Tiefe Scham steigt hoch, wenn man sich nackt ausgezogen fühlt. In solch einer Situation ist es verständlich, dass der Klient sich bloßgestellt fühlt und vor seiner Wahrheit verstecken möchte. Mitfühlend bleibt der Therapeut da. Er wartet geduldig, bleibt sichtbar und ansprechbar, sodass der beschämte Klient irgendwann aus seinem Versteck herauskommt und erkennt, dass der Therapeut ihn nicht verdammt oder verachtet, sondern ihn auch – und gerade – in seiner Scham annimmt: als Mitmensch, als Mitleidender, als Mitschämender. In einer solch dichten persönlichen Begegnung kann die Erkenntnis, dass es jenseits aller Angst und Scham ein Leben in Wahrheit und Wahrhaftigkeit gibt, langsam im Klienten Gestalt annehmen.

Verstrickungen und Verwicklungen in der therapeutischen Beziehung

Wenn Du therapeutisch arbeitest, wirst Du unweigerlich in Situationen kommen, in denen Du mit Klienten in Verstrickungen gerätst. Das ist nichts Schlimmes. So etwas passiert jedem Therapeuten. Einige dieser »Fallen« werde ich hier beschreiben. Vielleicht hilft es Dir, mögliche Fallstricke zu erkennen und zu vermeiden.

Psychotherapie ist eine freiwillige Angelegenheit. Beide, Therapeut wie Klient, müssen sich in der therapeutischen Beziehung frei fühlen. Dies beinhaltet zwei Aspekte:

Erstens *sollten sich beide freiwillig füreinander entschieden haben.* Im Idealfall hat sich der Klient auf seiner Therapeutensuche mehrere Therapeutinnen und Therapeuten angeschaut und mit ihnen jeweils ein Erstgespräch geführt. Danach hat er sich für einen entschieden (weil er sich von ihm am besten verstanden gefühlt hat, weil dieser ihm sympathisch ist, weil der Weg zu ihm nicht zu weit ist oder warum auch immer). Auch der Therapeut sollte sich im Idealfall entschieden haben, mit *diesem* Klienten zu arbeiten (z. B. weil er ihn sympathisch findet, weil er sich gut in die Problematik des Klienten hineinfühlen kann oder weil er sich zutraut, ihm weiterzuhelfen).

Die zweite Voraussetzung für eine störungsfreie Therapie besteht darin, dass ihre Zusammenkunft *ausschließlich dem Zweck dient, die Probleme und Lebensfragen des Klienten zu besprechen und zu bearbeiten.* Nichts weiter.

Es ist essenziell, die Therapie von zweckfremden Einflüssen freizuhalten. Dafür zu sorgen, ist vor allem die Aufgabe des Therapeuten.

Zweckfremde Einflüsse gibt es mannigfaltig. Sie können von außen kommen, sie können ebenfalls von den Beteiligten selbst ausgehen.

Zweckfremde Einflüsse in der Therapie

Therapie als Auftrag

Wenn der Therapeut beispielsweise in einer Klinik angestellt ist, hat er keine oder wenige Möglichkeiten, seine eigenen Patienten auszuwählen. Diese werden ihm meistens zugeteilt. Er muss alle in Behandlung nehmen, egal, ob ihm ein Patient unsympathisch ist oder er sich mit ihm nicht versteht. Er kann nicht Nein sagen. Sonst bekäme er Ärger mit seinem Chef oder seinem Arbeitgeber.

Ein unwilliger Therapeut ist aber kein guter Therapeut. Es könnte durchaus passieren, dass der abgeordnete Therapeut seine Wut auf seinen Auftraggeber auf den Klienten projiziert, als sei dieser schuld dran, dass der Therapeut mit ihm arbeiten muss.

Unzureichende Sicherung der Therapie

Therapeut und Klient müssen sich sicher fühlen, um frei und entspannt miteinander zu arbeiten.

Das Gefühl von Sicherheit kann durch äußere Bedingungen beeinträchtigt sein. Wichtig ist z.B. der Ort, an dem die Therapie stattfindet. Optimal ist ein Raum, der ruhig und angenehm ist, abgeschirmt von Lärm und Störungen von außen. Scheue Klienten wollen manchmal nicht erkannt werden, wenn sie in ein Praxisgebäude eintreten, besonders wenn sich dieses in ihrer eigenen Nachbarschaft befindet. Wenn die Behandlung im Privathaus oder in der Privatwohnung des Therapeuten stattfindet, können Kindergeschrei oder Telefonanrufe den Therapeuten ablenken. Auch der Klient wird sich möglicherweise gestört fühlen, wenn er zu viel vom Privatleben des Therapeuten mitbekommt. Er könnte sich von seinen eigenen Themen abgelenkt fühlen.

Das Gefühl von Sicherheit kann auch durch innere Faktoren beeinträchtigt werden. Ein Therapeut muss sich sicher fühlen, wenn er mit einem Klienten arbeitet. Ein Freund von mir hat einmal als Seelsorger im Gefängnis gearbeitet. Wenn er einen Gefangenen besuchte, hatte er stets die Möglichkeit, nach einem Vollzugsbeamten zu klingeln (davon hat er nie Gebrauch machen müssen, aber das gab ihm ein sichereres Gefühl). Wenn eine Therapeutin mit männlichen Klienten arbeitet, sollte sie sich überlegen, ob sie lieber allein oder in einer Praxisgemeinschaft arbeitet oder ob sie männliche Klienten zur abendlichen Stunde einbestellt. Das Gleiche gilt natürlich auch für Klientinnen. Auch sie müssen sich sicher fühlen, wenn sie mit einem männlichen Therapeuten im gleichen Raum sitzen. Manchmal ist sogar die Sitzposition wichtig. Manche Klienten sitzen lieber näher zur Tür (Fluchtinstinkt) oder in schräger Position zum Therapeuten als ihm direkt gegenüber. Manche sitzen lieber näher, andere weiter weg vom Therapeuten. Wenn ich selbst Klient bin, finde ich es besonders angenehm, wenn der Therapeut mich zu Beginn der Stunde fragt, wo und wie ich sitzen möchte.

Therapie im Auftrag einer dritten Partei

Bei einer Psychotherapie ist es essenziell, dass der Klient freiwillig kommt. Seine aktive Mitarbeit ist notwendig, weil es in einer Therapie auch darum geht, altvertraute und lieb gewonnene Gewohnheiten infrage zu stellen oder sich mit unangenehmen Themen aus dem eigenen Leben zu konfrontieren. Dies erfordert Mut, Entschlossenheit und Geduld. Daher ist die Motivation des Klienten das A und O in der Therapie.

Nicht selten aber werden Klienten zum Therapeuten geschickt. Manchmal wird dies von einer staatlichen Stelle veranlasst: Ein Gericht verordnet eine Psychotherapie für einen Delinquenten oder eine Entziehungskur für einen Alkoholiker, das Jugendamt empfiehlt eine Paar- oder Familientherapie. Häufiger werden Männer von ihren Partnerinnen, Kinder und Jugendliche von ihren Eltern zur Psychotherapie geschickt.

In solchen Fällen kommt der Klient nicht aus freien Stücken. Häufig ist es nicht einmal der Klient, der den Kontakt mit dem Therapeuten persönlich aufnimmt, sondern eine Behörde oder ein Angehöriger. Dann ist es nicht verwunderlich, wenn der eigentliche Klient widerwillig zum verabredeten Termin erscheint. Manchmal vergisst er gar den Termin oder kommt zu spät oder er kommt in Begleitung einer Amtsperson oder eines Angehörigen. Das Gespräch führt er lustlos und ohne innere Beteiligung. Der Therapeut muss ihm die Sätze »aus der Nase ziehen« oder er ist gezwungen, die notwendigen Informationen und Daten vom Auftraggeber einzuholen.

In solchen Fällen besteht die Aufgabe des Therapeuten erst einmal darin, auszuloten, ob der betreffende Klient überhaupt motiviert ist, sich behandeln zu lassen. Sieht der Klient in der Therapie überhaupt irgendeinen Sinn? Gibt es irgendein Therapieziel, das er *von sich aus* erreichen möchte? Der Therapeut muss ihn aufklären, was eine Psychotherapie überhaupt ist und wozu sie dient. Manchmal gelingt es ihm, das Interesse des Klienten zu erwecken (dies ist besonders bei Kindern und Jugendlichen wichtig), damit er mitmacht und wiederkommt. Wenn all das nichts hilft, muss der Therapeut den Auftrag zurückgeben und dem Klienten (sowie dessen Auftraggeber) sagen, dass er keinen Sinn in der Therapie sieht. In solchen Fällen könnte es interessant sein, vor allem den privaten Auftraggeber näher unter die Lupe zu nehmen und nachzufragen, weshalb er den Klienten überhaupt geschickt hat: Ist dieser so etwas wie der Sündenbock der Familie, der zur Therapie verdonnert (delegiert) wird, obwohl das Problem ganz woanders liegt? Könnte es sein, dass es eher der Auftraggeber ist, der eine Therapie benötigt? Der Therapeut sollte dann ehrlich sein und sagen, dass und warum er den Auftrag nicht annimmt. Sonst therapiert er möglicherweise den Falschen und in die verkehrte Richtung.

Der Klient kommt aus anderen Motiven zur Therapie

Es kommt gar nicht so selten vor, dass sich ein Klient aus therapiefremden Motiven zur Behandlung anmeldet. Manchmal kommen solche Motive gar nicht zur Sprache, entweder weil der Klient sie bewusst verschweigt oder er ist sich selbst dessen nicht bewusst. Der Therapeut fängt ganz normal mit der Therapie an, merkt jedoch mit der Zeit, dass er auf der Stelle tritt. Erst dann fragt er sich, ob der Klient möglicherweise aus anderen Gründen gekommen ist. Therapiefremde Motive können beispielsweise sein:

- Der Klient braucht vom Therapeuten ein Attest, z. B. eine Arbeitsunfähigkeitsbescheinigung (Krankschreibung), ein Gutachten für eine vorzeitige Berentung oder für einen Asylantrag.
- Der Klient benötigt eine Stellungnahme für ein Scheidungsverfahren oder er braucht Schützenhilfe für eine gerichtliche Entscheidung über das Umgangsrecht mit seinen Kindern, weil er mit seinem (Ex-)Partner im Clinch liegt.

- Der Klient kommt, weil der ihn behandelnde Arzt keine körperliche Ursache für seine Krankheit(en) finden konnte und eine psychogene Ursache vermutet.
- Der Klient kommt, weil sein Partner ihm ein Ultimatum gestellt hat: Entweder er macht eine Therapie oder der Partner trennt sich.
- Der Klient meint, er müsse auch eine Therapie machen, weil alle seine Freunde oder Freundinnen eine Therapie machen. Sonst könne er nicht mehr mitreden.
- Der Klient meldet sich aus Neugierde beim Therapeuten, weil er schon so viel von ihm gehört hat.
- Der Klient geht seit Jahren zur Therapie, weil er sonst niemanden hat, mit dem er sich unterhalten kann, oder weil er sonst nichts Sinnvolles mit seinem Leben anfangen kann (Therapiesucht).
- Der Klient berichtet, dass er schon zu zahlreichen Therapeutinnen und Therapeuten gegangen sei und alle möglichen Therapiemethoden ausprobiert habe. Aber nirgendwo sei er weitergekommen: »Sie sind meine letzte Hoffnung!« (Vorsicht: eine beliebte Therapeutenfalle für eitle Therapeutinnen und Therapeuten).

Innere Störfaktoren beim Therapeuten

Manchmal liegen die Probleme, die ein freies Arbeiten behindern können, auch beim Therapeuten. Dies kann verschiedene Ursachen haben:

Meine therapeutische Arbeit wird beeinträchtigt, wenn

1. es mir selbst nicht gut geht.
2. ich aus Verpflichtungs- oder Schuldgefühlen arbeite.
3. der Klient mich positiv oder negativ an frühere Bezugspersonen erinnert (Übertragung).
4. der Klient mir zu ähnlich ist (Identifikation).
5. ich meine Schattenseiten in den Klienten projiziere (Projektion).
6. ich mich in die Geschichte des Klienten »hineingezogen« fühle (Gegenübertragung).
7. der Klient mich zu sehr fasziniert oder erotisch anzieht (nicht-therapeutische Motive beim Therapeuten).
8. ein Klient sich in mich verliebt.
9. der Klient mir zu fremd ist (keine Einfühlung und kein Mitgefühl).

Es geht dem Therapeuten selbst nicht gut

Ein Therapeut ist auch nur ein Mensch. Daher kann es ihm nicht immer gut gehen. Normalerweise kann ein Therapeut seine Alltagssorgen beiseitelegen, wenn er sich in die Arbeit begibt. Wie jeder andere Werktätige muss er lernen, während der Arbeit von seinen privaten Problemen abzusehen, damit er sich voll auf seine Klienten konzentrieren kann.

Es gibt aber einen entscheidenden Unterschied zu den Angehörigen anderer Berufe: Ein Therapeut nutzt seine eigene Person als Instrument. Wie ein mechanisches oder elektronisches Instrument muss er sich in seinem Körper, seinem Geist und seiner Seele gut pflegen, damit er in der Arbeit funktioniert. Daher ist *Selbstfürsorge* eminent wichtig für einen Therapeuten. Er muss sich gut ernähren und sich körperlich fit halten. Eine gute Psychohygiene ist wichtig, z. B. regelmäßige Meditation, Eigentherapie und Supervision, ebenso gute soziale Beziehungen und Kontakte. Essenziell ist die Pflege der eigenen familiären Beziehungen. Sie bilden die wichtigste Grundlage seiner seelischen Gesundheit. Wie sollte er sonst seinen Klienten beibringen, gut für sich und ihre Beziehungen zu sorgen?

Es gibt jedoch auch im Leben eines Therapeuten Zeiten, in denen es ihm richtig schlecht geht: Ihn trifft z. B. ein unerwarteter Schicksalsschlag. Er wird schwer krank. Er verliert seinen Job. Ihm wird die Praxis gekündigt. Jemand aus seiner Familie erkrankt schwer, stirbt oder hat einen Unfall. Die Partnerin trennt sich von ihm. Ein Elternteil wird dement oder pflegebedürftig. In solchen Ausnahmesituationen kann es auch einem guten Therapeuten schwerfallen, sich voll auf seine Arbeit zu konzentrieren. Er muss seine berufliche Tätigkeit reduzieren und einschränken, ggf. eine Zeit lang einstellen (daher ist es z. B. für einen freiberuflich tätigen Therapeuten wichtig, sich wie jeder Selbstständige finanziell gut abzusichern). Wenn er jedoch in solchen Zeiten nicht aufhört zu arbeiten, schadet er nicht nur seiner eigenen Gesundheit, er leistet auch keine gute Arbeit. Möglicherweise kehrt sich das therapeutische Verhältnis um, sodass der Klient sich mehr Sorgen um den Therapeuten macht.

Der Therapeut arbeitet aus übermäßigen Schuld- und Verpflichtungsgefühlen

Es gibt viele Gründe, weshalb ein Therapeut über seine eigenen Grenzen hinausgeht. Ein wichtiges Motiv stellt ein übermäßiges Verpflichtungsgefühl dar. Der Therapeut fühlt sich verpflichtet, weiterzuarbeiten, selbst wenn er überarbeitet ist oder wenn es ihm persönlich nicht gut geht. Oder er fühlt sich verpflichtet, mit *jedem* Klienten zu arbeiten, der an seiner Tür klopft, auch wenn es über seine Kapazität geht. Meistens kommt eine solch rigide Haltung aus einem unbarmherzigen *Über-Ich*, das von tiefen Schuldgefühlen gespeist wird.

Der Therapeut kann sich beispielsweise schuldig fühlen wegen eines Vergehens, das er einmal begangen hat und nun in seiner therapeutischen Arbeit wiedergutmachen will. Oder er hat als Kind schwer kranke oder verstorbene Angehörige gehabt, denen er nicht helfen konnte. Oder er fühlt sich aufgrund seiner Stellung gegenüber seinen Geschwistern bevorzugt oder in seiner Herkunft gegenüber der übrigen Bevölkerung privilegiert und entwickelt daher Schuldgefühle. Manchmal lastet auf seiner Herkunftsfamilie eine transgenerational weitergegebene Schuld, die er zu tilgen sucht (etwa, wenn ein Großvater einst ein Verbrechen begangen hat oder an Kriegsverbrechen beteiligt war oder wenn eine Großmutter ein Kind abgetrieben hat) (► S. 135). All dies kann zu einem übermäßigen *Helfersyndrom* führen, sodass der Therapeut in dem Bemühen, anderen zu helfen, sich selbst ausbeutet und gesundheitlich ruiniert.

Ein anderes Beispiel, wie Schuld- und Schamgefühle des Therapeuten die Therapie beeinträchtigen können: Der Therapeut überzieht die Sitzungen und achtet nicht darauf, dass der Klient pünktlich zu den vereinbarten Stunden kommt oder zahlt. Eine solche »Großzügigkeit« mag zwar anfangs dem Klienten gefallen. Seine Achtung für den Therapeuten wird jedoch mit der Zeit sinken. Er beginnt nachlässiger zu werden, bis er schließlich die Therapie nicht mehr ernst nimmt.

Negative oder positive Übertragung des Therapeuten auf den Klienten

Wenn ein Klient den Therapeuten sehr an dessen eigene Probleme erinnert, könnte dieser leicht eine Übertragung auf den Klienten entwickeln. Ich habe z. B. einmal in einer Gestalttherapie-Gruppe den Therapeuten einer älteren Klientin sagen hören, sie sei für ihn »toxisch«. Der Therapeut hatte selbst eine ziemlich giftige und übergriffige Mutter in seiner Kindheit erlebt. In einem solchen Fall wäre es für beide besser gewesen, wenn er ehrlich gesagt hätte, er könne nicht mit ihr arbeiten, weil sie ihn an seine Mutter erinnere. Dies hätte jedoch vorausgesetzt, dass er den Zusammenhang zwischen seiner Abneigung der Klientin gegenüber und seiner eigenen Geschichte erkennt. Eine solche negative Übertragung entsteht meistens spontan (»Diese Person widert mich an!« oder »Ich mag sie einfach nicht!«), sodass man als Therapeut automatisch heftig auf den Klienten reagiert, ohne sich die Zeit zu geben, darüber zu reflektieren, woher diese heftige innere Reaktion kommen könnte. Im vorliegenden Fall ging die Klientin schockiert aus der Gruppe, mit dem Gefühl, mit ihr sei etwas nicht in Ordnung. Ganz anders wäre es gewesen, wenn der Therapeut seine Probleme mit seiner Mutter verarbeitet hätte. Dann hätte er seine Übertragung erkannt und weiter mit der Klientin arbeiten können. Oder er hätte ihr sagen können, sie erinnere ihn an seine Mutter, daher fühle er sich nicht frei, mit ihr weiterzuarbeiten.

Auch eine positive Übertragung kann den Fortgang einer Therapie behindern, selbst wenn es weniger auffällig ist als bei einer negativen Übertragung. Der Therapeut könnte beginnen, einen Klienten zu idealisieren, weil dieser ihn unbewusst an einen Menschen aus seiner Kindheit erinnert, dem er vieles verdankt. Oder der Therapeut lässt sich durch den Ruf, den akademischen Titel oder das attraktive Aussehen eines Klienten blenden. Gelegentlich kommt der Klient aus einem Kulturkreis, den der Therapeut bewundert. All dies könnte ihn dazu verleiten, den Klienten in einem allzu positiven Licht zu sehen und dessen Schattenseiten auszublenden. Ich werde z. B. als Klient von manchen Therapeutinnen und Therapeuten als ein besonders gebildeter und kultivierter Mensch angesehen, bloß weil ich Chinese bin. Dies schmeichelt mir zwar, aber wenn sie mich so bewundern, fühle ich mich in meinen problematischen Seiten nicht gesehen.

Positive und negative Übertragungen verschleiern somit den Blick des Therapeuten auf den Klienten und hindern ihn daran, den Klienten klar und nüchtern wahrzunehmen, sodass er dessen Probleme unvoreingenommen behandeln kann.

Konfluenz: Identifikation des Therapeuten mit dem Klienten

Es ist bedenklich, wenn sich Therapeut und Klient zu sehr ähneln. Emotionale Nähe ist zwar förderlich für die Verständigung zwischen beiden, jedoch muss diese ausbalanciert sein, mit einer angemessenen Distanz. Der Therapeut muss immer in der Lage sein, das Verhalten und die Ansichten des Klienten kritisch zu hinterfragen und ihn zu konfrontieren, etwa wenn der Klient etwas tut, was ihm selbst oder anderen schadet (wenn er beispielsweise nicht von seinen Süchten lässt oder seine Frau und die Kinder schlägt). Dann muss der Therapeut bei aller Sympathie auch den Mut haben, dem Klienten die Meinung zu sagen. Psychotherapie schließt also Meinungsunterschiede, ja Konflikte zwischen Therapeuten und Klienten nicht aus. Wichtig ist nur, dass diese ehrlich und konstruktiv ausgetragen werden.

Wenn jedoch ein Therapeut einem Klienten zu ähnlich ist (in seinem Verhalten und seinen Ansichten), besteht die Gefahr, dass beide miteinander »verschwimmen«. In der Gestalttherapie wird ein solch schwammiger Zustand *Konfluenz* genannt: Therapeut und Klient tauchen in einen undifferenzierten Brei von »Wir haben uns lieb!« und »Wir tun uns nicht weh!« ein. Aber es tut sich auch nichts in der Therapie. Sie stockt.

Eine Identifikation des Therapeuten mit dem Klienten kann übrigens sowohl in positive als auch in negative Richtung gehen: Im ersten Fall identifiziert sich der Therapeut mit den positiven Eigenschaften des Klienten und findet ihn (und sich selbst) wunderbar. Oder er identifiziert sich mit den negativen Seiten des Klienten, sodass beide in einem depressiven Sumpf landen, indem sie aus dem Klagen und Sich-Bedauern nicht herauskommen.

Projektionen des Therapeuten auf den Klienten

Eine Projektion ist ein Abwehrmechanismus. Sie ist eine der häufigsten Abwehrmechanismen überhaupt. Wenn ein Mensch unbewusste Gefühle, Wünsche oder Eigenschaften bei sich selbst nicht akzeptieren kann, weil er sie ablehnt oder weil er sich ihrer schämt, kann dies dazu führen, dass er sie auf eine andere Person (oder Personengruppe) projiziert. Oft geht es um sexuelle, aggressive oder menschenverachtende Impulse oder Gefühle. Man unterstellt dann der anderen Person oder Personengruppe das, was man bei sich selbst ausblendet: Der andere sei krankhaft eifersüchtig oder sexbesessen, aggressiv oder asozial. Indem man diese Eigenschaften einem anderen Menschen unterschiebt, kann man einerseits in ihm diese unliebsamen Tendenzen bekämpften, andererseits fühlt man sich selbst sauber und rein.

Projektionen kommen oft in Therapien vor. Hier sind ja die Rollen von vornherein festgelegt: Der Patient ist der Kranke und Behandlungsbedürftige. Der Therapeut ist der Heiler und Gesunde. In dieser Rolle ist es für den Therapeuten einfach, sich dem Patienten gegenüber überlegen und unangreifbar zu fühlen. So ist es für ihn ein Leichtes, im Patienten ein krankes, bemitleidenswertes, mit Mängeln behaftetes Individuum zu sehen, dem geholfen werden muss.

Der Patient unterliegt umgekehrt leicht der (positiven) Projektion. Er schaut zum Therapeuten auf, akzeptiert bereitwillig die Rolle des reumütigen Sünders und hofft auf Absolution. Man kann nämlich auch *positive* Eigenschaften in sein Gegenüber projizieren, die man bei sich nicht wahrnehmen kann oder will. Ein seit der Kindheit gedemütigter Patient, der immer gehört hat, wie erbärmlich er sei, kann sich nicht als eine starke oder aufrechte Persönlichkeit sehen. Stattdessen idealisiert er den Therapeuten und stilisiert diesen zu einem über alles erhabenen Menschen, dem er blind vertraut und folgt.

Auf diese Weise ergänzen sich die gegenseitigen Projektionen zwischen Therapeut und Klient. Es entsteht eine unausgesprochene Abhängigkeitsbeziehung, in der beide in ihrer Rolle fixiert sind. Eine solche Konstellation steht im Gegensatz zu der Vorstellung, dass es sich bei der therapeutischen Begegnung um einen Dialog zwischen zwei gleichberechtigten Menschen handelt, die sich gegenseitig respektieren und achten.

Gegenübertragung: Der Therapeut wird ins System des Klienten »hineingezogen«

Ein äußerst interessantes Phänomen in einer Therapie ist die Gegenübertragung. Dabei fühlt sich der Therapeut in das System des Klienten »hineingezogen«. Er empfindet etwas, was eine Bezugsperson des Klienten diesem gegenüber empfindet oder einmal empfunden hat, z.B. eine starke Abneigung oder eine übermäßige Zuneigung. Oft haben solche Gegenübertragungsgefühle und -phantasien ihren Ursprung bei den Eltern des Klienten. Dies ist nicht verwunderlich, weil die asymmetrische Verteilung von Wissen und Macht in der therapeutischen Beziehung dem Eltern-Kind-Verhältnis ähnelt. Manchmal widerspiegeln sich auch die Erfahrungen, die der Klient in der Schule oder im Beruf gemacht hat, in der Therapie: Der Therapeut erlebt sich dem Klienten gegenüber wie ein Lehrer oder ein Chef. Auch geschwisterliche Rivalitätsgefühle können beim Therapeuten auftauchen, besonders wenn Therapeut und Klient denselben Beruf oder eine ähnliche berufliche Position innehaben.

Solche Gegenübertragungen kann der Therapeut fruchtbar für die Therapie nutzen, wenn er erkennt, dass er unbewusst in die Rolle einer bestimmen Bezugsperson im Leben des Klienten geschlüpft ist. Wenn er solche Gegenübertragungsgefühle und -phantasien thematisiert, vervollständigt er das innere Szenenbild im Klienten und kann das, was der Klient einst erlebt hat, rekonstruieren.

Der Therapeut fühlt sich vom Klienten erotisch angezogen oder ist von ihm fasziniert

Ein Therapiehindernis kann auch darin bestehen, dass der Therapeut sich stark zu dem Klienten hingezogen fühlt. Dies ist etwas, was jedem passieren kann: Man trifft jemanden und verliebt sich rettungslos in ihn. Oder man begegnet einem Menschen, von dem man so fasziniert ist, dass man völlig geblendet ist. Auch Therapeutinnen und Therapeuten sind nicht vor solchen Erlebnissen gefeit.

Im Privatleben mag es ein Glücksfall sein, wenn man sich verliebt. Wenn man dann auf Gegenliebe stößt, kann es wunderbar sein. Geschieht dies jedoch innerhalb einer Therapie, dann hat man ein Problem. Denn eine Therapie legt beide Beteiligten auf der professionellen Ebene fest, mit den entsprechenden Rollen. Der Therapeut darf zwar emotional engagiert sein, muss jedoch seine professionelle Distanz wahren. Da er für den therapeutischen Prozess verantwortlich ist, muss er für die Aufrechterhaltung der therapeutischen Grenzen sorgen und sich beherrschen. Einem verliebten oder faszinierten Therapeuten könnte es schwerfallen, innerlich klar zu bleiben, dem Klienten zu folgen und den therapeutischen Prozess steuernd zu lenken. Was also tun?

Entscheidend ist, wann sich die Verliebtheit bzw. die Faszination einstellt. Wenn dies gleich am Anfang, beim ersten Kontakt, geschieht und der Therapeut erkennt, dass er sich ungewöhnlich stark zum Klienten hingezogen fühlt, kann er sich und dem Klienten gegenüber eingestehen, dass er so starke Gefühle gegenüber dem Klienten hat, dass es ihm unmöglich ist, mit diesem sachlich zu arbeiten. Mit diesem Eingeständnis zeigt er sich als Mensch. Therapeut und Klient gehen folglich keinen Therapievertrag ein.

Die eigenen Gefühle dem Klienten gleich in oder nach dem ersten Kontakt einzugestehen, verlangt vom Therapeuten viel Mut. Er muss seine ihn schützende Therapeutenrolle ablegen und sich ungeschminkt als einen normalen, verletzlichen Menschen offenbaren. Dies ist alles andere als leicht. In einem solchen Moment steht er schutzlos ganz für sich und ganz zu sich.

Wenn dies geschieht, wird der Klient erst einmal enttäuscht sein. Denn er hat den Therapeuten in der Erwartung kontaktiert, von ihm Hilfe zu bekommen. Wie er auf die Eröffnung des Therapeuten reagiert, bleibt ihm überlassen. Dann ist die Situation wie bei jeder Begegnung, bei welcher der eine dem anderen seine Gefühle offenbart: Der Ausgang ist offen. Wenn der Klient nicht an einer persönlichen Beziehung zum Therapeuten interessiert ist, löst sich die Verbindung. Dies wäre zwar eine Enttäuschung für den Therapeuten, aber er käme nicht in solch inneren Konflikte, die sich einstellten, wenn er trotz seiner persönlichen Gefühle für den Klienten eine therapeutische Beziehung zu diesem aufnähme. Es bleibt bei dieser einen Begegnung. Beide sind danach frei: Der Klient kann sich einen anderen Therapeuten suchen, der Therapeut ist keine therapeutische Beziehung eingegangen, in der er sich in unlösbare Widersprüche verwickelt hätte.

Die Situation ist jedoch ganz anders, wenn der Therapeut die Therapie mit dem Klienten ganz normal begonnen hat und erst im Laufe ihrer Zusammenarbeit merkt, dass er dabei ist, sich in sein Gegenüber zu verlieben. Dann muss er sein inneres Geschehen als einen integralen Teil des Therapieprozesses begreifen, der genauer unter die Lupe genommen werden sollte: Was hat diese starken Affekte und Leidenschaften in ihm ausgelöst? Wieso geschieht es gerade in *dieser* Phase der Therapie? Sind seine Gefühle Folgen einer (Gegen-)Übertragung, einer Projektion oder Identifikation? Hat es etwas mit seiner eigenen Geschichte zu tun? Diesen Fragen kann er am besten in seiner Supervision nachgehen.

Nicht selten hängen Gefühle von Verliebtheit oder sexueller Anziehung zwischen Therapeutinnen und Therapeuten und Klienten mit ihrer *ödipalen Verstri-*

ckung mit ihren eigenen Eltern zusammen, da die therapeutische Beziehung oft einer Eltern-Kind-Beziehung ähnelt. Wenn der Therapeut und der Klient in ihrer Kindheit oder Jugend eine ödipale Beziehung zu ihrem gegengeschlechtlichen Elternteil gehabt haben, könnte dies dazu führen, dass solche intimen Gefühle während der Therapie reaktiviert werden. Ich hatte persönlich als Kind eine sehr enge Beziehung zu meiner Mutter erlebt. Wenn ich mich heute von einer Klientin erotisch angezogen fühle, werde ich hellhörig. Ich schaue genauer nach, ob die Klientin nicht auch eine übermäßig starke Bindung zu ihrem Vater gehabt hat. Ich benutze also meine eigene Gegenübertragung als Hinweis für eine mögliche ödipale Verstrickung der Klientin in ihrer Kindheit. Dies hat sich als überaus wertvoll erwiesen.

Solche unwillkürlichen emotionalen Prozesse zwischen Therapeutinnen und Therapeuten und Klienten tauchen in einer Psychotherapie recht häufig auf, egal, ob es sich um positive Emotionen wie Verliebtheit und Faszination oder um negative Affekte wie Zorn, Missgunst und Neid handelt. Sie sind normaler Bestandteil einer Therapie. Wenn dies geschieht, darf sich der Therapeut dem Klienten gegenüber *nicht* in seinen Emotionen offenbaren, sondern muss das, was gerade zwischen ihnen geschieht, erst einmal für sich in seiner Supervision oder seiner Eigentherapie durcharbeiten und verstehen. Wenn er die Zusammenhänge klarer durchschaut, kann er seine Erkenntnisse für die Therapie nutzen. Dann käme nicht nur er, sondern auch der Klient weiter. Beide profitierten davon. Solches Durcharbeiten verlangt vom Therapeuten eine präzise Einfühlung in seine eigenen Emotionen und Affekte, eine verlässliche Selbstbeherrschung und Selbstkontrolle sowie die Fähigkeit, die therapeutische Beziehung reflektierend nachzuvollziehen und anzusprechen. In Momenten wie diesen zeigt sich die ganze Kunst der Psychotherapie.

Wenn der Therapeut jedoch seinen Gefühlen freien Lauf ließe und die therapeutische Grenze überschritte, liefe er Gefahr, seine persönlichen Impulse auszuagieren und einen therapeutischen Missbrauch zu begehen. Unter therapeutischem Missbrauch verstehe ich solche Verhaltensweisen des Therapeuten, die

- von ihm ausgehen,
- dazu dienen, seine sexuellen, narzisstischen oder machtbezogenen Bedürfnisse zu befriedigen,
- die geistigen, seelischen, körperlichen oder sexuellen Grenzen des Klienten missachten und verletzen.

Da es sich bei der therapeutischen Beziehung sowohl um eine asymmetrische als auch um eine Abhängigkeitsbeziehung handelt, liegt bei einer Grenzüberschreitung die Verantwortung stets auf der Seite des Therapeuten, gleichgültig, ob der Klient damit einverstanden ist und die Initiative von ihm ausgeht. Der Therapeut ist derjenige, der um die ethischen Pflichten seines Berufs weiß und dafür verantwortlich ist, die ethischen Grenzen einer Psychotherapie einzuhalten.

Eine Klientin oder ein Klient verliebt sich in den Therapeuten

Dass sich Klientinnen in ihren Therapeuten verlieben, ist fast ein Gemeinplatz, so oft kommt dies in Witzen über Psychotherapie vor. Ein Körnchen Wahrheit steckt durchaus darin. Denn erstens werden durch die Zurückhaltung bzw. Abstinenz des Therapeuten (besonders in einer psychoanalytischen Behandlung) die Sehnsuchtsgefühle einer Tochter gegenüber dem geheimnisvoll schweigenden Vater reaktiviert. Zweitens entspricht das asymmetrische Verhältnis zwischen Therapeut und Klientin dem patriarchalischen Machtgefälle zwischen dem überlegenen Mann und der ihn bewundernden Frau. Es kommt jedoch gar nicht so selten vor, dass sich männliche Klienten in ihre Therapeutin verlieben. Auch homoerotische Gefühle können zwischen gleichgeschlechtlichen Therapeuten-Klienten-Paaren auftauchen.

Normalerweise kommen solche erotischen Gefühle in der Anfangsphase einer Therapie vor, wenn Therapeut und Klient sich noch nicht gut kennen. Sie verebben im Laufe der Therapie, wenn sie sich den eigentlichen Problemen des Klienten zuwenden. Sollten solche Gefühle beim Klienten andauern, kann der Therapeut sie als Übertragungsreaktion deuten und bearbeiten. Wichtig ist hierbei, dass sich der Therapeut in seinem realen Verhalten weder in eine sexuelle Interaktion verführen lässt noch den Klienten schroff von sich weist. Es genügt, die therapeutische (und die räumliche) Distanz aufrechtzuhalten. Neben der sexuellen Verführung sollte er sich auch davor hüten, sich narzisstisch in der Verliebtheit des Klienten zu sonnen. Sonst läuft er Gefahr, dessen Bewunderung unbewusst aufrechtzuerhalten.

Wenn ich merke, dass eine Klientin in mich verliebt ist (etwa an den funkelnden Augen, mit denen sie mich bei der Begrüßung und beim Abschied anschaut, oder an dem besonderen Parfum, das sie sich anlegt), nehme ich dies wohlwollend zur Kenntnis, ohne meinerseits explizit darauf zu reagieren. In diesen Fällen halte ich mich zurück, ihr beispielsweise ein Kompliment über ihre Frisur oder die Kleidung zu machen, was sie als Ermutigung auffassen könnte.

In meiner eigenen Therapie empfand ich es als angenehm, dass meine Therapeutin auf meine Aussage, ich hätte einen erotischen Traum von ihr gehabt, mit der spontanen Bemerkung »Ach, wie schön!« antwortete. Ich konnte dieses Thema gleich ad acta legen. Einerseits hatte ich das Gefühl, sie hat sich darüber gefreut, ich bin ihr als Mann nicht zuwider. Andererseits war mir das Thema nicht so wichtig, dass ich es extensiv bearbeiten wollte. Ich war nicht ernsthaft in sie verliebt. Unser kurzer Austausch hat in mir ein angenehmes Gefühl hinterlassen. Das reichte.

Ich weiß umgekehrt, dass es für Kolleginnen manchmal nicht so einfach ist, die Werbung von Vorgesetzten, Ausbildern, Therapeuten und Kollegen abzuwehren. Wenn sie dies tun, müssen sie mit abfälligen Bemerkungen oder Repressalien rechnen (s. die *#MeToo-Bewegung*). Näheres hierzu findet sich im Kapitel Sexualität in der Psychotherapie (► S. 112).

Der Klient bleibt dem Therapeuten fremd

Zu Beginn einer Therapie sind Therapeut und Klient einander fremd. Das ist normal. Sie kennen sich nicht und müssen sich erst einmal langsam kennenlernen. Mit der Zeit wächst allmählich das Vertrauen und die Vertrautheit zwischen ihnen. Sie werden »miteinander warm«.

Ich persönlich warte in den ersten Kontakten mit einem neuen Klienten auf den Moment, in dem es in mir »Klick« macht: Dann sagt der Klient etwas, was mich berührt, etwas, was ich selber kenne. In solchen Augenblicken entsteht eine spontane Verbindung von mir zum Klienten und ich fühle mich ihm zum ersten Mal nahe. Solche Momente sind kostbar, weil sie eine zwischenmenschliche Brücke zwischen mir und dem Klienten entstehen lassen. Der Klient hat mich emotional berührt. Es ist nicht viel anders als im Privatleben: Ich lerne auf einem Fest jemanden kennen, wir machen miteinander Small Talk. Dann »klickt« es auf einmal, wenn ein gemeinsames Interesse oder ein gemeinsamer Bekannter angesprochen wird, und mein Gegenüber ist mir kein Fremder mehr. Ich spüre eine emotionale Verbindung zu ihm. Und wenn er das Gleiche fühlt, könnte daraus eine persönliche Beziehung werden.

Es gibt jedoch gelegentlich Klienten, die einem Therapeuten trotz aller Bemühungen fremd bleiben. Der Klient beschreibt seine Lebenslage und erzählt seine Lebensgeschichte. Dennoch gelingt es dem Therapeuten nicht, mit ihm »warm zu werden«, selbst nachdem der Therapeut ihm persönliche Fragen gestellt und ihm »auf den Zahn gefühlt« hat. Der Klient bleibt ihm innerlich ein Fremder, obwohl sie bereits einige Sitzungen miteinander verbracht haben. Ihr Kontakt ist zwar freundlich, bleibt aber sachlich und kühl. Irgendwann kommen dem Therapeuten Zweifel, ob es einen Sinn hat, weiter miteinander zu arbeiten. Er fragt sich, worunter der Klient leidet und ob er der richtige Therapeut für ihn ist.

Dies sind tatsächlich wichtige Fragen zu Beginn einer Therapie. Der Therapeut muss erstens zumindest eine Verdachtsdiagnose des Leidens des Klienten haben, damit er sich eine Strategie für die Therapie entwerfen kann. Zweitens muss er für sich abwägen, ob er imstande ist, dem Klienten zu helfen, und drittens, ob er dazu bereit ist. Denn nicht nur der Klient braucht eine ausreichend starke Motivation für die therapeutische Arbeit. Auch der Therapeut muss innerlich Ja zur Zusammenarbeit mit dem Klienten sagen können. Dies ist schwierig, wenn ihm der Klient fremd bleibt. Dann wird es ihm kaum gelingen, in einen persönlich-intimen Austausch mit dem Klienten zu treten. Eine unpersönliche, sachlich-kühle Behandlung im Sinne einer Verhaltenstherapie mag wohl möglich sein, jedoch entspricht dies nicht der Art der personenbezogenen Therapie, von der ich hier schreibe.

In diesem Fall lohnt es sich für den Therapeuten, sich nach dem Grund zu fragen, weshalb ihm der Klient fremd geblieben ist. Hat es etwas mit der Störung des Klienten zu tun, weil er sich damit zu wenig auskennt? Oder hat es etwas mit ihm, dem Therapeuten, zu tun: Hat er Vorbehalte dem Klienten gegenüber? Gibt es etwas, wogegen er sich innerlich wehrt? Projiziert oder überträgt er etwas Eigenes in den Klienten? Hat er vielleicht Angst vor dem Klienten oder spürt er eine

Abneigung ihm gegenüber, die er sich nicht eingesteht? Erinnert ihn der Klient an irgendeine Person oder irgendein Ereignis in seinem eigenen Leben? Um der Fremdheit auf die Spur zu kommen, könnte Supervision oder Intervision nützlich sein.

Falls der Therapeut nach aller Bemühung nicht weiterkommt, müsste er sich überlegen, ob er die begonnene Behandlung abbricht und den Klienten an einen Kollegen oder eine Kollegin überweist. Eine Therapie soll den Klienten weiterbringen. Es nützt weder dem Klienten noch dem Therapeuten, ihre Stunden miteinander »abzusitzen«. Dafür sind die Therapie und ihre Lebenszeit zu kostbar.

Therapiefremde Bindungen und Verwicklungen zwischen Therapeutinnen und Therapeuten und Klienten

Eine therapeutische Beziehung ist eine professionelle intime Beziehung, die außerhalb des Alltagslebens des Therapeuten und des Klienten steht. Insofern ist sie eine exklusive Beziehung. Daher sollte der Therapeut außer in den Therapiestunden nichts mit dem Klienten zu tun haben. Genauso wenig sollte der Klient etwas mit dem Privatleben des Therapeuten, mit dessen professionellem Umfeld oder dessen anderen Klienten zu tun haben. Diese Exklusivität, kombiniert mit der Schweigepflicht, gibt dem Klienten die Möglichkeit, alles, was ihn beschäftigt, dem Therapeuten mitzuteilen, ohne befürchten zu müssen, dass der Therapeut sich persönlich betroffen fühlt oder dass er das Gehörte weitererzählt.

Es liegt in der Verantwortung des Therapeuten, dass er gleich bei der ersten Anfrage des Klienten prüft, ob sie außer der Therapie irgendetwas miteinander zu tun haben, was einer unvoreingenommenen Zusammenarbeit im Wege stehen könnte:

- Besteht bzw. bestand irgendeine persönliche oder berufliche Verbindung zwischen ihnen?
- Sind sie miteinander befreundet?
- Haben sie gemeinsame Freunde oder Feinde?
- Wohnen sie in unmittelbarer Nachbarschaft zueinander?
- Sind sie miteinander verwandt?
- Kennen sie sich von früher (Schule, Studium, Ausbildung)?
- Hatten sie früher einmal eine Liebesbeziehung miteinander?
- Haben oder hatten sie eine geschäftliche Verbindung miteinander?
- Sind oder waren sie Kollegen?
- Sind oder waren sie Chef und Untergebener?
- Haben sie ein gemeinsames Projekt vor?
- Sind sie beide Mitglieder desselben Vereins oder derselben Partei?
- Gibt oder gab es ungeklärte Probleme oder Konflikte zwischen ihnen?
- Arbeitet einer von ihnen in einer Institution, von welcher der andere abhängig ist (beispielsweise Sozialamt, Jugendamt, Gericht, Krankenhaus, Gefängnis)?

- Gibt es Tabus oder heikle Themen zwischen ihnen, z. B.
  - Themen, die sie nicht anrühren wollen oder sollten?
  - bestimmte Personen oder Institutionen, die nichts von der Therapie erfahren sollen?
  - schwerwiegende weltanschauliche, politische oder kulturelle Differenzen?

Alle diese Verbindungen können möglicherweise die therapeutische Zusammenarbeit verkomplizieren, stören oder gar unmöglich machen. Hier ein paar Beispiele:

Freundschaft Wenn Therapeut und Klient miteinander befreundet sind, müssen sie Rücksicht aufeinander nehmen und heikle Themen ausklammern. Sonst könnte die Therapie ihre Freundschaft gefährden. Außerdem wechselt mit einer Therapie ihre Beziehungsebene: Freunde tauschen sich gegenseitig aus. Sie begegnen sich auf gleicher Augenhöhe. Eine therapeutische Beziehung dagegen ist asymmetrisch und einseitig. Ich sage gerne: »Einen Therapeuten findet man leichter als einen Freund. Daher sollte man eine Freundschaft nicht unnötig riskieren.«

Geschäftliche Verbindung Außer der Honorarabrechnung sollten Therapeut und Klient keine geschäftlichen Interaktionen miteinander haben. Ähnlich wie bei einer Liebesbeziehung oder einer Freundschaft geht es in einer Therapie um einen persönlichen und emotionalen Austausch. Bei Geschäften geht es um Geld. Eine Vermengung von nahen emotionalen Beziehungen und Finanzen ist eine heikle Angelegenheit (das können wir z. B. in Auseinandersetzungen bei Scheidungen oder Erbstreitigkeiten beobachten).

Kollegiales Verhältnis Auch unter Kollegen steht primär die Arbeitsbeziehung im Vordergrund. Diese könnte beeinträchtigt werden, wenn der Therapeut heikle Einzelheiten aus dem Privatleben des anderen erfährt.

Berufliche Abhängigkeit Arbeitgeber oder Vorgesetzte können nicht gleichzeitig Therapeut oder Supervisor ihrer Angestellten oder Untergebenen sein. Diese werden sich davor scheuen, irgendetwas zu äußern, das ihre Arbeitsstelle gefährden könnte.

Nachbarschaft Wenn Therapeut und Klient in unmittelbarer Nachbarschaft zueinander wohnen, bekämen sie vieles vom Privatleben des anderen mit.

Der Therapeut arbeitet bei sich zu Hause Ähnliches geschieht, wenn der Therapeut zu Hause arbeitet. Der Klient bekommt ungewollt einiges über das Privatleben des Therapeuten mit.

Gleichzeitige Therapie von Freunden oder Angehörigen Wenn sich ein Freund, ein Liebespartner, ein Elternteil, ein Kind oder ein naher Verwandter des Klienten gleichzeitig beim Therapeuten in Therapie befindet, könnte dies beim Therapeuten zu Loyalitätskonflikten führen, wenn Ehestreitigkeiten oder verwandtschaftliche Konflikte thematisiert werden. Außerdem könnte er Schwierigkeiten mit der Schweigepflicht bekommen.

Geheimhaltung Wenn die Therapie geheim gehalten werden muss und bestimmte Personen oder Institutionen nichts davon erfahren dürfen, stehen Therapeut und Klient in einem konspirativen Verhältnis. Dann könnten der Zwang, das Geheimnis zu hüten, und die Angst vor einem Verrat (bzw. die Versuchung, den anderen zu verraten) die Therapie überschatten.

Tabus Wenn bestimmte Themen, die für den Klienten oder den Therapeuten peinlich oder gefährlich sind, seien sie sexueller, politischer oder konfessioneller Natur, von vornherein ausgeklammert werden sollen, hemmt dies den freien Fluss der Kommunikation zwischen Therapeut und Klient und begrenzt die Wirksamkeit der Therapie.

Doppelfunktion Wenn der Therapeut gleichzeitig eine andere Funktion in Bezug auf den Klienten innehat (z. B. als Gutachter, Vormund, Seelsorger oder Betreuer), ist er als Therapeut nicht mehr frei und gerät leicht in Rollenkonflikte.

Therapeutinnen und Therapeuten in Anstellung Wenn der Therapeut z. B. als Stationsarzt an der Klinik arbeitet, ist er der Stations- und Klinikordnung verpflichtet und weisungsgebunden. Er ist nicht so frei wie in einer Privatpraxis.

Überlange Therapien Wenn Therapeut und Klient schon lange miteinander arbeiten, gewöhnen sie sich aneinander. Der Therapeut hat keinen »frischen Blick« mehr auf den Klienten und könnte wichtige Symptome und Auffälligkeiten übersehen. Umgekehrt weiß der Klient, wie der Therapeut »tickt« und was dieser nicht gerne hört, sodass er ebenfalls bestimmte Themen nicht mehr anspricht. Hier könnte ein neuer Therapeut oder eine andere Therapiemethode für frischen Wind sorgen.

Aus dieser umfangreichen Liste kann man ersehen, dass es vielerlei Verwicklungen in einer Therapie geben kann. Es ist nicht immer möglich, sie zu vermeiden. Wo sie unvermeidlich sind, muss man sich darüber im Klaren sein, dass sie die Möglichkeiten und das Potenzial der Therapie beschränken. Statt die gegenseitigen Verquickungen und Abhängigkeiten stillschweigend zu übergehen, sollte der Therapeut bereit sein, sie ehrlich anzusprechen. Dadurch bekommen beide die Möglichkeit, über die Konsequenzen der Verwicklungen zu sprechen und daraus ihre Schlüsse zu ziehen, die beispielsweise darin bestehen könnten, die Therapie zu begrenzen oder ggf. abzubrechen.

Ehrlichkeit und Wahrhaftigkeit sind das A und O einer Therapie.

Macht und Ohnmacht in der Psychotherapie

Dies ist ein heikles, gleichzeitig wesentliches Thema in der Psychotherapie. Über das Thema Macht sprechen Therapeutinnen und Therapeuten nicht gern. Lieber sinnt man über Verständnis, Empathie und Einfühlung nach. Solche Begriffe wirken viel weicher als das harte Wort »Macht«. Überdies passen sie besser zum Bild des lieben, einfühlsamen Therapeuten, der seinen Klienten tröstend zur Seite steht, ähnlich wie der weise Arzt, der seine Kranken aus lauter Menschenliebe und vielleicht sogar kostenlos behandelt.

Dies ist jedoch eine Idealisierung, die meistens vom Klienten ausgeht, ähnlich wie die Sehnsucht eines Kindes nach liebenden Eltern oder nach einem alles verzeihenden Gott-Vater. In Wirklichkeit weiß jeder, dass reale Eltern durchaus verständnislos, abwertend, ja grausam sein können. Wenn ein Klient länger bei einem Therapeuten in Behandlung ist, macht er ohnehin die Erfahrung, dass sein Therapeut eigentlich auch nur ein Mensch mit eigenen Macken und Absonderlichkeiten ist.

Gefährlicher ist es, wenn nicht nur der Klient, sondern auch der Therapeut die Idealisierung übernimmt. Dann wird aus dem Idealisiert-Werden eine Selbstidealisierung, manchmal gar eine Selbstinszenierung. Dann fühlt sich der Therapeut wie ein allwissender und mächtiger Halbgott. Die Therapie wird zu einem pseudoreligiösen Ritual stilisiert, in dem der Klient seine Sünden beichtet, Buße tut und vom Therapeuten die Absolution erteilt bekommt. Der Therapeut verwandelt sich dann in eine unangreifbare, sakrosankte göttliche Instanz. Es gibt tatsächlich Therapeutinnen und Therapeuten (und therapeutische Schulen), die sich als Entdecker einer Heilslehre und Hüter der Wahrheit begreifen. Zu ihnen pilgern Heilsuchende. Ihre Adepten führen sich wie Gralshüter auf. Sie bauen mächtige psychotherapeutische Institutionen auf, die sich gegen andere Therapierichtungen abschotten und diese erbittert bekämpfen. Solche Machtkämpfe kennen wir nicht nur aus den Anfängen der Psychoanalyse, in der Sigmund Freud und seine Getreuen »Abtrünnige« mit dem Bann belegten. Sie durchziehen die ganze Geschichte der Psychotherapie. Abspaltungen, Schismen und Bannflüche kennen wir auch aus der Religions- und Kirchengeschichte. Da wird etwas, was eigentlich Heil bringen soll, als Machtinstrument missbraucht, um der eigenen Großartigkeit, dem eigenen Narzissmus zu frönen.

Dies ist ein trauriges, ja unheilsames Kapitel in der psychotherapeutischen Szene. Denn eigentlich bemühen sich alle Therapeutinnen und Therapeuten, egal, welcher Richtung oder Schule sie angehörigen, um das Gleiche: das Heilen und Lindern psychischen Leidens. Viele Wege führen nach Rom. Wenn sich Therapeutinnen und Therapeuten zu lange darüber streiten, welcher Weg der Beste, der Kürzeste oder der Effektivste sei, kommen ihre Klienten womöglich nicht in Rom an. Das ist aber das Einzige, was die Klienten interessiert!

Daher mein Rat an junge Therapeutinnen und Therapeuten: Lasst Euch nicht in solche Richtungsstreite hineinziehen. Bleibt offen und neugierig für andere Behandlungsansätze als die, in denen Ihr ausgebildet seid. Lernt aus allen therapeutischen Richtungen. Prüft nach, welche therapeutischen »Werkzeuge« am besten zu Euch passen, mit welchen Ihr am besten umgehen könnt, und setzt diese ein, egal, aus welcher Therapierichtung sie stammen. Die meisten Begründer von Therapieschulen haben entweder von anderen geklaut oder sie greifen auf die gleiche »Cloud« zurück, die sowieso in der Luft liegt. Es gibt so etwas wie ein Set von therapeutischen Instrumentarien, das für jeden bereitsteht, der das entsprechende Gespür dafür hat. Alles ist frei, für alle zugänglich. In der Psychotherapie gibt es kein Copyright.

Macht und Ohnmacht des Therapeuten

Betrachten wir nun die persönliche Macht und Ohnmacht eines Psychotherapeuten. Worin bestehen sie? Wie zeigen sie sich? Worauf begründen sie sich?

Ein Klient kommt zum Therapeuten, weil er in Not ist und Hilfe und Rat sucht. Er sieht im Therapeuten einen Experten für seelische Angelegenheiten, der sich in psychischen Störungen und zwischenmenschlichen Problemen auskennt. Daraus ergibt sich die Vorstellung, dass der Therapeut sich nicht nur in diesen Dingen auskennt, sondern über diese Dingen erhaben ist: dass er also psychisch gesund sei und dass er seine eigenen psychischen Störungen und zwischenmenschlichen Konflikte überwunden hätte. Solche *idealisierenden Vorstellungen* (bzw. Projektionen) vonseiten des Klienten sind durchaus verständlich und weitverbreitet.

Dagegen weiß jeder Therapeut, dass er in Wirklichkeit überhaupt nicht dieser Idealvorstellung entspricht. Ein Therapeut ist auch nur ein Mensch. Selbst wenn er viele Jahre auf der Couch verbracht hätte, selbst wenn er eine jahrelange Lehrtherapie hinter sich hätte, selbst wenn er alle psychischen Störungen und Krankheiten in- und auswendig studiert hätte, hat er wie jeder Mensch immer noch seine Ecken und Kanten, seine Eigenheiten und Absonderlichkeiten. Er hat aktuelle Probleme mit seinem Chef oder seinen Untergebenen, ihn plagen die Privatfehden mit seinen Nachbarn, er schlägt sich mit seinen Eltern und seinen Geschwistern herum, fühlt sich mit seinen Kindern überfordert, hat gerade eine Ehekrise mit seiner Frau, macht sich Sorgen um seine Finanzen …

Nun sitzt er einem Klienten gegenüber, der ihn anhimmelt und als jemanden ansieht, der all diese alltäglichen Probleme überwunden hat und der ihm die Patentlösung für seine Schwierigkeiten präsentieren soll. Dieser Vertrauensvorschuss vonseiten des Klienten ist einerseits etwas Wertvolles. Er stärkt dessen Hoffnung auf Heilung. Dadurch ist er bereit, sein bisheriges Verhalten zu ändern. Sein Vertrauen in den Therapeuten und in die von diesem angebotene Therapie gibt ihm den Mut, Neues und Unbekanntes auszuprobieren. Daher hat ein Ratschlag, der von einem Therapeuten kommt, oft eine stärkere Wirkung, als wenn er von einer Freundin stammt (man könnte dies durchaus als eine Art Placebo-Effekt ansehen, ohne dessen Wert zu mindern).

Angesichts der Idealisierung durch den Klienten hat der Therapeut die Wahl, entweder diese Idealisierung anzunehmen oder abzulehnen. Wenn er sich in seinem Privatleben deprimiert und niedergeschlagen fühlt, wenn er sich selbst als minderwertig, wenig ansehnlich oder unattraktiv ansieht, wird er sich von der positiven Projektion des Klienten aufgewertet fühlen. Dann könnte er versucht sein, dessen Idealisierung aufrechtzuerhalten, indem er das angebotene positive Image annimmt. Er steigt quasi auf den Sockel, den ihm der Klient gebaut hat.

So basteln beide, Klient wie Therapeut, emsig an dem *»falschen Selbst« des Therapeuten* und pumpen es wie einen Luftballon immer mehr auf. Dadurch gerät der Klient zusehends – das ist die zweite Gefahr – in *Abhängigkeit* vom Therapeuten. In dem Maße, wie der Therapeut immer größer wird, schrumpft der Klient. Zwischen beiden entsteht ein *hierarchisches Verhältnis*. Der Therapeut wird immer mächtiger, ja omnipotent, während der Klient immer ohnmächtiger und hilfloser wird. Irgendwann kann er nicht mehr ohne den Therapeuten leben. Er braucht ihn, um zu überleben. Umgekehrt braucht der Therapeut natürlich auch den Klienten, um sein narzisstisches Selbstbild aufrechtzuerhalten. In seinem Privatleben kann er sich noch so sehr wie eine Null fühlen, aber sobald er in die Therapeutenrolle schlüpft, fühlt er sich großartig. Auch er wird abhängig, und zwar vom Therapeutensein. Er hat seine Klienten genauso nötig wie diese ihn, auch wenn diese nichts davon merken.

Oberflächlich gesehen, mag dies für beide bequem sein, aber es bringt keinen von beiden weiter. Der Klient kommt nicht richtig auf die Beine. Er ist auf die Stützung durch den Therapeuten angewiesen und kann nicht auf seinen eigenen Füßen stehen. Auch der Therapeut kommt in seinem eigenen Leben nicht weiter. Er behält seine inneren Minderwertigkeitsgefühle und seine Selbstzweifel. Sein Beruf wird ihm ebenfalls zur Krücke.

Hier sehe ich eine Gefahr in der psychoanalytischen Behandlung (ich habe selbst bei einer renommierten Psychoanalytikerin eine langjährige Analyse auf der Coach gemacht). Auch wenn ich die Psychoanalyse sonst als eine wunderbare Therapie ansehe, die *Abstinenz* des Analytikers vergrößert die Tendenz des Klienten, in dem Therapeuten eine allmächtige Autorität zu sehen. Durch das Schweigen des Therapeuten, vor allem durch das *Verschweigen* von Informationen über seine eigene Person, lässt er zu, dass Größenphantasien über ihn im Klienten entstehen und aufrechterhalten werden. Der Klient kann nichts tun gegen diese Mauer des Schweigens. Wenn er den Analytiker etwas Persönliches fragt, wenn er eine Phantasie oder einen Traum über den Analytiker erzählt, wird er durch dessen Reaktion (»Und was hat das mit *Ihnen* zu tun?«) immer wieder auf sich zurückgeworfen. Die Person des Analytikers verschwindet in einem Nebel von Anmutungen und Vagheiten. Dies wird noch verstärkt durch die Tatsache, dass der Analytiker während der Therapiestunden hinter dem Klienten sitzt und für diesen unsichtbar ist.

Gleichzeitig kann ein selbstunsicherer Analytiker seine eigenen Schwächen, seine Verletzbarkeit und seine Betroffenheit hinter seinem Schweigen verstecken. Auch wenn er es nicht wollte, baut er eine unsichtbare Mauer um sich. Es kommt nicht zu einer Begegnung von Person zu Person. Er bleibt im Nebulosen, wie früher die Götter. Und doch ist der Nebel, den er um sich erzeugt, nicht undurchdringlich. Ein sensibler Klient kann durchaus aus der aktuellen Stimmung im Raum, aus den unbeabsichtigten nonverbalen Äußerungen des Analytikers, aus seiner Mimik und den kleinen Gesten bei der Begrüßung und Verabschiedung herauslesen, wie es dem Analytiker geht und wie dieser zu ihm steht. Aber es ist mühsame Arbeit und verschlingt bei beiden Beteiligten eine Menge Energie, die sie besser für die Lösung der Probleme des Klienten nutzen könnten. Es ist eine Verschwendung der größten Ressource in der Therapie: des menschlichen Kontakts.

Daher ist es meiner Meinung nach wichtig, dass sich ein Therapeut in seiner Person zeigt. Nicht im Sinne der Selbstdarstellung, sondern indem er sich als eine ansprechbare Person zeigt, ehrlich und wahrhaftig. In seinen Stärken wie in seinen Schwächen. Dadurch entmythologisiert er sich. Er wird menschlich und steigt vom Podest herunter.

Aus diesem Grund erzähle ich gerne etwas von mir, wenn ich merke, dass der Klient mit einem Problem kämpft, das ich bei mir selbst kenne. Ich erinnere mich daran, wie es mir selbst einmal ergangen ist, als ich vor der gleichen Schwierigkeit stand. Ich erzähle dem Klienten, wie ich selbst damit gerungen habe, wie ich gescheitert bin, wie ich schließlich eine Lösung fand. Damit offenbare ich mich nicht nur als einen (Mit-)Menschen, der ebenfalls seinen Weg durch das Dickicht des Lebens sucht, sondern ich biete dem Klienten auch die Möglichkeit, seine Probleme aus einer anderen Perspektive zu betrachten. Mein Bericht eröffnet ihm vielleicht einen Lösungsweg, den er bisher nicht gesehen hat, oder er kann sagen, dass es bei ihm anders aussieht als bei mir. Indem er den Unterschied zwischen sich und mir feststellt, kommt er sich selbst näher.

Dass ich mich menschlich zeige, mag zwar für den Klienten enttäuschend sein. Aber es ist eine heilsame Ent-Täuschung. Der Klient merkt dadurch, dass der Therapeut auch nur ein Mensch ist, mit allen Fehlern und Eigenheiten. Er kann mit ihm auf Augenhöhe kommunizieren, selbst wenn er im Therapeuten immer noch einen Experten sieht. Vor allem traut er sich selbst mehr zu, dass *er* es ist, der verantwortlich für die eigene Heilung ist, der seine eigenen Probleme anzugehen und zu lösen hat. Mit wachsendem Selbstvertrauen lernt er, selbstständig zu werden. Er wird immer weniger abhängig vom Therapeuten, bis er diesen irgendwann nicht mehr braucht. Dann kann er seine Krücken wegwerfen und seinen Weg ins Leben gehen.

Neben der Idealisierung gibt es noch einen weiteren Faktor, auf dem die Macht des Therapeuten gründet: die *exklusive Intimität* zwischen Therapeutinnen und Therapeuten und Klienten. Der Therapeut steht ja außerhalb des normalen Lebens des Klienten. Außerdem untersteht er der Schweigepflicht, d. h., er verspricht, alles für sich zu behalten, was er vom Klienten erfährt. Somit kann dieser ihm alle seine intimen Gedanken und Gefühle anvertrauen, ohne Angst vor realen Konsequenzen haben zu müssen. Er kann seine Scham, seine Masken und Fassaden beiseitelegen und sich so zeigen, wie er auf dem Grund seiner Seele ist.

Wenn er sich dann vom Therapeuten verstanden und gesehen fühlt, dann hat er die innere Erlaubnis, endlich so sein zu dürfen, wie er ist. Er erkennt sich selbst. Er kommt mit sich selbst in Deckung. Er wird kongruent: »Ich bin, wie ich bin. Ich darf sein, so wie ich bin!« Dies ist eine äußerst kostbare Erfahrung.

Aufgrund dieser Möglichkeit, mithilfe des Therapeuten sich selbst zu entdecken, nimmt dieser in den Augen des Klienten eine einzigartige Stellung in seinem Leben ein. Die Macht des Therapeuten besteht darin, dass er den Klienten in- und auswendig kennt, besser als dessen Eltern, manchmal sogar besser als dessen Lebenspartner.

Mit dieser Macht muss der Therapeut achtsam und sorgsam umgehen. Er darf sie niemals missbrauchen. Daher sollte der Therapeut nie eine aktive Rolle im Leben des Klienten spielen oder in dessen Leben aktiv eingreifen. Er sollte keine Verbindung mit der Familie, den Freunden oder sonstigen Bezugspersonen des Klienten aufnehmen oder unterhalten. Sonst könnte er, bewusst oder unbewusst, sein intimes Wissen über den Klienten ausspielen. Er könnte versucht sein, manipulierend in die Beziehungen des Klienten einzugreifen. Selbst wenn er es mit bester Absicht tut, wäre dies ein Missbrauch seiner therapeutischen Macht.

Genau hier, in der (Selbst-)Beschränkung seiner Macht, beginnt die *Ohnmacht* des Therapeuten. Nehmen wir den Fall, dass der Therapeut in der Therapie erfährt, dass der Klient im Begriff ist, einen großen Fehler (oder was in den Augen des Therapeuten als Fehler erscheint) zu begehen. Er kann versuchen, den Klienten so gut wie möglich zu verstehen und dessen Beweggründe herauszuarbeiten. Das Äußerste, was er tun kann, besteht darin, den Klienten eindringlich vor den Konsequenzen zu warnen. Mehr kann er nicht tun. Seine Hände sind ihm gebunden. Nur wenn eine konkrete Lebensgefahr für den Klienten oder einen anderen Menschen besteht, darf ein Therapeut seine Schweigepflicht brechen und beispielsweise die Polizei benachrichtigen. Auch hier ist die Abwägung zwischen dem Recht des Klienten auf Verschwiegenheit und der Pflicht, ihn oder andere vor Lebensgefahr zu schützen, ein äußerst schwieriges Unterfangen. Ein Balanceakt zwischen Macht und Ohnmacht.

Ohnmächtig ist ein Therapeut auch in Bezug auf die Fort- oder Rückschritte des Klienten während der Therapie. Selbst wenn der Klient alles mit dem Therapeuten bespricht, muss dieser es dem Klienten überlassen, wie er mit seinem Leben umgeht. Darin besteht die Freiheit des Klienten. Er könnte sein problematisches Verhalten beibehalten: Ein Abhängiger nimmt nach einer kurzen Besserung sein Trinken und Rauchen wieder auf, ein Mann schlägt weiter seine Frau, ein Depressiver kann trotz beständiger Ermunterung sich zu nichts aufraffen. Überdies steht es dem Klienten frei, dem Therapeuten wichtige Dinge aus seinem Leben zu verschweigen oder zu verschleiern. Er kann ihn hinters Licht führen oder mit ihm Katz und Maus spielen, indem er ihm Lügen und Halbwahrheiten erzählt. Wie lange trägt die Geduld des Therapeuten? Wieviel kann er aushalten, bis er endlich aufgibt? Nicht jede Therapie wird mit Erfolg gekrönt. Misserfolge und mäßige Besserungen sind eher die Regel. Scheitern gehört zum Alltagsbrot eines Therapeuten.

Und doch kann gelegentlich das Eingeständnis vonseiten des Therapeuten, dass er sein ganzes Pulver verschossen hat und nicht mehr weiterweiß, unbeabsichtigt einen Impuls im Klienten auslösen, dass dieser sich selber aufmacht und nach einer Lösung für seine Probleme sucht. Wenn der Therapeut sich von seinen Allmachtsphantasien verabschiedet und seine Machtlosigkeit offenbart, gibt er den Klienten frei. Der Therapeut wird frei, der Klient wird frei, zumindest von seinen Illusionen und Heilerwartungen. Eine solche Ent-Täuschung kann den Klienten aufrütteln und motivieren, sein Leben selbst in die Hand zu nehmen. Oder er findet sich mit den gegebenen Umständen ab und beginnt, sein Leben nüchtern neu zu ordnen.

Macht und Verantwortung des Therapeuten

In Antoine de Saint-Exupérys Buch »Der Kleine Prinz« gibt es einen bemerkenswerten Satz aus dem Munde des Fuchses: »Du bist zeitlebens für das verantwortlich, was du vertraut gemacht hast.« (de Saint-Exupéry 1988, S. 72)

Die therapeutische Beziehung ist eine asymmetrische Beziehung, keine auf gleicher Augenhöhe. Asymmetrisch bedeutet, dass hier der Klient steht, der leidend und bedürftig ist und den Therapeuten braucht, auf der anderen Seite der Therapeut, der dem Klienten aus seinem Elend hilft. Dadurch gewinnt der Therapeut einen hohen Stellenwert im Leben des Klienten. Er ist Lebensberater und Vertrauter, bei einsamen Menschen ist er möglicherweise der einzige persönliche Kontakt, der Ersatz für einen Freund, manchmal sogar für einen fehlenden Elternteil. Demgegenüber bedeutet der Klient für den Therapeuten viel weniger. Selbst wenn er den Klienten mag, ist er doch so etwas wie ein Kunde, der seine Dienste beansprucht, einer unter vielen anderen. Nicht selten denkt der Therapeut nach einer Sitzung nicht mehr an den Klienten, bis dieser zum nächsten Termin erscheint. Seine therapeutische Zuwendung beschränkt sich auf die Stunden, die sie miteinander verbringen, mehr nicht. Selbst wenn er seinen Beruf liebt, betreibt er ihn auch, um seinen Lebensunterhalt zu verdienen.

Insofern »wiegt« ein Klient für ihn viel weniger als umgekehrt. In ihrer Beziehung ist er der Mächtigere, der Gebende, der Klient ist der Hilfsbedürftige und Nehmende. Da der Klient meistens nur einer unter vielen ist, kann es geschehen, dass der Therapeut unachtsam oder nachlässig wird in den Dingen, die dem Klienten am Herzen liegen.

Es kommt durchaus vor, dass ich gelegentlich einen Termin übersehe, oder zu spät zur Sitzung erscheine. Ich muss mir dessen bewusst sein, was solche Versehen oder Unachtsamkeiten meinerseits für den Klienten bedeuten könnten. Manchmal mache ich beiläufig eine Bemerkung, die gar nicht so richtig ernst gemeint ist, die aber den Klienten stark berührt, positiv oder negativ. Solche Nebenbei-Sätze bleiben ihnen manchmal jahrelang im Gedächtnis haften und wenn sie mir irgendwann davon berichten, bin ich überrascht. Ich kann mich gar nicht mehr daran erinnern und fühle mich beschämt (wenn meine Bemerkung eine negative Wirkung auf den Klienten gehabt hat) oder ich bin stolz darüber (wenn sie dem Klienten genutzt haben).

An solchen Punkten zeigt sich die enorme Verantwortung eines Therapeuten: »Du bist für das verantwortlich, das du dir vertraut gemacht hast.« Das macht manchmal das Schwere in diesem Beruf aus: Auf der einen Seite sind wir uns unserer Verantwortung bewusst, auf der anderen Seite sollten wir uns gegenüber dem Klienten natürlich und ungezwungen verhalten. Auch dies ist ein Balanceakt.

Therapeut-Sein bedeutet in dieser Hinsicht,

- dass wir beim Erstkontakt (neben der Feststellung der Symptomatik, Diagnose und Prognose) für uns persönlich überprüfen, ob wir mit diesem Klienten auch wirklich arbeiten wollen oder nicht und falls nicht, dass wir dies dem Klienten auf achtsame Weise mitteilen und ihn möglichst an eine kompetent(er)e Stelle überweisen.
- dass wir dafür sorgen, dass wir ausgeschlafen und ausgeglichen sind, wenn wir in eine Therapiesitzung gehen.
- dass wir gut in uns selbst ruhen und in uns zentriert sind.
- dass wir im Kontakt mit dem Klienten ganz präsent sind und alle äußeren (Telefon, Handy) und inneren (private Gedanken) Ablenkungen abstellen.
- dass wir uns unserer eigenen Gedanken, Gefühle und Körperempfindungen voll bewusst sind.
- dass wir unsere Worte gut abwägen.
- dass wir gleichzeitig ehrlich und wahrhaftig bleiben.
- dass wir unsere Behandlungsstrategien überlegt und gut dosiert einsetzen.
- dass wir auf die nonverbalen und verbalen Reaktionen des Klienten achten.
- dass wir uns bewusst sind, welche unmittelbaren und langfristigen Folgen unsere therapeutischen Interventionen haben (könnten) und den Klienten um seine Rückmeldung bitten, wie unsere Interventionen gewirkt haben.
- dass wir nach der Sitzung ein Protokoll anfertigen, das wir vor der nächsten Sitzung durchlesen.
- dass wir bei Schwierigkeiten Supervision und kollegialen Rat einholen.
- dass wir bereit sind, dem Klienten bei Meinungsverschiedenheiten Rede und Antwort zu stehen und durch kritische Phasen während einer Therapie beherzt durchgehen.
- dass wir die Therapie zu einem möglichst guten Abschluss bringen.
- dass wir nach dem Therapieabschluss dem Klienten weiterhin zur Verfügung stehen, falls er unsere Hilfe wieder benötigt.

Dies ist wirklich eine lange Liste, und sie ist keineswegs vollständig. Auch hier gilt es, gewissenhaft unsere Arbeit zu leisten, uns gleichzeitig aber bewusst zu sein, dass kein Mensch perfekt ist, dass uns immer wieder Fehler passieren können, dass wir uns dafür verzeihen und daraus lernen.

In der Psychotherapie geht es im Grunde nicht um Macht oder Ohnmacht, sondern um Verantwortung. Wichtig ist, dass wir uns der Verantwortung als Therapeutinnen und Therapeuten bewusst sind und entsprechend handeln. Gleichzeitig sollten wir uns vor Augen halten, dass es der Klient ist, der letztendlich die Verantwortung für sein eigenes Leben trägt, eine Verantwortung, die niemand ihm abnehmen kann, selbst der fürsorglichste oder begnadetste Therapeut nicht.

Im Kapitel Unique au monde (▸ S. 157) werde ich auf einen weiteren Aspekt der Verantwortlichkeit des Therapeuten eingehen.

Vom therapeutischen Narzissmus

Therapeut zu sein ist ein sehr verführerischer Beruf. Du hast das Gefühl, beachtet und gebraucht zu sein. Menschen, die verzweifelt, orientierungs- oder hilflos sind, fragen bei Dir um Hilfe und Rat an. Du kommst Dir vor wie der Großer Retter, der Alles-Versteher, der Menschenkenner, der Problemlöser, der Guru. Auf dem heutigen Psychomarkt findest Du ein riesiges Arsenal an verhaltenstherapeutischen, hypnotherapeutischen, emotionsaktivierenden und systemischen Techniken, die vorgeben, jede seelische Störung beheben zu können. Als Psychoanalytiker kannst Du Dich in den unendlichen Weiten des Unbewussten Deiner Patienten verlieren, ohne dass Du selbst greifbar bist. Eine öffentliche Kontrolle ist kaum möglich, weil die Intimität des therapeutischen Raums nicht nur den Klienten, sondern auch Dich vor Kritik schützt.

In der Tat, der therapeutische Beruf ist außerordentlich narzisstisch gratifizierend. Dies ist eine Falle, der kaum ein Psychotherapeut entkommt.

Es hat auch keinen Sinn, es bei sich selbst zu leugnen und stattdessen mit dem Finger auf Kollegen zu zeigen, die ihren Narzissmus offener und ungenierter zur Schau stellen. Was aber hilft, ist, sich der eigenen narzisstischen Tendenzen und Eitelkeiten bewusst zu werden und, wo möglich, gegenzusteuern. Nicht im Sinne einer falschen Bescheidenheit, sondern sich selbst und anderen gegenüber zuzugeben, dass man durchaus sein Ansehen genießt und dass man gerne in der Position ist, alles besser zu wissen und andere auf den richtigen Weg zu führen. Außerdem sollte man sich nicht mit dem Hinweis auf seine Helferrolle herausreden: »Ich helfe einfach gerne!« Natürlich helfen wir gern. Das ist ja unsere Aufgabe. Aber es ist wichtig, nachzuspüren, ob neben dem Motiv des Helfens auch ein leises *Überlegenheitsgefühl* mitschwingt oder ob nicht gelegentlich der Gedanke auftaucht: »Oh, bin ich dankbar, dass es *mir* besser geht!«

Potenziert werden die Macht und die Einflussmöglichkeiten eines Therapeuten, wenn er nicht nur Einzeltherapie, sondern auch *Gruppentherapie* und *Ausbildung* anbietet.

Es gibt solche und solche Gruppentherapien. In TZI-Gruppen (TZI = Themenzentrierte Interaktion nach Ruth Cohn) hat der Leiter eher die Funktion eines Moderators. Dagegen sind solche Gruppentherapien, in denen die Kommunikation auf den Leiter zentriert ist, hochgradig narzisstisch gratifizierend für den Therapeuten.

Aus meiner persönlichen Erfahrung

Dies ist z. B. in gestalttherapeutischen Gruppen der Fall, die eigentlich eine Einzelbehandlung in einem Gruppensetting darstellen. Die Gruppe sitzt still dabei, während der Therapeut mit einem einzelnen Teilnehmer arbeitet. Diesem wird sogar ein besonderer Platz neben dem Therapeuten zugewiesen: der *hot seat* (»der heiße Stuhl«). Die anderen Teilnehmer fungieren wie ein riesiger Resonanzkörper für den Therapeuten, der souverän mit dem auf dem »heißen Stuhl« sitzenden Klienten arbeitet. Der Gruppe wird höchstens ein nachfolgendes Feedback an den Klienten zugestanden.

Zu Beginn meine Karriere als Gestalttherapeut war ich von diesem Arrangement fasziniert. Vorher kannte ich nur psychoanalytische Gruppentherapien, in denen der Therapeut die meiste Zeit schwieg und lediglich ab und zu eine Deutung von sich gab. Mit den Jahren merkte ich jedoch, wie mir die Macht als Gestalttherapeut in den Kopf stieg. Ich wurde ziemlich eingebildet und kam mir fast wie der liebe Gott vor. Daher beschloss ich irgendwann, keine gestalttherapeutischen Gruppen mehr zu leiten, sondern nur noch Einzeltherapie anzubieten. Die Verführung war mir zu unheimlich. Ich wusste nun, dass ich narzisstisch anfällig bin.

Die Macht eines Therapeuten wird noch durch die Tätigkeit als Ausbilder getoppt, besonders, wenn es sich um ein neues Verfahren handelt, das noch nicht standardisiert ist.

Als Ausbilder weißt Du Bescheid. Du beherrschst Dein Metier, während die Ausbildungskandidaten an Deinen Lippen hängen. Du schreibst das Curriculum vor, nach dem sie zu lernen haben. Außerdem hast Du die Macht, Bewerbern die Zulassung zur Ausbildung zu verweigern oder Ausbildungskandidaten durch Prüfungen durchfallen zu lassen. Die Vergabe der Abschlusszertifikate und die Erlaubnis, den Namen Deines Verfahrens zu führen, liegen in Deiner Hand. Eine solche Position schafft jede Menge an Abhängigkeiten.

Die Geschichte der Psychotherapie bietet viele Beispiele für eine solche narzisstische Überhöhung. Sigmund Freud hat zwar zu Beginn seiner Laufbahn viel Ablehnung seitens seiner psychiatrischen Kollegen erfahren. Mit der Zeit gelang es ihm aber, Jünger aus aller Welt um sich zu scharen. Als einige jedoch begannen, selbstständige Meinungen zu äußern, wurden sie exkommuniziert, weil sie von der orthodoxen Meinung abwichen. Die Begriffe »Jünger«, »Exkommunikation« und »Orthodoxie« sind hier nicht zufällig. Bisweilen gleichen psychotherapeutische Schulrichtungen Religionen und Sekten. Kaum hat sich eine neue Methode etabliert, bilden sich schon diverse Splittergruppen, die miteinander heftigere Fehden und Grabenkämpfe austragen als mit anderen Verfahren. Abspaltungen und Neugründungen, teils unter phantasievollen neuen Namen, sind an der Tagesordnung. Rivalisierende Verfahren werfen sich gegenseitig vor, die von ihnen »erfundene« Methode »gestohlen« oder »kopiert« zu haben. Manche Methoden werden sogar patentiert, damit ja kein »Unbefugter« sie nutzt. Psychotherapeutische Schulen und Verbände agieren mitunter wie Geheimbünde, die peinlich darüber wachen, dass keiner aus den eigenen Reihen abtrünnig wird und das heimische Nest beschmutzt. So liebevoll und rücksichtsvoll sich Therapeutinnen und Therapeuten ihren Klienten gegenüber auch verhalten mögen, so misstrauisch und boshaft können sie untereinander sein.

Hinzu kommt der Kampf ums Geld. Seit Psychotherapie von den Krankenkassen bezuschusst bzw. ganz bezahlt wird, ist jedes psychotherapeutische Verfahren bestrebt, die eigene Wirksamkeit wissenschaftlich zu belegen, um an die »Fleischtöpfe« heranzukommen. Geld bedeutet auch in der psychotherapeutischen Szene Macht. Da sind Psychotherapeuten nicht besser als Angehörige anderer Zünfte.

Ich möchte nun zu der narzisstischen Anfälligkeit von Psychotherapeuten zurückkehren: Warum eignet sich gerade die Psychotherapie dazu, den Narzissmus ihrer Protagonisten auf so auffällige Weise zu steigern?

Dies liegt sicherlich daran, dass Psychotherapie immer noch ein Hauch von Magie und Geheimnis umweht. Die Psyche hat für viele Menschen etwas Unheimliches an sich, besonders wenn es sich um seelische Absonderlichkeiten handelt. Daher werden psychische Störungen selbst heute noch von vielen Menschen mit Verrücktsein assoziiert und Psychotherapeuten mit Psychiatern bzw. Nervenärzten verwechselt.

Gleichzeitig üben seelische Phänomene eine Faszination auf die meisten Menschen aus, weil sie spüren, wie sehr sie selbst gelegentlich von irrationalen Empfindungen und Impulsen geleitet werden, die sie nicht erklären können. Die menschliche Natur ist ja etwas außerordentlich Komplexes. Selbst wenn wir heutzutage imstande sind, den Bau und die Funktionsweise des Gehirns immer mehr zu durchleuchten (das macht den Boom der Neurowissenschaften aus), bleibt vieles, was in der Psyche geschieht, immer noch im Dunkeln. Daher gilt derjenige, der diese schwer begreiflichen Prozesse durchschauen und behandeln kann, als Hellseher und Magier. Ihn umgibt die Aura des Geheimnisvollen.

Die Wirksamkeit von Psychotherapie ist tatsächlich sehr an die Persönlichkeit des jeweiligen Therapeuten geknüpft. Eine starke therapeutische Persönlichkeit kann bisweilen magnetisch, ja unwiderstehlich wirken. Umgekehrt zieht ein solch emotional aufgeladenes und faszinierendes Feld wie die Psychotherapie immer wieder narzisstisch anfällige Menschen an.

Wenn uns der narzisstische Gewinn unseres Berufs bewusst wird, können wir uns folgende *Gretchenfrage* stellen:

- *Wie wäre es, wenn ich kein Psychotherapeut wäre, sondern wie jeder andere Normalbürger einem gewöhnlichen Beruf nachginge? Würde ich irgendetwas entbehren?* Die Bestätigung durch die Klienten? Das Gefühl, gefragt und gebraucht zu sein? Den sozialen Kontakt? Die Ablenkung von meinen eigenen Problemen, weil ich mich auf die Schwierigkeiten anderer konzentriere?

Oder:

- *Könnte es sein, dass mich meine Beschäftigung mit den Problemen anderer davor schützt, auf meine eigenen Defizite zu schauen* – meine Einsamkeit, meine Schüchternheit, meine Unattraktivität, meine Scham, mein Minderwertigkeitsgefühl, mein Gefühl der Leere und Sinnlosigkeit, meine Ungeschicklichkeit in zwischenmenschlichen Dingen, meine Skepsis und mein Misstrauen Menschen gegenüber?

Eine solche selbstkritische Haltung macht uns nicht automatisch zu besseren Menschen. Jedoch kann uns eine Portion Selbstzweifel davor schützen, allzu grandios zu werden. Sie bringt uns zurück zu unserem gewöhnlichen Menschsein. Und sie stellt uns wieder auf unsere Füße und hindert uns daran, dass uns die Bewunderung von Klienten und Verehrern in den Kopf steigt.

Was die Rivalität zwischen verschiedenen Schulrichtungen angeht: Ich bin der Meinung, dass alle Psychotherapeuten an einem Strang ziehen. Uns allen geht es ja darum, die Psyche des Menschen besser zu verstehen und zu behandeln. Jede neue Erkenntnis, jede neue Technik ist willkommen. Natürlich dürfen und können wir voneinander lernen. Es ist nichts Verwerfliches, eine neue Methode oder Technik von anderen zu übernehmen, selbst anzuwenden und abzuwandeln. Jeder lernt von jedem. Nur so kann sich unser Feld erweitern und weiterentwickeln.

Außerdem ist Psychotherapie keine Naturwissenschaft. Sie gehört sehr viel mehr zu den Human-, Sozial- und Kulturwissenschaften. Psychotherapie ist in meinen Augen ein *Handwerk*, das solide weitervermittelt werden und theoretisch fundiert sein sollte. Gleichzeitig ist sie eine Kunst, in der sich die Kreativität jedes einzelnen Therapeuten frei entfalten darf. Sie sollte zwar sorgsam gepflegt werden, darf jedoch nicht mit Vorschriften und Bedienungsanweisungen (»Manualen«) festgeschrieben werden. Psychotherapie lässt sich nicht kanonisieren. Sonst leidet ihre Weiterentwicklung darunter.

Moral und ethische Werte in der Psychotherapie

Ethisch-moralische Grundsätze von Therapeut und Klient

Ein heikles Thema: Moral in der Psychotherapie. Dabei erheben sich vor allem zwei Fragen:

1. Handle ich selbst nach den ethisch-moralischen Grundsätzen, die ich gegenüber meinen Klienten in der Therapie vertrete?
2. Wie verhalte ich mich, wenn ein Klient und ich unterschiedliche ethisch-moralische Grundsätze haben?

Die erste Frage lässt sich schnell beantworten: Als Therapeut bin ich der Wahrhaftigkeit verpflichtet. Ich kann von einem Klienten nicht fordern, was ich selbst nicht halten kann. Wenn ich selbst esssüchtig bin, kann ich nicht vom Klienten verlangen, dass er seine orale Gier zügelt. Wenn ich selbst meinen Mitmenschen gegenüber verächtlich und geringschätzig eingestellt bin, kann ich nicht Toleranz und Mitgefühl vom Klienten erwarten. Als Therapeut habe ich eine ähnliche Vorbildfunktion wie ein Vater oder eine Mutter. Wenn ein Elternteil raucht, kann er seinem Kind noch so viel predigen, dass Nikotin schädlich sei. Es wird mit großer Wahrscheinlichkeit zur Zigarette greifen, wenn es erwachsen ist.

Daher kann ich einem Klienten nur soweit weiterhelfen, wie es mir selbst in meinem Privatleben gelungen ist.

Ich habe einmal während einer Tagung in einer Pause zufällig gehört, wie ein Therapeut einem Kollegen gegenüber zugab, dass er seine Klienten beneide, die seine Praxis geheilt verlassen und ihn in seiner eigenen Misere zurücklassen. Da stimmt etwas nicht in der Einstellung des Therapeuten. Meine erste Pflicht als Therapeut besteht darin, dass ich selbst heil werde. Erst dann kann ich andere heilen. Es heißt »Liebe deine Nächsten *wie* dich selbst« nicht »… *statt* dich selbst«!

Nun zur zweiten Frage: Was tue ich, wenn ein Klient und ich moralische Vorstellungen haben, die sich drastisch voneinander unterscheiden?

Dabei kann es zwei Varianten geben:

- Der Klient verstößt gegen meine moralischen Vorstellungen.
- Der Klient vertritt strengere moralische Vorstellungen als ich.

Im ersten Fall kann es sein, dass ein Klient etwas tut, was ich moralisch ablehne, etwa indem er andere verachtet, demütigt, misshandelt oder betrügt, oder dass er eine für mich nicht akzeptable Gesinnung vertritt, sei es politscher, religiöser oder weltanschaulicher Natur. Auch wenn ich als Therapeut gehalten bin, ihn zu verstehen und empathisch zu begleiten, könnte es für mich schwierig sein, meinen Widerspruch, meinen inneren Widerwillen, vielleicht sogar meine Abscheu zurückzuhalten.

Wenn, wie im zweiten Fall, ein Klient strengere moralische Grundsätze vertritt und lebt, als ich sie habe, z. B. dass er ein strenges Regiment über sich und seine Kinder führt oder dogmatisch-fundamentalistische, religiöse oder politische Grundsätze vertritt, könnte ich mich selbst von ihm bewertet oder eingeschüchtert fühlen. In diesem Fall würde ich mich unter seinen *Über-Ich-Forderungen* unbehaglich fühlen, während ich mich bei ersterem Klienten innerlich empöre über dessen in meinen Augen unmoralischen Ansichten oder Verhaltensweisen.

In beiden Fällen werde ich dem Klienten in seinen Ausführungen nicht folgen können, ohne dass es mir innerlich widerstrebt. Möglicherweise fühle ich mich sogar persönlich betroffen, weil ich beispielsweise selbst unter einem strengen Vater gelitten habe: Dies würde mich gegen einen rigiden Klienten aufbringen. Oder ich habe einen alkoholkranken Vater erlebt, sodass ich einen ähnlich zügellosen Klienten nicht ertragen kann, ohne dass es mir schlecht wird.

Für mich erhebt sich dann die Frage, ob ich meine innere Reaktion gegenüber dem Klienten verbergen kann. Ich habe hier meine Zweifel, nicht nur, weil ich recht spontan bin und meine inneren Regungen schlecht verstecken kann, sondern weil ich ziemlich sicher bin, dass die meisten Klienten atmosphärisch erspüren können, was ihr Therapeut denkt oder fühlt, selbst wenn er unsichtbar hinter ihnen auf der Couch sitzt.

Konflikt zwischen therapeutischer Toleranz und der eigenen moralischen Einstellung

Wenn ich innerlich im Widerspruch zu dem Klienten stehe, läuft meine innere Reaktion dem Grundsatz der *therapeutischen Toleranz* zuwider, dem ich verpflichtet bin: Als Therapeut sollte ich für alles offen sein, was der Klient sagt, tut und denkt. Ich sollte versuchen, ihn mitfühlend zu verstehen und die Welt aus seinen Augen zu sehen. Dies setzt eine große Offenheit in mir voraus, eine Bereitschaft, ihn auch in die dunkelsten und finstersten Ecken seiner Seele zu begleiten, selbst wenn ich persönlich mit seinem Denken und Verhalten nicht einverstanden bin.

Eine solche Haltung vertritt etwa der Psychotherapeut Karl Haag, der dafür plädiert, sich aller moralischen Bewertungen zu enthalten (Haag 2015). Wenn er mit Opfern sexuellen Missbrauchs arbeite, teile er zwar die Entrüstung der Patienten und erkenne an, dass diesen Unrecht geschehen ist, jedoch ohne dass er selbst den Täter kritisiert oder verurteilt. Die gleiche therapeutische Haltung nehme er auch an, wenn er mit Tätern arbeitet. Er schreibt:

> »Schwieriger kann sich die Situation für mich gestalten, wenn der Patient selbst das eigene Kind (oder andere Kinder) missbraucht hat oder aktuell noch missbraucht. Es gibt Kolleginnen und Kollegen, die die Therapie von solchen ›Tätern‹ ablehnen – das ist ihr gutes Recht – oder die strenge Bedingungen aufstellen, was dann die Therapie möglicherweise erschwert oder gar blockiert. Es gilt in dieser Konstellation nichts anderes als sonst in der Therapie, auch wenn es manchmal schwerer fallen mag, auf der Seite meines Patienten zu stehen. Eine Kritik oder sonstige Bewertung seines Verhaltens gegenüber seinen Kindern steht mir nicht zu und könnte dazu führen, dass er sich verschließt und damit die Therapie blockiert oder gar abbricht. Wenn die Therapie erfolgreich verläuft, wird er sein destruktives Verhalten von sich aus beenden.« (Haag 2015, S. 12)

Er begründet dies damit, dass in der Psychotherapie moralische Entrüstung kontraindiziert sei:

> »Stattdessen muss sich der Patient mit Unterstützung des Therapeuten dem Schmerz stellen, um ihn zu verarbeiten und um eine Heilung der Verletzung zu ermöglichen […] Ein Psychotherapeut, der sich in der Therapie moralisch entrüstet, hilft damit seinen Patienten nicht, im Gegenteil: Er schadet ihnen. In entsprechender Weise sind die Rolle des Therapeuten und die Rolle des Verfolgers unvereinbar […] Man muss sich entscheiden, welche Rolle man einnimmt. Allerdings gibt es auch hier Grenzfälle, in denen aufgrund einer Güterabwägung ein Einschreiten unabweisbar ist, wenn z. B. das Leben bedroht ist oder schwere Gesundheitsschäden bevorstehen.« (Haag 2015, S. 13)

Haag hat in seiner Argumentation durchaus darin recht, dass es in der Psychotherapie eines Täters darum gehen müsste, dessen *eigenes* Leiden (z. B. als Kind misshandelnder Eltern) aufzudecken und zu bearbeiten. Wenn dies gelingt, würde er tatsächlich sein eigenes missbrauchendes Verhalten infrage stellen und ggf. einstellen. Hierfür ist es allerdings notwendig, dass er sein aktuell schädigendes Verhalten einstellt und dass sein Opfer vor weiterem Schaden geschützt ist. Dafür muss man das destruktive Verhalten des Täters unterbinden, möglicherweise sanktionieren, damit er (erstens) nicht weiter Schaden an seinem Opfer ausrichtet und (zweitens) zur Besinnung kommt. Denn ein im Rausch der Gewalt stehender Täter muss erst einmal gestoppt werden, damit er in seinem Tun innehält und aufwacht. Dieser Stopp kann, je nach Grad der Einsichtsfähigkeit des Klienten, durch eine einvernehmliche Vereinbarung mit dem Therapeuten, durch eine erzwungene stationäre Therapie oder durch einen Eingriff vonseiten der Staatsgewalt erfolgen. Dies bedeutet, dass der Therapeut dem Klienten kundtut, dass er mit dessen Verhalten nicht einverstanden ist, und hier eine klare Grenze zieht.

Ich bin daher nicht einer Meinung mit Haag, dass der Therapeut in Fällen von Misshandlung oder Missbrauch und in Fällen schweren selbstschädigenden Verhaltens nicht intervenieren solle oder dürfe. Wenn ich den Eindruck habe, dass das Verhalten des Klienten (a) ihm oder anderen Menschen schadet und/oder (b) meinen ethisch-moralischen Grundsätzen widerspricht, *muss ich deutlich »Stopp!« signalisieren und seinem Verhalten Einhalt gebieten.*

Ich bin mir durchaus bewusst, dass ich mit einer solch drastischen Intervention *eine therapeutische Krise* auslöse. Es kann sein, dass ich mit meiner klaren Stellungnahme den Klienten verprelle und dass er die Therapie abbricht. Dies muss ich riskieren. Ich kann ihm bei aller Entschiedenheit gleichzeitig meine Bereitschaft erklären, mit ihm weiterzuarbeiten, und anbieten, mit ihm die Hintergründe seines (in meinen Augen) unangemessenen Verhaltens zu beleuchten und zu verstehen, weshalb er sich so verhält. Es ist also möglich, dass ich dem Klienten signalisiere, dass ich mit seinem Denken und Verhalten nicht einverstanden bin und zugleich an unserem Arbeitsbündnis festhalte. Ich biete ihm an, sich mit mir über seine Ansichten und Absichten auseinanderzusetzen und durch die therapeutische Krise durchzugehen, anstatt sie zu vermeiden.

Dies hat jedoch zur Voraussetzung,

- dass sowohl der Klient als auch ich flexibel und offen genug sind, von unseren eigenen moralischen Standpunkten abzusehen und auf den anderen einzugehen.
- dass die therapeutische Beziehung uns beiden so wichtig und unsere zwischenmenschliche Bindung so stark ist, dass wir bereit sind, eine Auseinandersetzung zu riskieren und auszutragen.

Ich muss also mir selbst gegenüber ehrlich sein und nachprüfen, ob ich von meinen eigenen ethischen Grundsätzen her offen genug bin, um das Verhalten des Klienten möglichst unvoreingenommen zu erforschen, oder ob sein Verhalten mich in meinem moralischen Empfinden so sehr verstört oder angreift, dass mir ein tieferes Eingehen auf sein Anliegen nicht mehr möglich ist.

In diesem Fall muss ich ihm gegenüber ehrlich sein und eingestehen, dass ich hier eine Grenze ziehen und mich von der weiteren therapeutischen Zusammenarbeit zurückziehen muss. Dabei ist es wichtig, dem Klienten zu sagen, dass ich nicht mit ihm weiterarbeiten kann, weil ich nicht über meinen eigenen Schatten springen kann, und nicht, weil ich sein Verhalten für moralisch verwerflich halte. Ich bin kein Richter oder Moralprediger. Es steht mir nicht zu, über ihn zu richten oder ihm Schuldgefühle zu machen. Eine solche persönliche Grenzziehung meinerseits gibt ihm die Chance, mit einem anderen Therapeuten oder in einem anderen Setting weiterzuarbeiten.

Eine kurze Episode fällt mir dazu ein: Ein junger Mann kam zum Erstinterview und berichtete, dass er Drogen nimmt. Ich hatte in diesem Erstgespräch das Gefühl, dass er eine klare Konfrontation vertragen und annehmen könne. Daher wies ich ihn sehr deutlich auf die Konsequenzen seines Suchtverhaltens hin. Er kam noch zweimal, dann beendete er die Gespräche. Nach einigen Jahren schrieb er mir eine kurze Nachricht und bedankte sich für meine deutlichen Worte in unserem ersten Gespräch. Diese hätten ihm auf seinem weiteren Lebensweg geholfen.

Der Körper in der Psychotherapie: Körper und Trauma

Es gibt ein Element, das in der Psychotherapie nie unberücksichtigt bleiben darf: der Körper. Unser Körper ist die Grundlage unserer Existenz. Wir leben, wir sterben mit unserem Körper.

Als wir Kinder waren, wussten wir es. Wir waren nicht nur *in* unserem Körper, wir *waren* Körperwesen: Wenn wir Hunger nach Nahrung und Liebe hatten, weinten wir. Wir kuschelten uns an den warmen Leib unserer Mutter und ließen uns stillen. Wenn wir endlich satt waren, schiefen wir ein. Stunden, Tage und Monate verbrachten wir mit Strampeln, bis wir endlich lernten, unsere Glieder so zu bewegen, dass wir schließlich krabbeln, robben, aufstehen und laufen konnten. Gleichzeitig erkundeten wir mit all unseren Sinnen unsere Umwelt, spürend, ertastend, schnüffelnd, kauend, schmeckend, lauschend, schauend. Selbst die Sprache, unser differenziertestes Kommunikationsorgan, funktioniert nur durch ein komplexes Zusammenspiel zwischen Atmung, Kehlkopf, Zunge, Unterkiefer und Lippen. Auch dafür brauchten wir Jahre, um sie zu erlernen. In der ganzen Zeit hat unser Nervensystem, das viel mehr umfasst als das bloße Gehirn, den ganzen Organismus koordiniert, sodass wir nicht nur überleben, sondern möglichst gut leben können.

Dennoch vergessen wir im Laufe unserer Sozialisation unseren Körper. Wir sind mit allem Möglichen beschäftigt, nur nicht mit unserem Körper. Seine Bedürfnisse (nach Essen, Erholung, Schlaf) sind uns lästig, wenn wir gerade etwas Wichtiges zu erledigen haben. Unseren Körper betrachten wir wie ein Gebrauchsinstrument, wie eine Maschine, die mithilfe allerlei Fitnessübungen in Schuss gehalten werden muss, damit wir unseren Alltagstrott weitermachen können. Wir lesen unsere Körperfunktionen an Fitness-Armbändern und anderen Geräten ab, statt in uns hineinzuspüren, wie es uns im Moment geht. Erst wenn der Körper schlappmacht und krank wird, werden wir aufmerksam. Aber selbst dann behandeln wir ihn wie einen Gegenstand, den man zum Arzt trägt und von ihm reparieren lässt. Er gehört nicht mehr zu uns. Wir haben den Kontakt mit ihm verloren. Das macht krank, nicht nur körperlich, sondern auch psychisch, z. B. beim Burnout, das eine Kombination körperlicher und psychischer Erschöpfung darstellt. Insofern hat die Psychotherapie auch die Aufgabe, uns mit unserem Körper wieder vertraut zu machen, uns mit ihm zu versöhnen, damit wir wieder eins werden.

- Der Geist (das Bewusstsein) kann uns täuschen, der Körper nie.
- Jede Emotion hat ihren ureigenen körperlichen Ausdruck.
- Unsere Gesten und Bewegungen dienen der Interaktion und Kommunikation mit anderen.
- Unsere Atmung ist die Vermittlerin zwischen dem Bewussten und dem autonomen Nervensystem: Atem als Chi-(Energie-)Fluss.
- Unsere Stimme ist Ausdruck unseres Herzens.
- Unsere Augen sind Ausdruck des Lebendig-Seins.
- Tanz und Musik sind Ausdruck des Lebensflusses und -rhythmus.
- Kampf, Flucht und Totstellen, die drei biologisch angelegten Reaktionen auf Gefahr, sind überwiegend körperliche Reaktionen.
- Wo die Psyche eine seelische Belastung nicht mehr aushalten kann, übernimmt sie der Körper und wird krank (Psychosomatik).

Zur Kongruenz von Körper und Geist

Atmen, Bewegen, Sprechen, Denken: Das sind allesamt körperliche Aktivitäten. Selbst das Denken basiert auf der Tätigkeit unseres Gehirns. Der Körper bildet somit die Grundlage unseres Daseins. Er ist immer anwesend in einer Therapiesitzung. Hier sitzen sich zwei Menschen gegenüber. Sie schauen sich an, sprechen, gestikulieren, wenden sich ab, räuspern, schließen oder verdrehen die Augen, fassen sich an die Nase, lachen und weinen. Sie sitzen ruhig oder rücken auf ihrem Stuhl herum, sie richten sich auf oder sinken in sich zusammen, sie sprechen einmal laut, einmal leise. All dies sind Körpersignale, die man bei sich und bei seinem Gegenüber beobachten kann. Meistens geschehen solche körperlichen Äußerungen eher unwillkürlich und unbewusst. Wenn der Therapeut sie beim Klienten beobachtet, kann er diesem seine Beobachtung (auf achtsame Weise) mitteilen, sodass der Klient sich seiner körperlichen Haltung und seiner Geste bewusst werden kann.

Der Körper als Vermittler zwischen Emotion und Umwelt

Wenn der Klient seinen Körper nun bewusst wahrnimmt, kann er auch spüren, welche Emotion diese oder jene Geste ausdrückt: eine geballte Faust vielleicht Wut, zusammengekniffene Augen Misstrauen, zusammengebissene Lippen einen zurückgehaltenen Schrei, die geschwellte Brust Hochmut, schlaffe Hände Resignation. Jede Bewegung, jede Geste hat eine geistige und emotionale Bedeutung. Außerdem haben Gesten meistens einen Adressaten: Die Wut richtet sich beispielsweise gegen den Vater, das Misstrauen gilt der Mutter, der Schrei wird angesichts der Ungerechtigkeit des Vorgesetzten ausgestoßen. Dann kann der Therapeut den Klienten ermutigen, die Emotion auszudrücken, z. B. in einem inneren Dialog oder, wenn möglich, in einer offenen Auseinandersetzung mit den betreffenden Personen. E-Motion bedeutet ja sich Hinaus-Bewegen. Das Wort Emotion beschreibt also gleichzeitig ein Gefühl und die es begleitende Bewegung, hinaus in Richtung des Empfängers.

Wenn wir diesen Prozess betrachten – die unwillkürliche Geste beim Klienten – das Beobachten der Geste durch den Therapeuten – die Wahrnehmung der Geste und der darunter liegenden Emotion durch den Klienten – die Ausführung bzw. das Zu-Ende-Führen der Bewegung im Kontakt mit dem Adressaten –, dann vollenden wir *die unvollendete Gestalt*, wie wir es in der Gestalttherapie sagen. Ein Beispiel:

> Ein Klient berichtet tonlos über eine vergangene Auseinandersetzung mit seinem Vater. Der Therapeut beobachtet, wie der Klient seine rechte Faust beim Sprechen ballt. Er bittet den Klienten, weiterzusprechen, dabei aber gleichzeitig seine Faust zu spüren. Der Klient beginnt, die Faust noch stärker zusammenzuballen und schwingt sie dann drohend vor seinem Körper. Der Therapeut stellt nun einen leeren Stuhl vor den Klienten und bittet ihn, sich seinen Vater auf dem Stuhl vorzustellen und diesen direkt mit »Du« anzusprechen. Die Stimme des Klienten schwillt an, bis er seinen Vater mit geballter Faust anschreit. Dann bricht er in Tränen aus. Weinend bittet er seinen Vater, ihn endlich einmal wahr- und ernst zu nehmen.

Indem wir den Klienten in seiner Körperlichkeit wahrnehmen, bleibt der therapeutische Austausch nicht nur auf der intellektuellen Ebene.

Wenn der Körper einbezogen wird, werden Klient und Therapeut lebendiger und präsenter, die Therapiestunde wird lebhafter und farbiger. Da Körper, Geist und Seele zusammen beteiligt sind, wird der therapeutische Prozess vollständiger und abgerundeter. Wir sprechen dann von einer integrierten, ganzheitlichen Erfahrung. Ein solches Erlebnis prägt sich sehr viel tiefer ein als eine bloße intellektuelle Erkenntnis.

Als Therapeut seine eigenen Körperreaktionen beobachten

Um auf der Körperebene zu arbeiten, muss ich als Therapeut mir meines eigenen Körpers bewusst sein. Dies tue ich am einfachsten, indem ich meine eigene Atmung spüre: Ist sie leicht oder angestrengt? Flach oder Tief? Ich beobachte gleichzeitig meine eigene Körperhaltung und Körperspannung: Lehne ich mich entspannt in meinem Sessel zurück oder spanne ich meinen Po an? Wenn ich mit überschlagenem Bein dasitze, tue ich es zum Klienten hin oder von ihm weg? Spannt sich mein Nacken an, weil ich mich anstrenge, den Klienten zu verstehen? Oder schaue ich gelangweilt aus dem Fenster? All diese Körpersignale geben mir wertvolle Hinweise, wie ich in der aktuellen Situation körperlich-emotional auf den Klienten reagiere.

Menschen in ihrer Körperlichkeit beobachten

Ich beobachte Menschen auch im Alltag gerne, wie sie sich bewegen, wie sie sitzen, stehen und gehen. Besonders auf der Straße, an der Bushaltestelle oder in der Bahn. Dadurch (und durch das langjährige Training in Gestalttherapie, Körper- und Tanztherapie) nehme ich die körperliche Verfassung eines Klienten fast mit dem sechsten Sinn wahr, während wir uns miteinander unterhalten. Solange ich das Gefühl habe, seine verbalen und körperlichen Aussagen sind kongruent, unterhalte ich mich weiter. Wenn beides auseinanderfällt, dann werde ich hellhörig.

Grundsätzlich traue ich dem Körper mehr als Worten. Der Körper lügt nicht. Körperlich können wir uns kaum verstellen oder unserer Umgebung etwas dauerhaft vormachen.

Man kann heutzutage zwar in Managerkursen lernen, mittels Körperausdruck seine Mitarbeiter zu manipulieren. Aber ein gewinnendes Lächeln, eine stolz geschwellte Brust, ein verkrampft aufgerichteter Rücken oder ein bewusst starker Händedruck vermittelt mir nur, dass das alles antrainiert ist. Sobald der Betreffende über das spricht, was ihn persönlich wirklich betrifft, taucht seine eigentliche Körperhaltung automatisch aus der Versenkung auf.

Atem und Stimme

Unsere Atmung ist die Vermittlerin zwischen dem Bewussten und dem autonomen Nervensystem. Obwohl sie überwiegend unwillkürlich-reflektorisch von Letzterem gesteuert wird (wenn wir aufgeregt sind, atmen wir schneller und tiefer; wenn wir uns beruhigen, wird der Atem langsamer und flacher), können wir sie bis zu einem gewissen Maße willentlich steuern. In östlichen Lehren ist der Atem das lebensspendende Element in uns: Das *Chi (qi)* im Chinesischen und das *Prana* im indischen Yoga bezeichnen die Lebensenergie, die durch den ganzen Leib fließt.

Wenn die Atemluft durch die Stimmritze über die Stimmbänder fließt, entstehen Stimme und Laute. Die Stimme ist Ausdruck unseres inneren Befindens: Wir jauchzen bei Freude, klagen bei Kummer, schreien bei Zorn. Gleichzeitig gehört sie, neben der Berührung und dem Blick, zu unseren wichtigsten Kommunikations- und Interaktionsinstrumenten. Mittels Sprache, Rufen und Gesang erreichen wir unsere Mitmenschen. In der Stärke und dem Ton unserer Stimme teilen wir ihnen mit, wie wir uns fühlen und was wir von ihnen brauchen (denken wir nur an das Weinen eines Kindes). Insofern gehören neben der körperlichen Mobilisierung das bewusste Atmen und die Modulation der Stimme zu jeder Menschenbildung und Psychotherapie.

Die Augen als Fenster zur Seele

Die Persönlichkeit eines Menschen erkennen wir am deutlichsten an den Augen. In einem Buch mit Kinderfotos bekannter Persönlichkeiten fiel mir das Foto eines etwa vierjährigen Jungen auf, der, anders als die meisten anderen Kinder, finster und misstrauisch in die Kamera blickte. Es war Bashar al-Assad, Syriens Diktator (Suter 2019).

Man sagt auch: Die Augen seien das Fenster zur Seele. Man kann aus ihnen unmittelbar ablesen, wie es dem betreffenden Menschen innerlich geht. Schauen sie grimmig, traurig, niedergeschlagen, entschlossen, wässerig, trüb, strahlend? Unsere untere Gesichtshälfte mit der Mundpartie können wir einigermaßen steuern – so versuchen wir zu lächeln, selbst wenn uns zum Weinen zumute ist. Aber die Trauer in unseren Augen, die dummerweise auch noch gerötet sind, können wir nicht verbergen.

Dazu kommt, dass wir über unseren Blick die Verbindung zu anderen Menschen herstellen. Da unsere Augen die Fenster zu und aus unserer Seele darstellen, bildet der Blick die unmittelbarste Brücke zwischen zwei Menschen, lange bevor sie sich körperlich berühren. Menschen verlieben sich unsterblich ineinander durch einen einzigen Blick aus der Ferne. »Der Glanz aus den Augen der Mutter« beim Anblick ihres Neugeborenen gibt diesem das unmittelbare Gefühl, geliebt und angenommen zu sein (Kohut 1966). Hingegen kann der Blick einer Rivalin oder eines Erzfeindes regelrecht »töten«. Umgekehrt weiten sich unsere Pupillen vor Angst, wenn wir uns erschrecken. Und wenn wir uns vor einem Kontakt scheuen, wenden wir Augen und Kopf ab.

Weil unsere Augen die Fenster zur Außenwelt darstellen, können wir sie öffnen und schließen. Beim Meditieren schließen wir sie, damit wir uns voll auf unser Inneres konzentrieren können. Wenn wir neugierig sind, reißen wir die Augen auf.

Dies führt mich zu einer meiner liebsten Übungen für Klienten, aus der sie lernen können, den Kontakt zu anderen Menschen selbst in die Hand zu nehmen.

Shuttling (Pendeln)

»Schließe zuerst Deine Augen und spüre nach innen, wie Du Dich fühlst. Fühle dabei auch Deinen Atem, wie er fließt. Stelle einfach fest, wie es Dir im Moment geht … Wenn Du es registriert hast, mache langsam Deine Augen auf, nimm das, was Du siehst (Deine Umgebung, Dein Gegenüber), in Dich auf … Dann schließe wieder die Augen und spüre nach, welche Wirkung der Anblick der Außenwelt oder Deines Gegenübers in Dir hinterlässt. Wie fühlst Du Dich? Wie geht jetzt Dein Atem? … Wenn Du dies festgestellt hast, mach Deine Augen wieder auf …«

Diese Übung kann ich langsam beginnen. Ich kann mir Zeit nehmen, dem Eindruck meines Gegenübers in mir bei geschlossenen Lidern nachzuspüren. Mit der Zeit kann ich das Auf- und Zumachen der Augen rascher tätigen. Irgendwann kann ich die Augen offenlassen und die Eindrücke von außen aufnehmen und gleichzeitig (bei offenen Augen) in mir spüren, wie sie auf mich wirken. Ich bin dann gleichzeitig mit dem Innen und Außen im Kontakt. Wenn ich mich danach zurückziehen will, kann ich die Augen schließen oder woanders hinschauen.

Die Übung habe ich vor Jahrzehnten in »Die Kunst der Wahrnehmung« von John Stevens (2006), einem Gestalttherapeuten und späteren Zen-Meister, gelesen. Dabei wirken das Öffnen und Schließen der Augen wie das Öffnen und Schließen von Fensterläden. Dieser Vorgang macht den *Kontakt* mit einem anderen Menschen deutlich. Kontakt ist etwas, was zwischen dem Innen und dem Außen geschieht. Ich schaue die Person vor mir an, dann schließe ich die Augen und spüre nach, wie ihr Anblick auf mich gewirkt hat. Danach mache ich meine Augen auf und zeige ihr meinerseits, was ich für sie empfinde: Senden und Empfangen sind eins, vermittelt durch die Augen. Im Kontakt entstehe das Ich, sagt man in der Gestalttherapie. Das Ich sei ein immerwährend neu entstehender Prozess, der an der Kontaktgrenzen zwischen dem Innen und dem Außen stattfindet. Eine außerordentlich gewagte, aber interessante These!

Musik, Gesang und Tanz als Ausdruck des Lebensflusses und -rhythmus

Musik, Gesang und Tanz gehören zu den ursprünglichsten Ausdrucksformen des Menschen. Archäologisch gefundene Musikinstrumente, Felsenzeichnungen und Skulpturen bezeugen dies. In traditionellen Kulturen wird Feldarbeit oft von rituellen Gesängen begleitet. Kinder singen Kinderreime nach, Soldaten ziehen mit Marschmusik und Kriegsgesängen in die Schlacht. Demente Menschen werden wieder lebendig beim Hören und Mitsingen alter Schlager. Auf Festen wird musiziert und getanzt. Hören wir einen Blues, wird uns melancholisch zumute. Ein Gospel versetzt uns in spirituelle Ekstase, während eine »Schnulze« uns zum Weinen bringt. Gleichzeitig schwingt der Körper mit den Klängen mit. Körper, Seele und Geist werden eins in der Musik, auf völlig natürliche Weise. Wir werden lebendig. Wir erwachen zum Leben, hier und jetzt. Ein ungeheures Geschenk der Natur. Daher gehören Musizieren, Singen, Tanzen, Bewegung zu einer ganzheitlichen Erziehung und Therapie. Yoga, Qigong, Tai Chi halten uns in einem körperlich-geistigen Gleichgewicht.

Traumatherapie: Die Zurückgewinnung unserer biologischen Reflexe (Somatic Experiencing)

Kampf, Flucht und Totstellen: Das sind die drei biologisch angelegten Reaktionen auf Gefahr. Diese tief in uns verwurzelten Reaktionsmuster werden reflexartig ausgelöst, wenn uns Gefahr droht. Wenn die Bedrohung beherrschbar bleibt, greifen wir körperlich oder verbal an und versuchen, den Angreifer in die Flucht zu schlagen. Ist die Bedrohung aber übermächtig, dann gehen wir in den Fluchtmodus. Wir suchen nach Auswegen aus der Klemme, versuchen den Angreifer zu beschwichtigen oder abzulenken, ziehen uns zurück oder verstecken uns. Oder wir laufen panikartig weg, um dem Verfolger zu entkommen. Lässt er sich aber nicht abschütteln, stellen wir uns tot, in der Hoffnung, der Angreifer würde sein Interesse an uns und unserem leblosen Körper verlieren. Wenn wir schließlich ergriffen und überwältigt sind, erstarren wir. Entweder verlieren wir das Bewusstsein oder unser Geist verflüchtigt sich in andere Sphären, wo uns der Schmerz und die Pein des Ausgeliefertseins nicht mehr erreicht (Dissoziation, Totstellreflex).

Diese Reaktionen laufen reflexartig, also vollkommen automatisch ab. Wir können sie willentlich nur sehr begrenzt beeinflussen. Dies ist insofern sinnvoll, weil bei einer wirklichen Gefahr keine Zeit zum Überlegen da ist. Alles muss sofort geschehen. Kampf, Flucht und Totstellen stellen also sinnvolle Reflexe dar.

Die Natur hat uns ebenfalls mit der Fähigkeit ausgestattet, wieder aus dem Alarmmodus herauszukommen, wenn die Gefahr vorbei ist. Dann schütteln wir uns, gähnen und strecken uns. Unser Herzschlag normalisiert sich. Wir beruhigen uns allmählich und kriechen wieder aus unserem Versteck. Solche ebenfalls natürlichen Reaktionen hat der Biologe und Physiker Peter Levine bei Tieren entdeckt. Diese Beobachtung hat er genutzt, um traumatisierten Menschen zurück in die Normalität zu verhelfen (Levine 2011).

Schwer traumatisierte Menschen stecken nämlich häufig in ihrem Alarmzustand fest. Sie befinden sich immer noch im Kampf-, Flucht- oder Totstell-Modus, obwohl sie längst wieder in Sicherheit leben. Dies hat zur Folge, dass nicht nur ihr Körper, sondern ihr ganzes Wesen nach wie vor kampf- oder fluchtbereit ist oder wie abwesend-erstarrt erscheint. Sie bewegen sich in der Welt, als würde der Schrecken von damals sie im nächsten Augenblick wieder heimsuchen. Sie befinden sich psychisch immer noch im Damals und leben nicht im Hier und Jetzt.

Mithilfe von *Somatic Experiencing* (SE), der von Levine entwickelten Traumatherapie, gelingt es ihnen, ihre ursprüngliche Reaktion auf die erlebte Gefahr zu reaktivieren. Dies geschieht in einem langen Prozess, der auch mehrere Sitzungen umfassen kann.

Als Erstes vermittelt der Therapeut dem Klienten das Gefühl von Sicherheit, indem er den Klienten bittet, den Kontakt zu seinem Körper, seiner Atmung, zum Therapeuten und dem Therapieraum zu finden und sich im Hier und Jetzt zu verankern. Von diesem »sicheren Ort« aus begleitet der Therapeut den Klienten, sich ganz langsam und minutiös, in Minischritten, dem traumatischen Geschehen von damals zu nähern. Ganz allmählich belebt sich der Körper des Klienten. Die Erinnerung an das damals Geschehene taucht wieder aus der Versenkung auf. Durch die extreme Verlangsamung und die therapeutisch angebotene Unterstützung beginnt der Körper von selbst, die damals ins Stocken geratene Kampf-, Flucht- oder Totstellbewegung zu Ende zu führen. Wie in einer Trance erlebt der Klient, wie sein Körper allmählich die Regie über die damals traumatische Situation übernimmt. Zum Beispiel taucht der körperliche Impuls auf, den damaligen Angreifer anzuschreien und sich mit aller Kraft zur Wehr zu setzen. Oder sein Körper dreht sich aus der Umklammerung und führt die unterbrochene Fluchtbewegung zu Ende. Nicht selten fällt dem Klienten während des therapeutischen Prozesses, in dem er die damalige traumatische Situation ganz bewusst körperlich nacherlebt, eine überraschend neue, bisher unbekannte Lösung ein, wie er sich aus der damaligen Gefahr hätte retten können. All dies geschieht automatisch im Körper.

Nicht nur erinnert sich der Körper an die Gefahrsituation, als sei sie erst gestern gewesen. Er weiß auch, was zu tun ist – wenn man ihm die Zeit und den Raum gibt, von selbst auf die Gefahr zu reagieren!

Dann kann man erleben, wie der Körper die Kampf-, Flucht- oder Totstellbewegungen vollführt. Der Körper geht von selbst in die unvollendete Gestalt und führt sie zu Ende. Ein unglaublich faszinierender, ja ästhetischer, weil natürlicher Prozess!

Die Aufgabe des Therapeuten besteht darin, die Erregung im Klienten so fein zu dosieren, dass dieser die damalige Situation bewusst wahrnehmen und darauf reagieren kann, ohne in Panik zu geraten. Sobald sich die natürliche Abwehr- oder Angriffsbewegung im Klienten regt, unterstützt der Therapeut die Bewegung, damit sie zu Ende geführt werden kann. Er tut dies, indem er entweder geschmeidig mit der Bewegung des Klienten mitgeht oder indem er ihr einen Widerstand in Form eines Gegendrucks bietet (damit der Klient in sich die angemessene Kraft mobilisieren kann). Wenn der Therapeut der körperlichen Bewegung des Klienten folgt und sie unterstützt, sieht es manchmal wie ein *Pas de deux* aus.

Das Resultat einer solchen SE-Sitzung: Das Geschehen von damals ist zwar nicht ausgelöscht, aber es wirkt nicht mehr traumatisch. Denn der Klient hat im therapeutischen Prozess erlebt, wie er die damalige traumatische Situation überwinden und hinter sich bringen konnte. Damit hat das Trauma seinen Schrecken verloren. Das Wunderbare ist, er hat die Erfahrung gemacht, dass das Rettende aus seinem eigenen Körper, also aus ihm selbst aufgetaucht ist. Damit gewinnt er wieder Zutrauen auf seine Fähigkeit, Schlimmes abzuwenden, heute und in der Zukunft.

Ein älterer Mann hatte sich bei einem Fahrradunfall eine leichte Gehirnerschütterung zugezogen. Beim Absteigen vom Fahrrad hakte sich sein Fuß an der Mittelstange fest. Er verlor das Gleichgewicht und fiel rücklings auf seinen Steiß und seinen Hinterkopf. Zum Glück trug er einen Helm. Nach einigen Tagen war sein Kopfschmerz abgeklungen, aber die Nackenmuskeln auf der rechten Halsseite fingen an zu schmerzen. Er konnte es nicht verstehen. Daher bat er um eine Therapiestunde.

Zu Beginn der Stunde bitte ich ihn, sich im Sessel zu entspannen und es sich erst einmal gut gehen zu lassen. Er lehnt den Kopf hinten auf die Rücklehne und seufzt. »Im Moment kann ich meinen Kopf loslassen. Aber die letzten Tage hatte ich das Gefühl, ich könnte ihn nirgendwo ablegen. Eigentlich ist der Kopf viel zu schwer, als dass ich ihn halten und vor dem Sturz schützen könnte.« Dabei streicht er mit der Hand über den schmerzenden Muskel. Daraufhin beginnt der Kopf von selbst, sich nach links zu drehen, dann nach rechts. Ich er-

mutige ihn, diese Bewegung sanft auszuprobieren. Er meint, es sei, als wolle er testen, wie weit er den Kopf zur Seite drehen könne. Ich beobachte, dass sein Kopf sich weiter nach links drehte als nach rechts. Ich schlage vor, seinen Kopf auf der linken Seite ruhen zu lassen, da die Kopfdrehung dorthin leichter erscheint. Nach einer Weile sagt er: »Jetzt ist es zwar okay. Aber damals habe ich vergeblich versucht, den Kopf festzuhalten, damit er nicht nach hinten fällt.« Dabei dreht er den Kopf zur rechten Seite, wo der Schmerz sitzt.
Einem Einfall folgend, bitte ich ihn, den Hals- und Nackenmuskeln eine Stimme zu geben und sie aussprechen lassen, was sie empfinden. »Wir schaffen es nicht, den Fall zu verhindern!« Er seufzt. »Du [der Kopf] bist uns zu schwer!« Ich bitte ihn, zu spüren, wie es denn *jetzt* sei. »Jetzt liegt der Kopf ganz weich auf der Sessellehne. Jetzt müssen wir Dich nicht mehr halten.« Ein erleichterter Seufzer. »Jetzt müsst ihr [die Muskeln] nicht mehr festhalten, wo der Kopf sicher und weich im Kissen eingebettet ist?«, frage ich. »Ja, jetzt können wir den Kopf loslassen …«, erwidern die Halsmuskeln. Er lehnt sich zurück und überlässt den Kopf ganz seiner Unterlage. Ich sehe, wie sich sein ganzer Körper entspannt, und melde ihm diese Beobachtung zurück: »Ja, jetzt bist Du in Sicherheit. Der Unfall ist vorbei. Kannst Du spüren, wie sich Dein ganzer Körper entspannt?«
»Ja«, erwidert er, »nun spüre ich es bis zu meinen Knien, die mir das letzte Jahr immer wieder Probleme gemacht haben. Seither stehe ich unsicherer auf den Beinen als früher. Vielleicht habe ich beim Absteigen vom Fahrrad gedacht, ich könne mich immer noch genauso leicht bewegen wie früher. Ich sollte künftig besser darauf aufpassen, dass ich gut auf meinen Beinen stehe, bevor ich absteige.«
Er lächelt mich an: »Jetzt geht's mir viel besser. Ich glaube, wir sind fertig!«

Kommentar: Der Schmerz im Nacken kam vermutlich vom reflexartigen Versuch der Muskeln, den Kopf vor dem Aufschlagen auf dem Straßenpflaster zu schützen. Sie befanden sich anscheinend immer noch im Alarmmodus. Daher bat ich den Klienten, die Muskeln selbst sprechen zu lassen (dies ist eine Technik aus der Gestalttherapie). Durch die Identifizierung mit den Muskeln wurde ihm bewusst, was die Muskeln beim Unfall alles geleistet hatten. Dies war eine wichtige Würdigung für die Reaktionsfähigkeit seines Körpers. Denn er hatte sich nach dem Unfall wie ein Versager gefühlt, der nicht einmal das Bein über die Mittelstange bekommt. Nach der Anerkennung für ihre Leistung konnten die Muskeln endlich eingestehen, dass es für sie zu schwer gewesen war, den Kopf vor dem Aufprall zu bewahren. Nun konnte sich der Klient endlich erlauben, seine Muskeln im Hier und Jetzt zu entspannen und den Kopf ganz in das weiche Kissen sinken zu lassen. Vorher befand er sich innerlich noch immer beim Unfallgeschehen und versuchte krampfhaft, durch Anspannung der Halsmuskeln den Kopf vor dem Fall zu schützen. Das hatte ihm wahrscheinlich den Schmerz verursacht. Mit meiner Anmerkung »Jetzt bist Du (und Dein Kopf) in Sicherheit« bestärkte ich ihn in der Wahrnehmung, dass alles nun vorbei war und dass er sich jetzt erleichtert zurücklehnen darf. Interessanterweise führte die anschließende Entspannung dazu, dass er spürte, dass seine Knie nicht mehr so flexibel waren wie in jüngeren Jahren und dass er ab jetzt besser auf sich aufpassen sollte. Er konnte also eine Lehre aus dem Unfall ziehen und anerkennen, dass der Unfall ihm etwas Sinnvolles beigebracht hatte.

Ein weiteres Beispiel für die Arbeit mit dem Körper finden Sie im nächsten Kapitel Sexualität in der Psychotherapie (► S. 112).

Körper, Angst und Trauma – Bindung und Co-Regulation

Traumatherapeutische Techniken wie das *Somatic Experiencing* oder »*Eye Movement Desensitization and Reprocessing*« *(EMDR)*[6] sind zwar wichtig in der Behandlung von Angst und Trauma. Darüber dürfen wir jedoch die Bedeutung der *Bindung* zwischen Therapeut und Klient für die Bewältigung von Angst- und traumatischen Erlebnissen nicht vergessen.

Für das Kleinkind ist die Welt voller unbekannter Dinge: fremde Menschen, unbekannte Tiere und Pflanzen, der blaue Himmel, der Donner. Manche Kinder begegnen der unbekannten Welt mit Neugier und Erwartungsfreude. Die Welt erscheint ihnen wie ein unglaublich schönes Wunder. Jedem neuen Gegenstand, jeder fremden Person treten sie völlig ungezwungen und unvoreingenommen entgegen, bereit, sich darauf voll einzulassen. Auf der anderen Seite gibt es Kinder, die sich von allem Neuen bedroht fühlen. Ihnen erscheint die Welt wie ein dunkler, unheimlicher Ort, wo um die nächste Ecke ein Ungeheuer lauern könnte. Voller Angst und Misstrauen klammern sie sich an ihre Mutter, wenn etwas oder jemand Fremdes auftaucht.

Wieso reagiert das eine Kind so und das andere ganz anders? Bei den ängstlichen Kindern könnte man vermuten, sie hätten schlimme, vielleicht gar traumatische Erfahrungen gemacht. Dies kann durchaus eine Rolle spielen. Wesentlich ist jedoch, wie die Mutter, an deren Hosenbein sich das Kind klammert, selbst auf die »Gefahr«, z. B. einen Fremden, reagiert. Die erste Reaktion des aufgeschreckten Kindes besteht nämlich darin, reflexartig der Mutter ins Gesicht zu schauen: Wie reagiert sie auf die Bedrohung? Ist sie ebenfalls erschrocken? Dann hat das Kind allen Grund, sich vor dem Neuen zu verstecken oder gar zu weinen. Freut sich aber die Mutter auf den Fremden und geht auf ihn zu, dann wartet das Kind erst einmal im Hintergrund ab und nimmt sich Zeit, den Fremden zu beobachten. Es sagt sich: »Wenn die Mutter den Unbekannten so freundlich begrüßt, ist dieser vielleicht gar nicht so bedrohlich. Dann kann auch ich mal näher gehen.«

Es gibt wunderbare Tierfilme, in denen zu sehen ist, wie eine Herde Antilopen von einem Löwen gejagt wird. Auf der Flucht macht das Kitz die Fluchtbewegungen der Mutter exakt nach – wie in einem Tanz, in dem beide im gleichen Rhythmus springen und galoppieren. Genauso folgt das Menschenkind reflektorisch der Reaktion der Mutter, wenn es irgendetwas Unbekanntem begegnet. Da es nicht weiß, ob es das Fremde als etwas Harmloses oder Bedrohliches ansehen soll, übernimmt es die Reaktion der Mutter. Durch *die sichere Bindung zur Mutter* übernimmt das Kind ihr Verhalten und bleibt in diesem Sinne sicher und gebunden.

---

6 EMDR ist eine von der US-Psychologin Francine Shapiro entwickelte traumatherapeutische Methode, die mit raschen Augenbewegungen nach links und rechts durchgeführt wird. Laienhaft ausgedrückt, kann durch die bilaterale Stimulation beider Gehirnhälften die im Trauma »erstarrte« Reaktion des Körpers wiederbelebt werden (Shapiro 1995).

Eine solche Übernahme der Einstellung der Mutter im Angesicht einer möglichen Bedrohung nennt man in der Traumatherapie *Co-Regulation.* Das autonome Nervensystem des Kindes dockt sich sozusagen an das autonome Nervensystem der Mutter an und übernimmt dessen Muster. Auf diese Weise übernimmt das Kind von seiner Mutter und anderen nahen Bindungspersonen ihre Art und Weise, wie sie auf die Welt reagieren.

In der Psychotherapie ist der Therapeut die Bindungsperson des Klienten. Ein ängstlicher oder traumatisierter Klient kommt zur Therapie und sucht Hilfe und Anleitung vom Therapeuten. Es kommt sehr auf die Reaktion des Therapeuten an, wie dieser emotional auf die Geschichte des Klienten reagiert, ob der Klient in seinem Leid und Schrecken bleibt oder ob er durch die Co-Regulation mit dem Therapeuten langsam seine Anspannung löst und sich allmählich entspannt.

Es ist daher von eminenter Bedeutung, wie der Therapeut selbst in der Welt steht und welche Haltung er zu den Schrecknissen der Welt einnimmt. Dabei reagiert der Klient weniger auf das, was der Therapeut *kognitiv* über das schlimme Ereignis *denkt oder sagt*, sondern auf dessen *emotionale, ja reflektorische Reaktion* auf die erzählte Geschichte. Traumatische Reaktionen wie Flucht, Kampf, Erstarren finden nämlich im vegetativen Nervensystem statt. Sie sind durch das Denken und durch vernünftige Argumente nicht erreichbar, geschweige denn beeinflussbar. Es bedarf einer konkreten, ganzheitlichen körperlich-emotional-reflektorischen Erfahrung, um die Spuren einer traumatischen Erfahrung aufzulösen.

Der traumatisierte Klient spürt auf einer tiefen, unbewussten Ebene, wie sein Therapeut auf seinen Bericht über das traumatische Geschehen reagiert. Sein vegetatives Nervensystem steht ständig in Kommunikation mit dem vegetativen Nervensystem des Therapeuten. Wenn ein Therapeut innerlich mit Anspannung oder Angst auf die Erzählung des Klienten reagiert, mag er sich noch so bemühen, äußerlich entspannt zu erscheinen und den Klienten verbal zu beruhigen – der Klient wird instinktiv spüren, dass sich der Therapeut ebenfalls im Alarmzustand befindet. Daher ist es für einen Therapeuten wichtig, seine eigenen traumatischen Erfahrungen zu verarbeiten, damit er seinen Klienten tatsächlich Sicherheit vermitteln kann.

Psychosomatik: Wenn der Körper die Last des Lebens übernimmt

Es gibt in Kafkas Briefen an seine Freundin Milena eine Stelle, in der er beschreibt, wie der Körper der leidenden Seele ihre Last übernimmt, damit diese endlich ein wenig Luft schöpfen kann. In seinem Brief vom April 1920 antwortet er Milena, die ihm vermutlich berichtet hat, dass sie an der Lunge erkrankt sei. Er beschreibt, wie er selbst drei Jahre zuvor Blut gespuckt habe. Er habe eine »Erklärung, die ich mir damals für die Erkrankung in meinem Fall zurechtlegte und die für viele

Fälle passt. Es war so, dass das Gehirn die ihm auferlegten Sorgen und Schmerzen nicht mehr ertragen konnte. Es sagte: ›ich gebe es auf; ist hier aber noch jemand, dem an der Erhaltung des Ganzen etwas liegt, dann möge er mir etwas von meiner Last abnehmen und es wird noch ein Weilchen gehen.‹ Da meldete sich die Lunge, viel zu verlieren hatte sie ja wohl nicht. Diese Verhandlungen zwischen Gehirn und Lunge, die ohne mein Wissen vor sich gingen, mögen schrecklich gewesen sein.« (Kafka 1983, S. 7)

Dies ist für mich die eindrucksvollste Stelle, die die innige, ja liebevolle Beziehung zwischen Körper und Seele beschreibt. Die Psyche beeinflusst den Körper ja schon im normalen Zustand: Wenn wir frohgemut sind, fühlt sich unser Körper straff und beschwingt an. Wenn wir niedergeschlagen sind, schleppen wir uns dahin, als trügen wir eine tonnenschwere Last. Noch eindrücklicher wird es, wenn seelisches Leid körperliche Symptome verursacht: Rückschmerzen, Kopfschmerzen, Bauchschmerzen, Übelkeit, Menstruationsschmerzen und -störungen, Anorexie und Bulimie, Abgleiten in die Süchte. Ekel steht häufig in unmittelbarer Beziehung zu sexuellen Übergriffen, körperliche Anspannung zu Wut oder anderen heftigen Affekten, die unterdrückt werden. Es gibt auch Anzeichen dafür, dass zwischen schweren psychischen Krisen und der Entstehung von Krebs ein Zusammenhang besteht. Bei fast allen genannten körperlichen Beschwerden und Krankheiten ist eine psychotherapeutische Mitbehandlung sinnvoll, entweder um die seelischen Ursachen der Krankheit zu bearbeiten oder um ihre psychischen Folgen abzumildern.

Überblicken wir die vielen Interaktionen zwischen unserem Körper und unserer Seele, wird uns klar, wie unentbehrlich es ist, in der Psychotherapie den Körper einzubeziehen. Und umgekehrt: wie sinnvoll es ist, bei körperlichen Symptomen und Krankheiten auch die Seele zu befragen. Wir sind tatsächlich eine Körper-Seele-Geist-Einheit.

Sexualität in der Psychotherapie

Beim Thema Sexualität in der Psychotherapie möchte ich auf zwei Schwerpunkte eingehen: wie das Thema Sexualität in der Therapie behandelt wird und sexuelle Grenzverletzungen in der Therapie.

Die Behandlung des Themas Sexualität in der Therapie

Seit Freuds Zeiten ist Sexualität eines der Hauptthemen in der Psychotherapie. Nicht nur stellt Sexualität den stärksten menschlichen Trieb dar, sexuelle Konflikte spielen auch bei vielen psychischen Störungen eine gewichtige Rolle.

Gleichzeitig ist das Thema Sexualität auch in unserer scheinbar so freimütigen Zeit immer noch mit viel Scham (und Schuldgefühlen) behaftet. Selbst in der Intimität einer therapeutischen Behandlung halten sich viele Klienten zurück und verschweigen ihre sexuellen Probleme. Daher ist es wichtig, dass der Therapeut das Thema von sich aus anspricht. Am einfachsten ist es, dies schon beim Erstgespräch zu tun. Wenn man die persönlichen Lebensdaten des Klienten sowie all die Lebensbereiche abfragt, in denen es Schwierigkeiten gegeben haben könnte, kann man auch nach der sexuellen Beziehung seiner Eltern, seiner eigenen sexuellen Entwicklung ebenso wie seinen aktuellen sexuellen Beziehungen fragen. Dadurch merkt der Klient, dass das Thema Sexualität ganz normal zur Therapie gehört.

Wichtig ist dabei, dass sich der Therapeut selbst mit dem Thema Sexualität wohlfühlt und mit seiner eigenen Sexualität im Reinen ist. Je klarer er sich darüber ist, desto offener kann er auf die sexuellen Fragen seiner Klienten eingehen.

Da das Thema häufig schambehaftet ist, sollte er bei aller Offenheit feinfühlig, rücksichtsvoll und mit Fingerspitzengefühl darangehen und sich gut auf die Reaktionen des Klienten einstimmen, wenn Sexualität zur Sprache kommt. Da Sexualität das Verhältnis zwischen Mann und Frau unmittelbar betrifft, ist es für einen männlichen Therapeuten gut, nachzuprüfen, ob eine Klientin sich wohlfühlt, mit ihm über ihre Sexualität zu sprechen. Ich habe beispielsweise Klientinnen schon vorgeschlagen, in Ergänzung zu den Gesprächen mit mir auch meine Frau zu konsultieren (die ebenfalls therapeutisch tätig ist), wenn ich merke, dass es ihnen zu peinlich ist, mit mir darüber zu sprechen. Gegenüber Männern gehe ich das Thema Sexualität viel direkter und offener an.

Heutzutage ist es ebenfalls erforderlich, offen mit Klienten über Fragen der sexuellen Orientierung zu sprechen. In den letzten Jahrzehnten hat sich die westliche Gesellschaft für die verschiedensten sexuellen Identitäten und Vorlieben geöffnet, die früher noch tabuisiert und/oder verfolgt waren. Deshalb ist es notwendig, dass Therapeutinnen und Therapeuten sich gut über die neuesten Entwicklungen informieren und sich eine eigene Meinung bilden. Da Sexualität nicht selten ethische, weltanschauliche, bisweilen auch religiöse Grenzen berührt, sollte ein Therapeut einen klaren persönlichen Standpunkt beziehen können, gleichzeitig aber in der Lage sein, die Überzeugungen seiner Klienten und deren Verhalten zu respektieren. Gelegentlich ist es dennoch notwendig, klar Stellung zu beziehen, vor allem wenn es um sexuellen Missbrauch und sexualisierte Gewalt geht (► S. 96).

Nachfolgend ein Beispiel für die Arbeit mit dem Körper und der Sexualität.

Eine Klientin hat sich von ihrem Partner, mit dem sie lange Jahre zusammengelebt hat, getrennt und sich zum ersten Mal eine eigene Wohnung genommen. Sie fühlt sich darin sehr wohl, trauert aber gleichzeitig um ihre Partnerschaft. Vor Kurzem hat sie sich beim Sport verletzt und leidet noch unter Schmerzen, sodass sie sich überlegt, ob sie sich orthopädisch behandeln lassen sollte.

In der Therapiesitzung friert es sie. Sie nimmt sich eine Decke und hüllt sich ein. Mit einem Seufzer lehnt sie sich in den Sessel zurück und schließt die Augen. Sie erzählt von der schönen Badewanne in ihrer neuen Wohnung und stellt sich vor, sich darin ganz wohlig im warmen Wasser zu entspannen. »Nun hätte ich gerne eine Massage«, sagt sie. »Aber ich möchte ganz sanft angefasst werden. Von manchen Masseuren will ich gar nicht angefasst werden.« Dabei hebt sie leicht abwehrend die Finger ihrer linken Hand. Ich bitte sie, die Bewegung der Hand zu spüren und bei Bedarf weiterzuführen. Sie hebt langsam den ganzen Arm und hält ihn abwehrend vor die Brust, als würde sie jemanden von sich weghalten. Sie hält inne. Ein »Nein!« entfährt ihr. »Ich nehme nichts Fremdes in mich herein!« Sie senkt den Arm und beginnt zu weinen. Mir ist bewusst, dass sie sich an etwas Schlimmes erinnert. Sie sagt, sie spüre Scham und Schuld, aber möchte nicht darüber reden. Ich antworte, dass das völlig in Ordnung ist. Sie möge einfach mit ihrem Körpergefühl weitergehen. Ihr Körper sei womöglich dabei, eine frühere traumatische Situation aufzulösen. Nach einer Weile richtete sie sich auf. Ihr Mund bekommt einen entschlossenen Ausdruck. Sie sagt, sie spüre eine direkte Verbindung von ihrem Unterleib zu ihrem Mund. Dann öffnet sie die Augen und sagt entschieden: »Ich bin eine emanzipierte Frau. Ich gehe nicht mit jedem ins Bett!« Ich bitte sie, dies auch mir gegenüber als Mann zu sagen. Sie wirkt nun sehr klar und selbstbewusst.

Danach berichtet sie, dass sie früher nicht so deutlich gespürt habe, was sie wollte, und habe mit Männern geschlafen, mit denen sie eigentlich nicht wollte. Sie habe sie »hereingelassen«, auch zum Oralsex, ohne dass sie es selbst bestimmt habe. Sie wisse zwar nicht, ob sie je sexuell missbraucht worden wäre. Aber ihre Mutter habe von einem solchen Erlebnis erzählt und ihrer Großmutter sei auf der Flucht möglicherweise etwas Ähnliches passiert. Nun aber fühle sie sich als emanzipierte Frau, im Gegensatz zu ihrer Mutter und der Großmutter. Sie habe ihre eigene Wohnung, ihre Badewanne und ihr Bett. Diese seien ihr »sicherer Ort«, wo sie selbst bestimmt, wen sie hereinlässt und wen nicht.

Kommentar: Eine solch offene Therapiesitzung war nur möglich, weil die Klientin seit Langem bei mir in Therapie war und wir uns sehr vertraut waren. Da mir im Laufe der Sitzung bewusst wurde, dass es um Sexualität ging, habe ich mich diskret zurückhalten und sie nicht nach Einzelheiten fragt. Dies wäre für den therapeutischen Prozess auch nicht notwendig gewesen. Gleichzeitig habe ich das, war sie innerlich durchmachte, mitfühlend nachvollzogen, sodass ich mit ihrer inneren und äußeren Bewegung mitgehen konnte.

Die Sitzung ist typisch für eine körperorientierte Traumabehandlung nach den Prinzipien des *Somatic Experiencing* (► S. 105). Die Klientin sprach zunächst von zwei schmerzlichen Erfahrungen: ihrer Trennung und ihrer Sportverletzung. Es fror sie. Sie wickelte sich in eine Decke ein und begab sich innerlich an den »sicheren Ort«, den sie sich neuerdings mit ihrer neuen Wohnung und der Badewanne geschaffen hat. Von dort aus kam ihr die Erinnerung, unsanft am Körper angefasst zu werden. Ihre Hand reagierte mit einer diskreten, fast unmerklichen Abwehrbewegung. Ich nahm diese Bewegung auf und bat die Klientin, sie zu Ende zu führen. Als sie den Arm vor die Brust hob, erinnerte sie sich an eine frühere Situation, in der sie einen Mann zu dicht an sich herangelassen hatte. Sie vollführte ihre Abwehr, verschloss ihren Mund und sagte, dass sie niemanden an sich mehr heranlassen werde, den sie nicht wollte.

Damit hat sie nicht nur die traumatische Situation von damals bewältigt: In ihrem inneren Prozess konnte sie die damals unterbrochene Abwehrbewegung zu Ende führen. Damit überwand sie das traumatische Erlebnis. Sie hat auch einen neuen, sicheren Stand gegenüber Männern gewonnen. Indem sie ihren Entschluss zu mir (exemplarisch als männlichem Gegenüber) aussprach, bekräftigte sie ihre Entschiedenheit Männern gegenüber.

Sexuelle Grenzverletzungen in der Therapie

Wir haben in den Kapiteln über professionelle Intimität (► S. 56) und den Wesenskern (► S. 42) gesehen, wie wesentlich es ist, dass der Therapeut Fühlung zum *Wesenskern* des Klienten findet, durch all dessen Abwehrschichten hindurch. Es ist ein besonderer Moment, wenn sich schließlich der Wesenskern des Klienten öffnet und er sich ganz unverhüllt zeigt – in seinem Schmerz, seinem Leid und seinem Elend, aber auch in seiner Ursprünglichkeit und Ganzheit. Er liegt wie ein offenes Buch vor dem Therapeuten, in seinem ganzen Glanz und Elend.

Dies ist ein bewegender, manchmal erschütternder Moment. Er gehört zu den Sternstunden in der Therapie. Und es gibt kaum einen Therapeuten, der nicht auch in seinem Wesenskern davon berührt wird. In solchen Augenblicken stehen Therapeut und Klient sich ganz offen gegenüber, sind sicht- und berührbar. Die seelische Energie fließt frei von einem Herzen zum anderen. Therapeut und Klient strahlen sich an. Nicht selten haben sie Tränen in den Augen.

Hier entsteht *therapeutische Liebe.* Wenn sich zwei Menschen in der Tiefe ihrer Person, in ihrem Wesenskern erkennen, entsteht Liebe. Erkennen bedeutet im biblischen Sinne Lieben. In dem Moment, in dem Therapeut und Klient sich in ihrem Wesenskern und aus ihrem Wesenskern heraus erkennen, entsteht Liebe. Wortloses Sich-Verstehen. Nähe.

Eine solche Nähe ist etwas Wunderbares, Herzerwärmendes, Beglückendes. Man versteht sich ohne Worte und fühlt sich endlich angekommen: Es ist wie ein Nach-Hause-Kommen.

Solche Augenblicke sind selten im Leben. Es sind einzigartige Momente, die man sonst nur in intimen Beziehungen kennt: in der Liebe, der Freundschaft und der Beziehung zwischen Eltern und Kind. All dies sind intime und exklusive Beziehungen zwischen zwei Menschen, jeweils mit ihren spezifischen Bedingungen.

Da es sich auch in der Therapie um Liebe handelt, wenn sich beider Herzen öffnen, kommt leicht Sexualität ins Spiel. Die Sexualität ist die höchste Stufe der Intimität zwischen zwei Menschen. Wenn sie glückt, kommt es zu einer umfassenden Transformation beider Beteiligten. Sie verschmelzen körperlich, seelisch und geistig miteinander und ineinander. Deshalb ist es nicht verwunderlich, dass bei einer intensiven Begegnung zwischen Therapeut und Klient auch die sexuelle Energie angeregt wird. Es ist daher ein ganz normaler Vorgang, dass einer von ihnen oder beide sich gelegentlich auch erotisch zueinander hingezogen fühlen.

Dies ist ein ebenso beglückender wie gefährlicher Moment.

Denn sein Zauber besteht hauptsächlich auf der seelischen Ebene: Der Klient fühlt sich auf dem Grund seiner Seele vom Therapeuten gesehen und erkannt und umgekehrt.

Es ist wichtig, zu begreifen, dass es sich hier um ein gegenseitiges Erkennen und Berühren/Erkanntsein und Berührtsein auf der *seelischen* Ebene und nicht auf der *sexuellen* Ebene handelt. Bei der Begegnung zwischen Therapeut und Klient handelt es sich um eine *seelische Intimität,* die beide erleben. Dagegen ist eine sexuelle Anziehung etwas, das in den meisten Fällen *spontan* bei der Begegnung zweier Menschen geschieht, und zwar auf der instinktiven, körperlichen und chemischen (von Duftstoffen hervorgerufenen) Ebene. Die seelische Übereinstimmung zwischen Therapeut und Klient darf deshalb nicht mit sexueller Anziehung verwechselt werden. Eine Verwechslung hätte fatale Folgen.

Da beide Ebenen jedoch sehr nahe beieinanderliegen und da bei der Begegnung zwischen dem Wesenskern des Therapeuten und dem Wesenskern des Klienten die Abwehr- und Schutzfassaden beider Beteiligten abfallen, springt der erotische Funke leicht über. Dies geschieht meist nonverbal, wenn sie sich in die Augen schauen (die Augen sind die »Fenster zur Seele«), wenn sie einander zum Abschied die Hand geben oder sich in den Arm nehmen.

Dies ist *der Augenblick der Versuchung*, und zwar für beide.

In diesem Augenblick liegt alles in den Händen des Therapeuten. Er muss trotz des zauberhaften Moments klar bleiben und sich bewusst sein, dass er, und nur er allein, dafür verantwortlich ist, dass die therapeutische Beziehung nicht ins Sexuelle abgleitet. Er muss sich darüber im Klaren sein,

- dass der Klient in seelischer Abhängigkeit zu ihm steht und dass er allein dafür verantwortlich ist, dass die therapeutische Beziehung nicht ins Persönliche oder Sexuelle kippt.
- dass er den Kontakt mit dem Klienten ausschließlich im vereinbarten therapeutischen Rahmen begrenzt halten muss und ihn nicht auf die private Ebene verlegen darf, etwa indem er ein Treffen im Café oder in seinen Privaträumen vorschlägt.
- dass er dem *hippokratischen Eid* (»[…] In welches Haus immer ich eintrete, eintreten werde ich zum Nutzen des Kranken, frei von jedem willkürlichen Unrecht und jeder Schädigung und den Werken der Lust an den Leibern von

> Frauen und Männern, Freien und Sklaven […]«[7]) und dem *Abstinenzgebot der psychotherapeutischen Berufsordnung* (»[…] Psychotherapeutinnen und Psychotherapeuten dürfen die Vertrauensbeziehung zu Patientinnen und Patienten nicht zur Befriedigung eigener Interessen und Bedürfnisse missbrauchen […] Psychotherapeutinnen und Psychotherapeuten sollen außertherapeutische Kontakte zu Patientinnen und Patienten auf das Nötige beschränken und so gestalten, dass eine therapeutische Beziehung möglichst wenig gestört wird […] Jeglicher sexueller Kontakt von Psychotherapeutinnen und Psychotherapeuten zu ihren Patientinnen und Patienten ist unzulässig […][8]) verpflichtet ist.

Ist es ausreichend, dass er sich diese Grundsätze bewusst macht, um eine Grenzübertretung zu verhindern? Wieso kommt es dennoch zu der hohen Zahl von sexuellem Missbrauch in Psychotherapien? Nach einer Schätzung des Instituts für Psychotraumatologie Freiburg/Köln muss in Deutschland jährlich mit mindestens 300–600 Übergriffen gerechnet werden.[9] In einer großen Studie in den USA gaben 10 % aller psychiatrischen und psychotherapeutischen Behandler in einer anonymisierten Selbstauskunft an, dass sie sexuelle Beziehungen zu ihren Patientinnen und Patienten haben oder hatten.[10] Die Dunkelziffer dürfte weitaus höher sein.

Ob es zu sexuellen Übergriffen kommt, hängt wesentlich von folgenden Faktoren sowohl beim Therapeuten als auch bei seinem Klienten ab:

1. Wie stark ist ihre *Selbstkontrolle?*
2. Wie groß ist ihre *Bedürftigkeit* nach Zuwendung und Liebe?
3. Haben sie *Missbrauchserfahrungen* hinter sich (als Opfer oder als Täter)?
4. Welche *Vorbilder* haben sie gehabt (im Elternhaus, in der therapeutischen Ausbildung)?
5. Welchen Einfluss übt ihr internalisiertes *Geschlechtsrollenverhalten* aus?
6. Welche *Sanktionen* vonseiten des Gesetzgebers, der Berufsverbände und der Kollegenschaft drohen bei einem sexuellen Übergriff?
7. Wie steht es mit der *moralischen Einstellung und dem Gewissen* des Therapeuten?

---

7 www.aerztekammer-bw.de/10aerzte/40merkblaetter/20recht/10gesetze/hippoeid.pdf, (letzter Zugriff: 08.09.2020)

8 www.bptk.de/wp-content/uploads/2019/01/Muster-Berufsordnung_der_BPtK.pdf (letzter Zugriff: 08.09.2020)

9 psychotraumatologie.de/downloadable/Info%20Sexuelle%20Uebergriffe.pdf (letzter Zugriff: 08.09.2020)

10 www.aerzteblatt.de/archiv/195663/Sexueller-Missbrauch-in-der-Psychotherapie-Zerstoertes-Vertrauen-und-Schuld (letzter Zugriff: 08.09.2020)

1. Selbstkontrolle Nach einem emotionalen Durchbruch hat der Klient gerade in seinem Innersten gezeigt: Er hat sich vielleicht ausgeweint, ist auf eine überraschende Erkenntnis gestoßen oder ist erfüllt mit unbändiger Lebensfreude. Er ist gewissermaßen »außer sich«. Daher befindet er sich in einem außergewöhnlichen seelischen Zustand und braucht Zeit, um sich zu erholen und ganz zu sich zu kommen.

Dagegen sollte der Therapeut gut in sich ruhen, selbst wenn es für ihn aufregend ist, den Klienten durch dessen psychischen Prozess zu begleiten. Er muss jederzeit den Ablauf der gesamten Sitzung im Griff behalten, vom ersten bis zum letzten Augenblick. Er muss genau *wahrnehmen*, was gerade beim Klienten, bei sich selbst und zwischen ihnen geschieht. Vor allem muss er *verstehen*, was vor sich geht, und es in seinem therapeutischen Verständnis *interpretieren und einordnen* können (z. B. »Er hat gerade erlebt, wie einsam und verlassen er in der Kindheit gewesen ist. Er schaut nun auf mich und hofft, dass ich, anders als seine Mutter, bei ihm bleibe, ihn verstehe und ihn halte. Wenn er das erleben kann, wird er sich endlich getröstet und geliebt fühlen«). Der Therapeut muss wissen, was er als Nächstes zu tun hat (»Ich kann ihm sagen, dass ich bei ihm bin, und ihn fragen, wie es für ihn ist, wenn er nicht mehr allein ist«). Auf diese Weise bleibt er Herr der Lage, selbst in einer aufwühlenden Situation.

2. Bedürftigkeit In einer solchen Ausnahmesituation spürt der Klient seine ganze kindliche Bedürftigkeit. Wenn er den Therapeuten als liebevoll zugewandt empfindet, wird er automatisch seine Wünsche und die Sehnsucht nach emotionaler, auch körperlicher Wärme auf den Therapeuten richten. Er wird erst im Laufe der Therapie erkennen, dass es sich um ein *Übertragungsphänomen* handelt, d. h., dass er die unerwiderten Bedürfnisse, die ursprünglich seinen Eltern galten, nun auf den Therapeuten richtet. Dies ist verständlich, wenn er vom Therapeuten ungeteilte Aufmerksamkeit und Zuwendung erfährt.

Wenn der Klient bisher keine sexuell erfüllende Beziehung erlebt hat, können sich seine sexuellen Bedürfnisse ebenfalls auf den Therapeuten richten. Ein solches Zusammenfließen von kindlichen und erwachsenen Bedürfnissen ist der Grund dafür, dass Klienten sich oft in ihre Therapeutinnen und Therapeuten verlieben.

Der Therapeut sollte seine eigene Bedürftigkeit, egal, ob sie kindlicher oder sexueller Natur ist, kennen und in seiner eigenen Therapie bearbeitet haben. Falls nicht, muss er sich zumindest ihrer bewusst sein und diese nicht an seine Klienten richten. Er muss stets im Auge behalten, dass es in einer Therapie ausschließlich um das Wohl des Klienten geht. Er darf die therapeutische Beziehung, die auf Vertrauen des Klienten in ihn beruht, nicht zur Befriedigung seiner eigenen Interessen und Bedürfnisse missbrauchen, egal, ob es sich um emotionale, materielle oder sexuelle Bedürfnisse handelt. Dieses *Abstinenzgebot* gilt auch für die Zeit nach der Therapie.

Sollte sich der Therapeut in emotionaler oder sexueller Not befinden, muss er sich ebenfalls an seinen eigenen Therapeuten bzw. Supervisor wenden. Denn die Therapeut-Klient-Beziehung ist asymmetrisch, also eine Einbahnstraße. Die Verantwortlichkeit fließt immer »bergab« – vom Therapeuten zum Klienten, niemals umgekehrt.

3. Frühere Missbrauchserfahrungen (als Opfer oder als Täter) Besonders Klienten, die früher sexualisierte oder physische Gewalt erfahren haben, sind anfällig für eine Wiederholung in der Therapie. Wie jeder Mensch tragen sie das, was ihnen einmal widerfahren ist, wie ein Energiefeld oder eine Aura unsichtbar mit sich. Dadurch fühlen sich Menschen, die Ähnliches erlebt haben (als Opfer oder als Täter), von ihnen energetisch, manchmal wie magisch angezogen. Aufgrund solcher Übertragungen, Gegenübertragungen und Projektionen kann es im Privatleben, aber auch in der Therapie zu *Retraumatisierungen* kommen.

Da ein Therapeut dafür ausgebildet ist, das Unbewusste und Unsichtbare seines Gegenübers zu spüren, ist er besonders empfänglich für unverarbeitete Konflikte und Traumata des Klienten. Nun haben viele Therapeutinnen und Therapeuten in ihrer Kindheit ebenfalls traumatische Erfahrungen erlebt. Darin besteht ja, wie wir am Anfang des Buches gesehen haben, ein Hauptgrund für ihre Berufswahl (▶ S. 4). Manche sind ebenfalls körperlich und/oder sexuell missbraucht worden. Wenn sie nun ihre eigenen traumatischen Erfahrungen nicht oder nicht ausreichend in ihrer Ausbildung und ihrer Lehrtherapie durchgearbeitet haben, können sie sich entweder mit der Opferrolle des Klienten übermäßig identifizieren und dadurch ebenfalls hilflos werden, mit der Folge, dass sie den Klienten nicht vor aktuellen Gefahren warnen und schützen können, oder sie gehen in die Täterrolle und missbrauchen den Klienten. Dies führt zur Retraumatisierung des Klienten. Der Therapeut selbst gerät seinerseits in den altbekannten Missbrauchszirkel und verletzt sich selbst in seiner eigenen Würde und Menschlichkeit.

4. Vorbilder Welche Vorbilder gab es in der Familie des Therapeuten und Klienten? Verhielten sich die Eltern respektvoll zueinander und zu den Kindern? Herrschte der Vater oder die Mutter über die übrigen Familienmitglieder? Wie wurden Konflikte ausgetragen? Wie wurden Meinungsverschiedenheiten beigelegt? Klient wie Therapeut folgen meist dem elterlichen Vorbild. War der Vater despotisch und ausbeuterisch, könnte der Therapeut ebenfalls meinen, sich über den Willen des Klienten hinwegsetzen zu dürfen. Eine vom Vater eingeschüchterte oder nach dessen Anerkennung heischende Tochter widersetzt sich möglicherweise nicht den Annäherungsversuchen des Therapeuten.

Dann kommt ein weiterer entscheidender Faktor hinzu: Wie wurden die Themen Macht und Sexualität in der *Ausbildung* des Therapeuten behandelt und vorgelebt? Und: Wie geht die therapeutische Gemeinde, in welcher der betreffende Therapeut beheimatet ist, mit diesen beiden Themen um?

Viele Therapieverbände sind hierarchisch angelegt. Die Ausbilder besitzen oft die Macht, die Ausbildungskandidaten auszuwählen, auszubilden und am Ende der Ausbildung zu zertifizieren. In solchen Instituten erleben die Ausbildungskandidaten am eigenen Leib, wie sie von ihren Ausbildern, ihren Lehrtherapeuten und Supervisoren abhängig sind. Sie lernen, sich anzupassen und sich zu unterwerfen, damit sie die teuer bezahlte Ausbildung abschließen und ihren Beruf endlich ausüben können. Vor allem sind die Zulassungskriterien zur Ausbildung und zum Abschluss oft sehr vage formuliert: Was bedeuten z. B. Kriterien wie »psychische Stabilität«, »seelische Reife« oder »Einfühlungsvermögen«? Diese können recht willkürlich von den beurteilenden Ausbildern ausgelegt werden, sodass ein Auszubildender nie sicher sein kann, ob er die Examina besteht.

Solche *Macht- und Abhängigkeitsbeziehungen* werden noch dadurch verstärkt, dass in manchen Ausbildungsinstituten die Funktion des Ausbilders und die des Lehrtherapeuten nicht streng voneinander getrennt sind. Ausbilder können dann gleichzeitig Lehrtherapeut oder Supervisor der Kandidaten sein. Durch diese Machtkonzentration haben sie ungehinderten Zugang zu deren Seelenleben. Somit wissen sie um die Schwachpunkte und Verletzungen ihrer Ausbildungskandidaten und haben die Möglichkeit, diese für ihre Zwecke auszunutzen oder zu manipulieren. Zu der äußeren Kontrolle kommt somit die psychische Abhängigkeit hinzu. Je mehr Funktionen sich ein Ausbilder anhäuft, desto mehr Macht gewinnt er über die Kandidaten.

In einer solchen Atmosphäre kommt es leicht zu emotionalen und sexuellen Grenzüberschreitung vonseiten der Ausbilder. Es entsteht eine Kultur von offenem oder heimlichem Machtmissbrauch. Unter den Ausbildern selbst herrscht eine Atmosphäre von Kumpanei und Komplizenschaft – man will ja nicht das eigene Nest beschmutzen oder den Ast absägen, auf dem man sitzt. Auf der anderen Seite versuchen die Ausbildungskandidaten, sich wie Geschwister gegenseitig zu stützen und zu trösten. Sie haben jedoch kaum Möglichkeiten, sich gemeinsam zu wehren, ohne ihre Karriere zu riskieren. Solche Verhältnisse findet man auch in der Arzt-Patient-Beziehung, in Pfarrgemeinden, Internaten und Kinderheimen – überall dort, wo die Betreuenden uneingeschränkte Autorität und Macht über die Schutzbefohlenen haben und von der Öffentlichkeit nicht oder ungenügend kontrollieren werden, besteht die Gefahr von Missbrauch.

Wenn Ausbildungskandidaten erleben, wie ihre Ausbilder ihre Macht missbrauchen und Ausbildungskandidaten und Klienten sexuell missbrauchen, nehmen sie dieses Verhalten automatisch in sich auf, selbst wenn sie dies auf der bewussten Ebene ablehnen. Wie in der Familie wirken die *Vorbilder* sehr viel stärker und nachhaltiger als das, was man als moralische Maxime vor sich trägt. Dann kopieren und wiederholen junge Therapeutinnen und Therapeuten das schädliche Verhalten, das sie in ihrer eigenen Ausbildung (vielleicht sogar in ihrer eigenen Therapie) erfahren haben.

5. Einfluss der patriarchalischen Gesellschaftsordnung Die Art und Weise, wie in der patriarchalischen Gesellschaftsordnung Männer und Frauen miteinander umgehen, hat einen enormen Einfluss auf sexuelle Übertretungen in allen Bereichen, in denen Frauen von Männern materiell oder seelisch abhängig sind. Dies hat die *#MeToo-Bewegung* deutlich gezeigt. Der sexuelle Missbrauch von Frauen durch Männer mit Macht und Einfluss entspricht genau den Normen des patriarchalischen Systems. Dieses hat sich über Jahrtausende etabliert, sodass die Frauenemanzipation, die erst Ende des 19. Jahrhunderts begonnen hat, selbst heute noch enorme Probleme hat, das männliche Monopol in der Gesellschaft, das den sexuellen Missbrauch von Frauen und Kindern billigend in Kauf nimmt, zu brechen.

In Tabelle 1 habe ich einige Merkmale aus der traditionellen Beziehung zwischen Frauen und Männern aufgelistet, die sexuelle Übergriffe in der Therapie begünstigen.

Tab. 1 Merkmale der traditionellen Beziehung zwischen Frauen und Männern und ihre Folgen in der Psychotherapie

Männerverhalten und -normen	Frauenverhalten und -normen	Folgen in der Psychotherapie
Weibliche Jugend und feminer Liebreiz sind für Männer unwiderstehlich.	Männliche Macht und männliches Prestige wirken äußerst anziehend auf eine Frau. Das macht den Reiz der »Männer mit grauen Schläfen« aus.	Klientinnen suchen sich gerne ältere, erfolgreiche und angesehene Therapeuten und meinen, sie seien bei ihnen in guten Händen.
Männer zeigen ihre Gefühle nicht. Sie lassen sich von ihrem Verstand leiten.	Frauen sind gefühlsbetont und lassen sich von ihren Gefühlen leiten.	Die klassische Rollenverteilung findet sich auch in der Therapie: Die Klientin schüttet ihr Herz aus, der Therapeut analysiert und führt sie.
Der Mann bestimmt. Er weiß, wo es langgeht. Er ist die Autorität.	Die Frau gehorcht und passt sich an. Widerspruch und Kritik stehen ihr nicht.	Der Therapeut bestimmt den Gang der Therapie, die Klientin passt sich an und macht bereitwillig mit.
Männer genießen gesellschaftliches Privileg und haben das Sagen.	Frauen sind Männern nachgeordnet.	Die Klientin ordnet sich unter.
Ein Mann hat stark und intelligent zu sein.	Eine Frau hat schön und attraktiv zu sein. Intelligenz wird als unweiblich abgetan.	Die Klientin bewundert den starken, selbstbewussten Therapeuten. Sie bietet ihm ihre Schönheit und Jugend an, damit er sie akzeptiert.
Väter missachten ihre Töchter, weil Söhne höher stehen als Töchter.	Töchter sehnen sich danach, vom Vater gesehen und anerkannt zu werden.	Die Klientin entwickelt eine Vater-Übertragung zum Therapeuten und ist bereit, fast alles zu tun, um seine Anerkennung zu erhaschen. Nicht selten verliebt sie sich wie ein Teenager in ihn.

Männerverhalten und -normen	Frauenverhalten und -normen	Folgen in der Psychotherapie
Ältere Männer erhalten ihre Jugendlichkeit und Potenz durch die Liebesbeziehung zu jüngeren Frauen. Frauen ihres Alters sind uninteressant.	Frauen fühlen sich von »reiferen« Männern eher angezogen als von jüngeren. Sie suchen Schutz und Anlehnung bei ihnen.	Der Therapeut verwechselt das Werben einer Klientin um seine Aufmerksamkeit mit der Einladung zum Sex.
Der Mann hat stets die Initiative zu übernehmen, wenn er an einem sexuellen Kontakt interessiert ist.	Eine Frau soll nicht direkt sagen, was sie will oder nicht will. Sie darf ihren Willen nur indirekt ausdrücken.	Wenn der Therapeut der Klientin einen sexuellen Antrag macht und sie nicht Nein sagt, kann er davon ausgehen, dass sie einverstanden ist.
In der Sexualität ist der Mann der Aktive und Eindringende.	In der Sexualität soll die Frau die Passiv-Empfangend sein.	Der missbrauchende Therapeut »nimmt« die willfährige, widerstandslose Klientin. Er meint, solange sie sich nicht wehrt, sei sie einverstanden.
Männer meinen, Frauen seien robust. Ihnen kann einiges zugemutet werden.	Wenn eine Frau Schmerzen und Widerwärtiges erfährt, hat sie es klaglos zu ertragen.	Ein Therapeut darf einer Klientin einiges zumuten. Auf ihre Bedürfnisse braucht er keine Rücksicht zu nehmen.
Ein Mann hat das Recht auf die Erfüllung der ehelichen Pflicht vonseiten seiner Frau.	Es ist die Pflicht von Ehefrauen, dem Mann sexuell zur Verfügung zu stehen und ihn zu befriedigen.	Selbst wenn der missbrauchten Klientin schlecht wird und sie leidet, muss sie Ekel und Schmerz klaglos ertragen.
Die sexuelle Zurückweisung vonseiten einer Frau stellt eine nicht zumutbare Beleidigung für einen Mann und eine Kränkung seiner Ehre dar.	Eine Frau darf einen sexuell bedürftigen Mann nicht zurückweisen. Sonst würde sie ihn in seiner männlichen Ehre kränken.	Die missbrauchte Klientin befürchtet den Verlust der Zuwendung des Therapeuten, wenn sie ihn zurückweist. Er könnte die Therapie abbrechen, die ihr so wichtig geworden ist.
Männer sind dem Reiz des Weiblichen verfallen. Sie können keiner Frau widerstehen. Sie dürfen und müssen sich eine Frau hemmungslos »nehmen«.	Frauen sind Verführerinnen und nutzen ihre erotischen Reize aus, um Männer an sich zu binden und zu manipulieren.	Wenn der Therapeut eine Klientin verführt, ist sie schuld, weil sie sich ihm gegenüber aufreizend verhalten hat.

Tab. 1 *(Fortsetzung)*

Männerverhalten und -normen	Frauenverhalten und -normen	Folgen in der Psychotherapie
Männer können bei einer sexuellen Verfehlung mit der Solidarität und stillschweigender Duldung anderer Männer rechnen, da sie insgeheim ähnliche Wünsche haben.	Frauen können von der Gesellschaft keinen Beistand erwarten, wenn sie sich gegen physische oder sexualisierte männliche Gewalt wehren. Sie werden eher selbst bloßgestellt und beschuldigt. Von anderen Frauen erfahren sie oft Neid und Eifersucht.	Die meisten missbrauchenden Therapeuten brauchen sich nicht vor Verfolgung zu fürchten. Ihre Kollegen sorgen sich um den Ruf ihrer Institution und ihres Berufsstandes und werden ihr eigenes Nest nicht beschmutzen.
Für ihre Gelüste kann man Männer nicht verantwortlich machen. Daher müssen ihnen immer gesellschaftliche Nischen bereitstehen, in denen sie vor Entdeckung und Verfolgung sicher sind.	Resigniert stellen Frauen fest: »Männer sind eben so. Man muss ihnen ihre sexuellen Gelüste und Freiräume lassen.«	Durch die Intimität und Exklusivität des therapeutischen Settings würde bei einer Anklage vonseiten des Opfers Aussage gegen Aussagen stehen. »Man weiß ja, dass Patientinnen sich gerne in ihren Therapeuten verlieben.«

6. Sanktionen vonseiten des Gesetzgebers, der Therapieverbände und der Kollegenschaft Obwohl sexuelle Beziehungen zwischen Therapeuten und Klientinnen (seltener zwischen Therapeutinnen und männlichen Klienten oder zwischen lesbischen bzw. homosexuellen Paaren) seit den Anfängen der Psychoanalyse bekannt sind, waren es erst die sexuelle Revolution und die Frauen-Emanzipationsbewegung der 1960er- und 1970er-Jahre, die das Thema sexuelle Ausbeutung in der Ehe und in Institutionen in die öffentliche Aufmerksamkeit brachten. Im »Psychoboom« der 1970er- und 1980er-Jahre gab es eine Vielzahl an Workshops in den neuesten Therapiemethoden. In der Atmosphäre der sexuellen Befreiung kamen sexuelle Grenzverletzungen durch Psychotherapeuten und Seminarleiter gehäuft vor.[11] Erst als die verschiedenen Therapieverbände Anfang der 1990er-Jahre begannen, sich um Seriosität und gesellschaftliche Anerkennung (und damit verbunden die Zulassung zur kassenärztlichen Versorgung) zu bemühen, wurden *Ethik-Kommissionen* in ihren Vereinigungen gegründet, die den sexuellen Missbrauch und andere Arten der Ausbeutung in der Therapie untersagten und sanktionierten. Dies geschah auch auf Druck der Frauen-Emanzipationsbewegung. Das Thema *Scham* wurde endlich in der therapeutischen Diskussion ernstgenommen.

---

11 Die berufliche Haftpflichtversicherung für Psychologen in den USA registrierte 1976–1982 jährlich durchschnittlich fünf Verfahren wegen sexuellen Missbrauchs durch Therapeuten, 1982–1984 aber 24 Missbrauchsverfahren: eine Steigerung um fast das Fünffache (Ehlert 1990).

Jedoch dauerte es in Deutschland bis 1998, bis die sexuelle Ausbeutung von Patientinnen und Patienten in der Psychotherapie vom Gesetzgeber unter Strafe gestellt wurde (§ 174c Strafgesetzbuch[12]).

Heute muss ein Therapeut, der sich an einer Klientin oder einem Klienten vergreift, mit einer Strafanzeige, einem Ausschluss aus seinem Therapieverband und dem Verlust seiner Approbation rechnen. Dennoch wird nur ein Bruchteil der Täter (und Täterinnen) belangt, weil einerseits die Hürden für eine Patientin, die ihren Therapeuten anzeigen will, sehr hoch liegen. Aus Scham, Angst vor Stigmatisierung, Angst vor der Konfrontation mit dem Täter, Angst vor dem Vorwurf, den Therapeuten verführt zu haben, und Angst um ihre eigene Partnerschaft scheuen viele Opfer vor einem solch radikalen Schritt (und Schnitt) zurück. Aus diesem Grund ist die *#MeToo-Bewegung* so wichtig und notwendig.

Auf der Gegenseite haben Therapeuten, die von einer Patientin erfahren, dass sie einen sexuellen Übergriff von einem Kollegen erlitten hat, Bedenken, den Kollegen anzuzeigen, sei es aus Angst, den Ruf ihres Ausbildungsinstituts, ihrer Therapiemethode oder des Berufsstandes insgesamt zu schädigen, sei es aus Angst, von Kollegen als »Nestbeschmutzer« abgelehnt und ausgegrenzt zu werden. Denn in den meisten Fällen handelt es sich um hochrangige und angesehene Vertreter ihrer Zunft, die sexuelle Übergriffe an ihren Klientinnen verübten (Ehlert 1990; Rutter 1991). Es erfordert auch heute Zivilcourage, etwas so Unerhörtes an die Öffentlichkeit zu bringen, gerade weil die Psychotherapie, ähnlich wie die Medizin, die Seelsorge und die Pädagogik, einen hohen gesellschaftlichen Ruf genießt. Viele Männer, vor allem in hohen Positionen, können bei einer sexuellen Verfehlung immer noch mit der Solidarität und stillschweigenden Duldung anderer Männer rechnen.

Jedoch sind Ehrlichkeit und Wahrhaftigkeit die Grundvoraussetzung, dass wir in der Ausübung unseres Berufs »sauber« bleiben. Im intimen therapeutischen Raum haben wir letztlich nur unser eigenes Gewissen, das unsere Klientinnen und Klienten vor Machtmissbrauch und sexueller Ausbeutung schützt.

Ich habe meine Ausbildung in den 1970er-Jahren während der sexuellen Revolution und des Psychobooms absolviert. Damals habe ich Ausbilder und Gruppen-

12 § 174c StGB »Sexueller Missbrauch unter Ausnutzung eines Beratungs-, Behandlungs- oder Betreuungsverhältnisses: (1) Wer sexuelle Handlungen an einer Person, die ihm wegen einer geistigen oder seelischen Krankheit oder Behinderung einschließlich einer Suchtkrankheit oder wegen einer körperlichen Krankheit oder Behinderung zur Beratung, Behandlung oder Betreuung anvertraut ist, unter Missbrauch des Beratungs-, Behandlungs- oder Betreuungsverhältnisses vornimmt oder an sich von ihr vornehmen lässt, wird mit Freiheitsstrafe von drei Monaten bis zu fünf Jahren bestraft. (2) Ebenso wird bestraft, wer sexuelle Handlungen an einer Person, die ihm zur psychotherapeutischen Behandlung anvertraut ist, unter Missbrauch des Behandlungsverhältnisses vornimmt oder an sich von ihr vornehmen lässt. (3) Der Versuch ist strafbar.« (Quelle: https://dejure.org/gesetze/StGB/174c.html; letzter Zugriff: 08.09.2020)

leiter erlebt, die mit Workshop- und Ausbildungs-Teilnehmerinnen sexuell verkehrten. Auch ich habe ein paar Mal sexuelle Kontakte mit Teilnehmerinnen in meinen gestalttherapeutischen Workshops gehabt. Dies habe ich getan, obwohl ich spürte, dass es nicht in Ordnung war, so stark haben meine damaligen Vorbilder auf mich gewirkt. Heute bedauere ich es zutiefst. Ich möchte mich auch nicht damit entschuldigen, dass ich damals noch jung und ungebunden war.

Erst mit 55 erkannte ich mit Entsetzen, dass ich als Kind selbst sexuelle Grenzverletzungen erlebt habe. Ich begab mich noch einmal in Einzeltherapie, die drei Jahre dauerte, und arbeitete meine Vater- und Mutterbeziehung auf. Ich realisierte, dass meine Mutter mich seit Geburt narzisstisch und erotisch benutzt hatte, während mein Vater sie und mich alleingelassen hatte (Chu 2016, 2020). Ich erkannte auch, dass ich im Privatleben und im Beruf Menschen verletzt hatte. Das war der Beginn meiner eigenen Besserung. Eine so tiefe Wunde heilt niemals ganz. Aber ich bin mir bewusster, wie und wo ich selbst als Opfer-Täter verwundbar bin, und versuche, meine Verfehlungen so gut wie es geht wiedergutzumachen und nicht mehr zu wiederholen.

Mittlerweile weiß ich, dass man selbst mit zunehmendem Alter (und dies nicht minder) sexuelle Empfindungen gegenüber Klientinnen und Gruppenteilnehmerinnen haben kann, dass man jedoch lernen kann, sie zu zügeln und zu regulieren. Wenn ich mich von einer Klientin oder Gruppenteilnehmerin angezogen fühle, kann ich dies als *Gegenübertragung* begreifen und überprüfen, ob die betreffende Klientin eventuell auch eine ödipale Bindung zu ihrem Vater gehabt oder Missbrauchserfahrungen erlebt hat. Seit ich lerne, meine erotischen Empfindungen wahrzunehmen und einzuordnen, ohne gleich darauf zu reagieren oder sie auszuagieren, kann ich sie als wertvolles diagnostisches Werkzeug nutzen.

7. Entgrenzung und neue Grenzziehung, Konfluenz und Kontakt Machtmissbrauch und sexualisierte Gewalt sind Phänomene der Entgrenzung zwischen Täter und Opfer. Die natürliche Grenze zwischen dem *Ich* und dem *Du* verschwimmt. Es kommt zu einem Ineinanderfließen vom mir und meinem Gegenüber, sodass ich nicht mehr genau weiß, wo ich aufhöre und wo der andere beginnt. In der Gestalttherapie nennen wir einen solchen Zustand, in dem die beidseitige Grenze aufgelöst ist und die Identität der Beteiligten ineinander verschwimmt, *Konfluenz*. Dies gibt Raum für gegenseitigen *Übertragungen und Gegenübertragungen* (»Bin ich ihr Therapeut oder ihr Vater oder ihr Liebhaber?«), *Projektionen* (»Sie ist total verliebt in mich!«) und *projektive Identifikationen* (»Sie fühlt das Gleiche wie ich. Wir sind völlig im Einklang miteinander!«).

Im *Machtmissbrauch* sehe ich mein Gegenüber nur als ein Instrument zur Befriedigung meiner expansiven Bedürfnisse. Im *narzisstischen Missbrauch* betrachte ich den anderen als eine Erweiterung oder Verlängerung meiner Selbst. Im *sexuellen Missbrauch* sehe ich mein Gegenüber nicht mehr als eigenständige Person, sondern nur noch als Objekt meiner Begierde, dessen ich mich bemächtigen darf. Oder ich bilde mir ein, mein Gegenüber würde das Gleiche empfinden wie ich (projektive Identifikation) und ich dürfte die therapeutische Grenze zwischen ihm und mir aufheben (Entgrenzung).

Übertragung, Gegenübertragung, Projektion und projektive Identifikation sind jedoch nur Illusionen. Ich unterliege der Selbsttäuschung, als wären mein Gegenüber und ich jemand anderes als in der Realität. Diese Täuschungen lassen sich jedoch therapeutisch nutzen, wenn ich mir klarmache, dass es sich um Täuschungen handelt. Ich kann lernen, zu verstehen, wozu sie dienen: Meistens sind sie Ausdruck eines unverarbeiteten vergangenen Konflikts oder Traumas. Wenn ich dann zurückgehe in die Vergangenheit zu der Situation, in welcher der Konflikt oder das Trauma entstanden ist, und sie noch einmal bewusst durchgehe, habe ich die Chance, sie aufzulösen und endlich hinter mir zu lassen. Vielleicht benötige ich dazu therapeutischen Beistand. Wenn ich das Vergangene hinter mir gelassen habe, tauche ich wieder in der heutigen Realität auf und kann erkennen, wie ich mich und mein Gegenüber verkannt habe.

Nun kann ich die Grenze zwischen ihm und mir wiederherstellen. Ich stehe hier, der andere steht dort. Ich fühle mich endlich wieder vollständig, in meiner Haut, in meiner eigenen Begrenzung und Begrenztheit. Ich sehe mein Gegenüber wieder als eigenständige Person. Mit der Grenzziehung wird aus dem verschwommenen »*Wir*« wieder ein *Ich* und ein *Du*. Ich gewinne meinen Selbstrespekt und meine Würde zurück. Und ich kann mein Gegenüber ebenso respektieren und würdigen. Wir kehren beide aus dem vorher entwürdigenden und entwürdigten Zustand zurück. In der Gestalttherapie nennen wir eine Begegnung zwischen Ich und Du *Kontakt*. Kontakt braucht eine klare Grenze zwischen mir und meinem Gegenüber, im Gegensatz zur Konfluenz, bei der die Grenze aufgehoben wird.

Wenn die Grenze zwischen dem Therapeuten und dem Klienten klar ist, wenn beide in ihrer Würde und ihrer Selbst sicher sind, können sie den intensiven Kontakt, in dem gegenseitigen Erkennen und Berührtsein in ihrem Wesenskern, wie ich ihn zu Beginn dieses Kapitels beschrieben habe, halten und aushalten, ohne Gefahr zu laufen, sich zu verlieren. Dann ist therapeutische Liebe möglich.

Am Ende dieses Kapitels möchte ich noch eine Empfehlung aussprechen. Der amerikanische Psychiater und Psychotherapeut Peter Rutter hat zu dem Thema sexueller Missbrauch ein Buch geschrieben, das mich weitergebracht hat in meinem Verständnis für mich selbst. Er hat darin nicht bloß, wie viele Autorinnen und Autoren, sexualisierte Gewalt missbilligt und moralisch verurteilt. Er beschreibt, wie erschrocken er gewesen sei, als eine junge Patientin sich ihm in einer abendlichen Stunde körperlich annäherte und sich ihm sexuell anbot. Er sei erstarrt gewesen. Er habe die Versuchung gespürt. Zu jener Zeit sei er selbst einsam und deprimiert gewesen: »Eine berauschende Mischung von Gefühlen zeitloser Freiheit und erregender Gefahr befiel mich, wie sie Männer bei verbotenen sexuellen Spielen empfinden. Die Freiheit beruht auf der Illusion in solchen Momenten, in denen ein Mann sich einreden kann, dass nichts mehr zählt – nur die sexuelle Verschmelzung mit dem weiblichen Körper und Geist. Er verschließt sich gegenüber Vergangenheit und Zukunft und denkt weder über seine Motivation noch die Konsequenzen seines Handelns nach. In diesem Moment, als ich mich entscheiden musste, die Grenze zu überschreiten oder nicht, fühlte ich mich außerordentlich stark und gleichzeitig sehr, sehr verwundbar.« (Rutter 1991,

S. 18 f.)[13] Am Ende habe er es geschafft, die Patientin aufzufordern, sich wieder auf ihren Platz zu setzen. Danach hätten sie die Situation besprechen können. Nach diesem Vorfall interviewte Rutter nicht nur weibliche Opfer sexueller Übergriffe in der Therapie, sondern auch männliche Täter. Er versuchte zu verstehen, was beide Seiten empfinden und was sie bewegt. In seinen Therapien mit Tätern gelingt es ihm, sie zurückzuführen zu ihrer Sehnsucht nach der Wiedervereinigung mit dem weiblichen Anteil in ihnen selbst (*Anima* nach der Jung'schen Psychologie) und der Versöhnung mit diesem abgespaltenen Teil ihrer Selbst.

13 Diese deutsche Ausgabe des Titels ist leider vergriffen und nur antiquarisch erhältlich. Die Originalausgabe mit den Titel *Sex in the Forbidden Zone* ist weiterhin erhältlich.

Geld und Psychotherapie

Psychotherapie kostet Geld. Sie ist eine Dienstleistung wie jede andere. Ich vergleiche sie gerne mit einem Handwerk. Als Honorar nehme ich in etwa das, was ein Handwerker verdient.

Verglichen mit anderen Fachärzten stehen Psychiater und Psychotherapeuten am Ende der Verdienstskala. Ein Radiologe verdient jährlich durchschnittlich 230 400 € brutto, ein Psychiater 98 000 €.[14] Wir haben keine medizinischen Geräte, deren Leistungen abgerechnet werden können. Die meisten Therapeutinnen und Therapeuten haben keine Angestellten, die für sie arbeiten. Alle Leistungen eines Psychotherapeuten erbringt er in Eigenarbeit. Ein Psychotherapeut verdient bei Privatpatienten circa 90 € brutto pro Therapiestunde, bei gesetzlich versicherten Patienten 110 €. Jeder Patient beansprucht mindestens 50 Minuten pro Sitzung, manchmal mehr. Zwischen den Sitzungen braucht der Therapeut Zeit, um sich zu erholen. Daher kann er an einem Arbeitstag höchstens sechs bis acht Patienten sehen, danach ist er erschöpft. Psychotherapie ist seelische und geistige Schwerstarbeit. Man wird täglich mit den unterschiedlichsten psychischen Störungen und Krankheiten konfrontiert. Körperlich ist es auch anstrengend, weil man die meiste Zeit sitzt und sich wenig bewegt. An manchen Tagen möchte man abends niemanden mehr sehen und mit niemandem mehr sprechen, nicht einmal mit seinen Liebsten daheim.

Als ich anfing, war mir all das noch nicht bewusst. Ich war noch ganz frisch im Beruf und liebte die Gespräche mit meinen Klienten. Als Berufsanfänger, der vorher von seinen Eltern bzw. von Stipendien gelebt hat, war ich begeistert von der Vorstellung, dass jede Minute im Gespräch mir eine D-Mark in die Kasse brachte! Das war mehr, als ich ausgeben konnte. Erst später, als ich den Unterhalt für eine fünfköpfige Familie verdienen musste, wurde mir bewusst, wie wichtig es war, regelmäßig arbeiten zu gehen, ja nicht krank zu werden, damit unser Konto nicht ins Minus fiel.

In den 1970er-Jahren, als ich meine ersten Schritte in Richtung Psychotherapie ging, zahlte man seine eigene Psychotherapie aus eigener Tasche. Nach Ende meiner Ausbildung ließ ich mich ohne Kassenzulassung privat nieder. Da ich recht schnell bekannt wurde, hatte ich genügend viele selbstzahlende Klienten. Natür-

---

14 »Hier liegt der Radiologe vorne. Er hat ein durchschnittliches Jahresbruttoeinkommen von 230 400 Euro. Auf den Plätzen Zwei und Drei folgen die Augenärzte und Orthopäden mit Verdiensten von 152 900 Euro und 134 200 Euro. Im soliden Mittelfeld liegen die Chirurgen, Gynäkologen, Internisten, Kinderärzte, Allgemeinmediziner und Hautärzte mit Jahresbruttogehältern zwischen 124 800 Euro und 106 400 Euro. Schlusslicht bilden die Nervenärzte mit einem Verdienst von durchschnittlich 98 100 Euro.« (Quelle: https://ichbinarzt.de/gehaltscheck-welcher-arzt-verdient-am-meisten/; letzter Zugriff: 06. 08. 2020)

lich war es für manche Klienten nicht leicht, selbst zu zahlen. Daher staffelte ich mein Honorar und ließ die Klienten entscheiden, was sie zahlen konnten.

Bis heute bin ich der Meinung, dass zur Psychotherapie die private Abrechnung am besten passt – vorausgesetzt, man staffelt das Honorar so, dass Menschen, die weniger verdienen, auch weniger zahlen müssen. Dafür kann man ja von Gutverdienenden mehr verlangen. Die Gründe hierfür: Man ist motivierter, wenn man etwas aus eigner Tasche bezahlen muss. Wofür man Geld ausgibt, erscheint wertvoller, als wenn man es umsonst bekommt. Wenn ich als Klient für jede Stunde zahlen muss, überlege ich genau, ob ich sie wirklich brauche. Ich will, dass die Therapie mir etwas bringt. Ich bin eher bestrebt, sie wirklich für mich zu nutzen. Außerdem ist mir sehr viel bewusster, dass mein Therapeut mit seiner Arbeit seinen Lebensunterhalt bestreitet, wenn ich ihm das Geld in die Hand gebe oder es ihm überweise. Verkauft er sich unter Wert? Oder ist seine Arbeit mir nicht sein Geld wert? Das Verhältnis zwischen Geben und Nehmen wird mit der privaten Liquidierung konkreter und fassbarer. Es wird beiden bewusst, dass es sich hier auch um ein Geschäft und eine Dienstleistung handelt, Leistung gegen Bezahlung.

Ich habe mich ungerne von meiner Privatpraxis verabschiedet. Aber als wir in den 1990er-Jahren mehr Kinder bekamen, wurde es mir zu riskant, nur privat abzurechnen. Vor allem stand uns das Psychotherapeutengesetz bevor, wodurch viele Psychologinnen und Psychologen, die bis dahin nur privat abrechnen durften, ebenfalls die Kassenzulassung bekommen würden. Mir war klar, dass man in Zukunft als Therapeut einen schweren Stand haben würde, wenn man nur Privatpatienten nimmt. Daher beantragte ich schweren Herzens die Niederlassung als Kassenarzt. Dies brachte zwar einiges an Bürokratie mit sich, aber als niedergelassener Kassentherapeut war ich abgesichert.

Heute bin ich froh, dass ich sowohl gesetzlich Versicherte als auch Privatklienten behandeln darf. Durch Erstere habe ich einerseits ein geregeltes Einkommen. Andererseits, und das ist mir wichtiger, kann ich Geringverdiener, Arbeitslose und Studenten bedenkenlos in Behandlung nehmen. Ich sehe darin einen wichtigen sozialen Betrag, den ich leisten kann.

Dennoch halte ich Psychotherapie für eine Dienstleistung, die für jeden wertvoll ist, selbst wenn man dafür zahlen muss. Eine normale Therapie kostet im Durchschnitt einige Tausend Euro, verteilt auf mehrere Jahre. Die jährliche Summe entspricht in etwa dem, was man für einen Urlaub ausgibt. Ein Auto kostet ein Vielfaches mehr. Und für das Geld bekommt man sehr, sehr viel: Man kann seine Kindheit und Vergangenheit aufarbeiten und hinter sich lassen. Es wird einem klarer, was und wohin man im Leben will. Man kommt in seinem Leben an. Glück und Erfüllung sind eigentlich mit Geld nicht aufzuwiegen.

Mag sein, dass ich nun ins Schwärmen komme, wenn ich an das denke, was die Psychotherapie mir und vielen anderen Menschen gebracht hat. Natürlich bedarf es beständiger Arbeit an sich selbst. Aber der Lohn ist wirklich unbezahlbar.

Dennoch: Für mich ist Psychotherapie nicht nur ein Dienst an die Menschheit. Sie ist auch ein Geschäft. Dadurch, dass ich Geld dafür verlange, bekommt diese Arbeit, die so viele idealistische und gemeinschaftsstiftende Seiten hat, auch

Boden unter den Füßen. Ich tue etwas Gutes, gleichzeitig muss ich davon leben. Es ist kein bloßes Ehrenamt, so wie ich es einige Jahre lang in der Flüchtlingsarbeit praktiziert habe. Ich opfere mich nicht für meine Klienten auf. Es ist ein Geben und Nehmen. Dadurch erscheine ich in ihren Augen nicht als Wohltäter oder als guter Samariter, sondern als Dienstleistender. Nicht mehr und nicht weniger.

Dies ist sehr befreiend, für beide Seiten. Die Klienten sind mir nicht zu Dank verpflichtet. Sie sind mir nicht zu irgendwelcher Gegenleistung verpflichtet. Sie sind mir nichts schuldig. Auch ich verlange nichts von ihnen, weder Almosen noch Spenden, weder Freundschaft noch sonstige Liebesdienste, weder Dank noch Verehrung. Ich erwarte nichts von ihnen, außer dass sie pünktlich zu den Terminen erscheinen und meine Arbeit bezahlen. Mit der Bezahlung (entweder direkt von ihnen oder indirekt über ihre Krankenkasse, an die sie ihren monatlichen Beitrag zahlen) sind wir quitt. Die Rechnung ist ausbalanciert.

Die geschäftliche Transaktion macht es möglich, dass unsere therapeutische Beziehung nüchtern und klar bleibt. Sie zieht eine Grenze zwischen uns, sodass wir in einer geschäftsmäßigen Distanz zueinander stehen bleiben, jenseits aller Sympathie und emotionaler Nähe. Sie verhindert, dass aus unserer professionellen Interaktion eine persönliche Beziehung (eine Freundschaft, Liebesbeziehung oder Kollegenschaft) wird.

Käufliche Liebe

Der Gedanke mag manchen Kollegen wie Blasphemie vorkommen, aber bereits zu Beginn meiner beruflichen Tätigkeit ist mir die Parallele zwischen Psychotherapie und Prostitution aufgefallen. In beiden Fällen geht es um persönliche Zuwendung gegen Bezahlung. Bei der Prostitution handelt es sich um die »Ware« körperliche Liebe, bei der Psychotherapie um emotionale Wärme, Mitgefühl und Verständnis (wobei es oft vorkommt, dass Prostituierte ihren Freiern ebenfalls ihr mitfühlendes Ohr leihen, wenn diese ihnen gegenüber ihr Herz ausschütten; Delacoste & Alexander 1989; Hydra 1991). Das Besondere in beiden Berufen besteht darin, dass die gehandelte Ware etwas ganz Intimes ist. Es geht um eine höchst intime Zuwendung, die der jeweilige Kunde gegen Geld erhält.

Wenn wir den Beruf des Psychotherapeuten mit dem der Prostituierten in Beziehung setzen, wird uns einiges an den Widersprüchen des therapeutischen Berufs deutlich. Es geht vor allem um *das Verhältnis zwischen Intimität und Professionalität.*

Eine Prostituierte betreibt ihr Gewerbe professionell. Sie gibt zwar ihren Körper für Liebkosungen hin. Innerlich bleibt sie jedoch möglichst distanziert und cool. Sie darf sich weder von ihrem Ekel (vor einem ungepflegten oder ungehobelten Freier) leiten noch von ihrer Zuneigung (zu einem attraktiven und liebenswerten Kunden) hinreißen lassen. Die Intimität, die sie gibt, muss sie, soweit es geht, aus ihrer persönlichen Sphäre auslagern. Sie muss sie abspalten (aus diesem Grund lassen sich manche Prostituierte vom Kunden nicht auf den Mund küssen, dieser ist für ihre eigene Liebesbeziehung reserviert). Die intimen Handlungen, die sie ausführt, dürfen ihren innersten Kern nicht berühren. Sonst würde sie von sexuellen und emotionalen Empfindungen überschwemmt werden. Während des Sexualakts darf sie zwar sexuelle Erregung und Ekstase heucheln, innerlich muss sie jedoch cool und distanziert bleiben, damit sie ihre Selbstbeherrschung und ihren Überblick über die Situation bewahrt. Sie muss Herrin der Lage bleiben. Sie darf sich nicht gehen lassen. Dennoch ist es für manche Sexarbeiterinnen nicht einfach, zwischen der gewerblichen und der privaten Intimität eine klare innere Grenze zu ziehen. Eine Klientin, die freiwillig der Prostitution nachging, hat mir einmal erzählt, dass sich in ihren privaten Beziehungen ein Mann sehr um sie bemühen müsse, bis sie ihm vertraut, dass er nicht nur Sex will, sondern wirklich Interesse an ihrer Person hat.[15]

Das Geld, das eine Prostituierte für ihren Liebesdienst einfordert, ist dabei essenziell. Es ist das sichtbare Zeichen dafür, dass es bei der intimen Handlung, die sie mit dem Freier vollführt, um einen Handel geht. Dies schützt sie vor dem Gefühl, sexuell ausgebeutet oder missbraucht zu werden. Tatsächlich haben viele Prostituierten in ihrer Kindheit und Jugend sexuelle Ausbeutung oder sexualisierte Gewalt erfahren. Sie haben einst gegen ihren Willen Männer befriedigen müssen. Deshalb wissen sie, was ein Mann begehrt. Sie kennen sich aus. Wenn sie dagegen heute ihren Körper gegen Bezahlung hergeben, tun sie es freiwillig. Sie bleiben innerlich cool und abgegrenzt. Indem sie für ihre Liebesdienste Geld verlangen, behalten sie ihre eigene Würde und Eigenmacht. Manche Prostituierte berichten sogar, dass sie das Machtgefühl genießen, Männer in ihrer Bedürftigkeit und Triebhaftigkeit zu erleben. Nun sind nicht mehr sie ausgeliefert, sie sind selbst Gestalterin des Geschehens (dies gilt selbstverständlich nur für diejenigen Prostituierten, die ihren Beruf freiwillig und gern ausüben, und nicht für diejenigen, die dazu gezwungen werden, sich zu verkaufen; diese bedürfen des gesetzlichen Schutzes).

In der Psychotherapie geht es ebenfalls um professionelle Zuwendung. Der Therapeut leiht dem Klienten sein Ohr, ja seine ganze Aufmerksamkeit, wenn dieser zu ihm kommt. Er spendet Trost, stärkt den Klienten in seinem Selbstbewusstsein und gibt ihm das Gefühl, nicht mehr allein auf der Welt zu sein. Dies sind Zuwendungen, die man normalerweise von einer liebenden Mutter, einem liebenden Vater, einer Freundin oder einem Liebespartner bekommt. Oft besteht die Funktion eines Therapeuten darin, etwas, was dem Klienten in seiner Kindheit gefehlt hat oder ihm heute fehlt, zu ersetzen. Er ist dann Vater- oder Mutterersatz, Freundersatz, Partnerersatz. Er bietet dem Klienten therapeutisch eine Nähe an, wie man sie nur aus intimen Beziehungen kennt. Dafür bekommt er Geld. Er wird für diesen Liebesdienst bezahlt.

Der Unterschied zur Prostituierten liegt jedoch darin, dass sein Interesse und sein Mitgefühl nicht geheuchelt werden dürfen. Er muss es tatsächlich fühlen

15 In Filmen wie »Das Mädchen Irma la Douce« oder »Pretty Woman« wird die romantische Phantasie einer Liebesbeziehung zwischen einer Prostituierten und einem Freier ausgesponnen. Es sind jedoch nur Phantasien, die selten Wirklichkeit werden.

und ehrlich ausdrücken. Sonst wäre alles *fake* und das würde dem Klienten überhaupt nichts nutzen. Es wird von einem humanistisch orientierten Therapeuten erwartet, dass er sich während der Therapiesitzung wirklich persönlich engagiert, dass er wirklich eine Beziehung *von Person zu Person* eingeht (Rogers & Stevens 1967).

Der Widerspruch, der in dieser Forderung steckt, ist derselbe wie bei einer Prostituierten: Beide müssen sich in eine Intimität begeben, die sonst ausschließlich privaten intimen Beziehungen vorbehalten ist. Normalerweise bleiben in einem professionellen Rahmen die Kontrahenten in respektvoller Distanz zueinander. Ihre Interaktion hat nur den Austausch von Waren oder Dienstleistungen zum Gegenstand und beschränkt sich darauf. Es geht nicht um den Austausch von Intimitäten. Die persönliche Beziehung spielt dabei nur eine untergeordnete Rolle. Bei der Psychotherapie und der Prostitution werden dagegen Intimitäten ausgetauscht. Allerdings darf weder der Therapeut noch die Prostituierte sich zu sehr persönlich hineinziehen lassen, sonst verlören sie die professionelle Distanz. Sie müssen innerlich in Abstand bleiben, die Situation überblicken und sie ggf. steuern, damit die Begegnung und die Beziehung überschaubar bleiben und in die gewünschte Richtung gehen.

Bei der Prostitution geht es um die sexuelle Befriedigung des Freiers. Bei der Psychotherapie ist es komplizierter: Es geht um die psychische Heilung des Klienten. Der Therapeut nutzt die intime Begegnung, um den Klienten zu sich selbst zu führen, um alte Traumata zu heilen und um den Klienten beziehungsfähiger werden zu lassen. Die therapeutische Beziehung nutzt er als *Lernfeld* für den Klienten, damit dieser lernt, seine Beziehungen im realen Leben anders und neu zu gestalten (etwa, um mehr Nähe in seiner Beziehung zu seiner Frau und seinen Kindern zuzulassen, sich besser abzugrenzen oder sich zu streiten). Sein Ziel muss sein, sich entbehrlich zu machen, damit der Klient befreiter in sein eigenes Leben gehen kann.

Intimität als Instrument

Das ist eine heikle Angelegenheit in vielerlei Hinsicht.

Denn eigentlich ist die Unterscheidung zwischen therapeutischer Intimität und persönlicher Intimität vonseiten des Therapeuten etwas Unnatürliches. Man kann seine Seele nicht willkürlich an- und abschalten. Wenn ich Mitgefühl und tiefes Verständnis für einen Klienten entwickle, entsteht automatisch eine innere Nähe zu ihm. Er wird mir vertraut. Er wird mir wichtig. Er liegt mir am Herzen (im Englischen gibt es den schönen Ausdruck »*I care for him*«). Selbst wenn ich die Beziehung als ein professionelles Verhältnis betrachte, ist der Klient mir nach einer intensiven Therapiesitzung nicht mehr gleichgültig. Er hinterlässt eine emotionale Spur in mir. Er hat nun einen Platz in meinem Herzen.

Gleichzeitig muss ich mir als Therapeut bewusst sein, dass ich nur über eine begrenzte Kapazität an Liebe und Beziehungsfähigkeit verfüge. Ich brauche sie für die Pflege meiner eigenen, persönlichen Beziehungen. Gebe ich zu viel Liebe und Aufmerksamkeit in meine therapeutischen Beziehungen hinein, werden meine persönlichen verarmen. Ich bin dann weniger aufmerksam und liebevoll in meinen Beziehungen zu meiner Frau, meinen Kindern und meinen Freunden. Die Arbeit »frisst mich dann auf«. Da ich in meiner Arbeit meine eigene Person als Instrument nutze, laufe ich leicht Gefahr, mich zu verausgaben. Eigentlich müsste es umgekehrt sein: Nur wenn ich in meinem Privatleben glücklich und erfüllt bin, kann ich dieses überfließende Glück an meine Klienten weitergeben. Die emotionale Nahrung muss ich aus meinen persönlichen Beziehungen beziehen, nicht aus meiner therapeutischen Arbeit.

Hier liegt eine der größten Fallen, sowohl für den Therapeuten als auch für den Klienten. Wenn ein Therapeut ein armseliges Privatleben führt, könnte er versucht sein, seine therapeutischen Beziehungen zur Befriedigung seiner Bedürfnisse zu ge- und missbrauchen. Dabei muss es nicht einmal sexueller Missbrauch sein. Er könnte emotionale Wärme bei seinen Klienten suchen. Von ihnen fühlt er sich gebraucht, wertgeschätzt, gesehen und geliebt. Dadurch wird er abhängig von der Zuwendung seiner Klienten. Sie ersetzen ihm die fehlenden Bezugspersonen in seinem Leben. Dann könnte der Therapeut, bewusst oder unbewusst, seine Klienten bei sich festhalten. Er lässt sie sich nicht von ihm emanzipieren. Statt sie zu ermutigen, ins eigene Leben zu gehen, bindet er sie an sich. Therapie wird zum Ersatzleben.

Das Gleiche gilt für den Klienten. Er könnte das Zusammensein mit dem Therapeuten so genießen, dass die Therapie ihm zur Lebensquelle wird. Er kann nicht mehr ohne sie leben. Er vernachlässigt seine Beziehungen. Es entsteht eine Abhängigkeit. Die Therapie wird zur Droge. Die größte Gefahr besteht darin, dass irgendwann die professionelle Grenze zwischen Therapeut und Klient aufgehoben wird, indem beide beginnen, sich privat zu sehen. Sie werden Freunde oder Liebespartner, manchmal auch Kollegen oder Geschäftspartner.

In fast all diesen Fällen handelt es sich um eine *Grenzüberschreitung* vonseiten des Therapeuten. Es ist seine Verantwortung, die professionelle Grenze zwischen sich und dem Klienten zu ziehen und einzuhalten, ganz gleich, wie verführerisch oder bedürftig der Klient auch sein mag. Selbst wenn Therapeut und Klient im Laufe der Therapie einander näherkommen, ist es die Pflicht des Therapeuten, dafür zu sorgen, dass ihr Verhältnis ein professionelles bleibt. Er darf sich nicht von seinen Gefühlen, seinen Eigeninteressen oder seinen Bedürfnissen überwältigen lassen und der Versuchung nachgeben, den Klienten in sein Privatleben hineinzulassen oder hineinzuziehen. Sonst beginge er therapeutischen Missbrauch.

Reden ist Silber, Handeln ist Gold

In der Psychotherapie reden wir. Gehandelt wird normalerweise nicht. Wir setzen unsere Hoffnung auf das Überzeugen, das Verstehen, die Einsicht. Über das empathische Ansprechen und Zuhören können wir zudem Gefühle beim Klienten zum Fließen bringen, besonders wenn es solche Erlebnisse betrifft, die der Klient verdrängt hat. Es gibt in der Gestalttherapie und ähnlichen erlebnisorientierten Methoden zwar auch das »Experiment«. Das ist ein Probehandeln, bei dem wir konflikthafte Situationen nachstellen und simulieren, sodass ein Klient etwas ausprobieren kann, was er bisher nicht gewagt hat, z. B. einen Elternteil zu konfrontieren oder sich von den Eltern abzugrenzen. Dennoch bleibt das meiste, was in der Psychotherapie geschieht, auf der kognitiv-emotionalen Ebene. Wenn ein Klient wirklich etwas in seinem Leben ändern will, muss er es auch dort tun: in seinem Alltag, in seinen Beziehungen, seinem Privat- und Berufsleben. Also auf der Verhaltensebene.

Es mag durchaus sein, dass der Klient im Laufe der Therapie sein Verhalten gegenüber dem Therapeuten ändert: Er wird offener, gesprächsbereiter, emotionaler. Die Gespräche werden lockerer und entspannter. Der Therapeut muss sich nicht mehr so bemühen. All das ist schön.

Das Entscheidende ist jedoch, ob sich auch etwas im Leben des Klienten ändert.

Trinkt und raucht er nicht mehr? Hat er mit dem unmäßigen Konsum von Medien oder Süßigkeiten aufgehört? Hat er seine Sorgen und Ängste abgelegt? Ist er körperlich gesünder geworden? Kann er endlich wieder durchschlafen? Haben sich seine Beziehungen gebessert? Lässt er sich nicht mehr alles von seinem Partner oder seinem Arbeitgeber bieten? Hat er aufgehört, seinen Partner und seine Kinder zu malträtieren? Wirkt er frischer und präsenter? Schöpft er wieder Hoffnung? Hat er Zukunftspläne und setzt er sie auch in die Tat um?

Es ist wichtig, sich als Therapeut nicht »einlullen« zu lassen von hehren Versprechungen und heiligen Schwüren des Klienten. Mein Lehrer Jim Simkin sagte: *»Glaube nicht, was jemand sagt. Glaube dem, was er tut.«* Es kommt letztlich also auf das *Verhalten* des Klienten an, wenn wir den Erfolg oder Misserfolg einer Therapie bewerten möchten.

Ich habe mehr als einmal Klienten entlassen, die ich lange in Therapie hatte und mit denen ich anregende Gespräche geführt habe. In ihrem realen Leben hat sich jedoch keinerlei Veränderung gezeigt. Mit den meisten habe ich mich gut verstanden. Irgendwann beschlich mich jedoch das Gefühl, dass wir uns in der Therapie ein wenig zu behaglich eingerichtet hätten. Es geschah nichts mehr Neues. Wir fühlten uns wie ein altes Ehepaar, das immer die gleichen Rituale wiederholt. Dann lese ich noch einmal in meinem Protokoll des Erstinterviews (in dem ich die Kernaussagen des Klienten wortwörtlich aufgeschrieben habe), gehe den Therapieverlauf durch und ziehe nüchtern Bilanz: Was hat der Klient, was haben wir von den Therapiezielen erreicht, die der Klient im ersten Gespräch genannt hat? Wenn ich zu dem Ergebnis komme, es hat sich beim Klienten nichts oder kaum etwas zum Besseren verändert, dann muss ich mir und dem Klienten gegenüber eingestehen, dass wir uns schön unterhalten, aber das Therapieziel verfehlt haben.

Dabei bemühe ich mich, weder mir noch dem Klienten einen Vorwurf zu machen. Ich habe alles gegeben, was ich konnte und was in meinem Repertoire stand. Der Klient hat seinerseits getan, was ihm möglich war. Über die Art, wie er sein Leben führt, ist er mir keine Rechenschaft schuldig. Es ist schließlich sein Leben, nicht meines. Wir müssen nur darüber ehrlich sein, dass er mit meiner Hilfe nicht erreicht hat, was er sich vorgenommen hat. Wenn wir beide damit einverstanden sind, dass wir unsere angenehmen Unterhaltungen fortsetzen, dann können wir es weiter tun. Falls nicht, dann können wir uns bedanken und im Frieden auseinandergehen. Manchmal ist der Abschied mit Gefühlen der Enttäuschung und des Bedauerns begleitet. Das ist verständlich. Gelegentlich geht man auch erleichtert auseinander mit dem Gefühl, etwas Vergebliches loszulassen und wieder frei zu werden. Es fühlt sich dann ähnlich an wie bei einer Liebesbeziehung, die leider nicht zum erwünschten Abschluss geführt hat. So ist das Leben.

Systemische Zusammenhänge

Ich komme aus China, einem riesigen Land mit einer jahrtausendalten Geschichte, und stamme aus einer altwürdigen Familie mit langer Tradition. Meine Eltern mussten in den Bürgerkriegswirren aus ihrer Heimat fliehen, sodass unsere Kleinfamilie schließlich in Deutschland gelandet ist. Dieses Schicksal, das so typisch für das 20. Jahrhundert ist, hat mich stets tief bewegt. Es war einer der Hauptgründe, weshalb ich Psychotherapeut geworden bin. Ich habe mich für die seelischen Auswirkungen schwerer Schicksalsschläge interessiert und suchte in der Psychotherapie nach Lösungen. Deshalb hat mir die Individualpsychologie nicht genügt. Ich suchte weiter im Familiensystem, dann im politisch-gesellschaftlichen System nach Antworten. Zudem zeigen uns heute die Klimakatastrophe und die Corona-Pandemie, dass wir Lösungen im ökologischen Gesamtzusammenhang finden müssen, um die Zukunft der Menschheit zu sichern.

Ich bin schließlich beim Familienstellen gelandet. Ich fand darin eine Möglichkeit, tiefer in Systeme hineinzuschauen und die verborgenen Zusammenhänge in menschlichen Problemen zu verstehen. Ich entdeckte, wie ungelöste Konflikte und nicht abgeheilte Traumata aus der Vergangenheit ihre Spuren bis zur Gegenwart hinterlassen, oft durch viele Generationen hindurch. Solche *transgenerationale Weitergabe* von Belastungen kennen wir aus der Geschichte und der Politik. Dort führen die Demütigung und Erniedrigung eines Staates durch einen anderen zu Rachehandlungen bis hin zu kriegerischen Konflikten, die Jahrzehnte, ja Jahrhunderte andauern können.

Das Gleiche geschieht in Familien, in denen die Auswirkungen unbewältigter Schicksalsschläge von Vorfahren durch die Generationen weitergereicht werden und die heute Lebenden belasten. Am augenfälligsten sind mir dabei die Folgen der Weltkriege. Obwohl der Erste Weltkrieg über 100 Jahre und der Zweite Weltkrieg mehr als 70 Jahre zurückliegt, sind viele Nachfahren der Kriegsgenerationen heute immer noch davon betroffen. Der ungesühnte Tod eines Großvaters kann zur Folge haben, dass bei seinem Enkelsohn eine heftige, untergründige Aggressivität entsteht. Umgekehrt könnte das heutige Engagement eines jungen Mannes für die Friedensarbeit im Zusammenhang mit den Kriegsverbrechen stehen, die sein Großvater während des Krieges begangen hat. Es ist, als gäbe es einen Ausgleich zwischen den Generationen. Der eine Nachfahre büßt stellvertretend für die Verfehlungen seines Großvaters und versucht, das alte Unrecht wiedergutzumachen, während der andere Enkel Vergeltung für altes Unrecht sucht. Dann gibt es Nachgeborene, die nach jahrhundertlangen kriegerischen Auseinandersetzungen eine Versöhnung herbeiführen, wie am Beispiel der Deutsch-Französischen Freundschaft ersichtlich ist.

Flucht und Vertreibung spielen auch eine große Rolle in der Bewältigung der Kriegsfolgen. Manche Heimatvertriebenen bauten im Gastland große Firmen und Betriebe auf. Im Alter sind sie maßlos enttäuscht, wenn ihre Kinder oder ihre

Kindeskinder kein Interesse daran haben, ihr Firmenimperium weiterzuführen. Die Pioniergeneration hat vor lauter Vorwärtsstürmen versäumt, um ihre verloren gegangene Heimat zu trauern.

Auch scheinbar private Schicksalsschläge können tiefe Spuren hinterlassen. Eine Mutter, die früh ein geliebtes Kind verloren hat, hat keine Liebe für die nächstgeborene Tochter mehr übrig. Wenn diese Tochter erwachsen ist und selbst Mutter wird, weiß sie nicht, wie sie sich ihrem Kind zuwenden soll. Es kommt aber auch vor, dass eine Mutter, die ein Kind verloren hat, alle ihre Erwartungen auf das nächste Kind überträgt (manchmal gibt sie diesem den Namen des verstorbenen Kindes). Das nächste Kind läuft dann mit einer falschen Identität herum. Es weiß nicht, wer es eigentlich ist. Außerdem hat es das unbestimmte Gefühl, dass irgendjemand Wichtiges fehlt.

Auch ungeklärte Liebesbeziehungen der Vorfahren können zu Schwierigkeiten bei deren Kindern und Enkelkindern führen. Wenn ein Mann seine erste geliebte Frau verliert (dies kam früher oft vor, wenn Frauen bei der Geburt eines Kindes starben) und sich eine zweite Frau für die Versorgung der Kinder aus der ersten Ehe nimmt, diese aber nicht liebt, fühlt sich nicht nur die zweite Frau missachtet und benutzt. Das Gefühl von Wertlosigkeit färbt auch auf die Kinder ab, die aus der zweiten Ehe hervorgehen. Es kann zur Folge haben, dass sich die Töchter der zweiten Frau in ihren Liebesbeziehungen ebenfalls erniedrigen lassen (oder sich gar nicht auf Männer einlassen) und die Söhne entweder Frauen geringschätzen oder sich umgekehrt von ihren Partnerinnen tyrannisieren lassen und damit stellvertretend für die Frauenverachtung ihres Vaters büßen.

Solche transgenerational weitergegebenen Belastungen können durch *Familienaufstellungen* aufgelöst werden. Anders als in einer Familientherapie, bei der möglichst alle Familienmitglieder beteiligt werden, braucht eine Familienaufstellung nur eine einzelne Person. Meistens ist es jemand, der an einem unerklärlichen psychischen oder körperlichen Leiden krankt und nach dem Grund dafür sucht. In einer Familienaufstellungsgruppe kann er seine Familienangehörigen mithilfe anderer Gruppenteilnehmer im Raum aufstellen. Diese »Stellvertreter« können sich auf mysteriöse Weise in die Rolle der Personen, die sie repräsentieren, hineinfühlen. Auf diese Weise können ungelöste Konflikte und Traumata aus früheren Generationen ausfindig gemacht und gelöst werden. Dies führt zu einer spürbaren Entlastung der Nachgeborenen. Von der Bürde der Vergangenheit befreit, können sie endlich ihr eigenes Leben in die Hand nehmen.

Wie funktionieren Familienaufstellungen? Es scheint, als würde jeder Mensch sein Familiensystem »mit sich tragen«, wie eine unsichtbare Aura. Wenn er auf eine andere Person trifft, interagieren ihre unsichtbaren Systeme miteinander. Einige stoßen sich ab, andere ziehen sich wie Magnete an. Ihre Systeme treten energetisch miteinander in Resonanz. Aus diesem Grund können wir bestimmte Menschen nicht ausstehen, obwohl wir sie gar nicht kennen. Andere finden wir sofort sympathisch, ohne dass wir es erklären könnten. Ja, gelegentlich kommt es sogar vor, dass wir uns augenblicklich in einen Wildfremden verlieben.

Ich habe beispielsweise in Familienaufstellungen festgestellt, dass viele Liebes- und Ehepartner aus ähnlichen Familien stammen. Einige Familien haben ähnlich schlimme Verluste während des Krieges erlitten. In anderen wurden das männliche Geschlecht bevorzugt und die Frauen missachtet. Bei manchen Familien fällt auf, dass viele Frauen früh heiraten. Es gibt auch Familien, in denen der Bauernhof, das Geschäft oder die Firma viel wichtiger ist als die Kinder. Mir ist aufgefallen, dass solche Konstellationen sich in bestimmten Familien ballen. »Gleich und Gleich gesellt sich gern«, sagt schon der Volksmund. Aber wie finden denn die Gleichen zueinander? Es steht ja nicht auf der Stirn eines jeden, aus welcher Familie er stammt. Es ist wohl etwas Unsichtbares, eine Energie, die von jedem Menschen ausgeht, die, anziehend oder abstoßend, mit der Energie anderer Personen in Resonanz tritt und interagiert.

In einer Familienaufstellung werden wildfremde Menschen in die Position der Familienmitglieder des Klienten gestellt. Diese »empfangen« die Energie der Personen, für die sie stehen, und schlüpfen in deren Rolle. Dieses »Hineinschlüpfen« in die Schuhe einer Bezugsperson ihres Gegenübers geschieht automatisch, ganz von selbst. Indem wir sie als Stellvertreter für nicht anwesende oder verstorbene Familienmitglieder nutzen, können wir tiefer in ein Familiensystem hineinzuschauen und Konflikte und Traumata aus früheren Generationen ausfindig machen und auflösen.

Die Tatsache, dass wir in die Schuhe von jemandem hineinschlüpfen können, gibt uns auch eine Erklärung für das Phänomen von *Übertragung und Gegenübertragung*. Auch hier empfangen wir Botschaften und Energien von Menschen, die wir gar nicht kennen. Wenn wir in die Intimsphäre einer Person eintreten, treten wir auch in sein Familiensystem hinein. Dort können die Energien einer Bezugsperson unseres Gegenübers über uns kommen und uns dazu bewegen, Gefühle, Gedanken und Verhaltensweisen dieser Bezugsperson zu übernehmen. Vieles, was wir in Therapien erleben, basiert auf einer solchen Energieübertragung und Energieresonanz.

Wer sich mehr für systemische Zusammenhänge interessiert, findet detaillierte Informationen in meinem Buch »Neugeburt einer Familie« (Chu 2017).

Therapeutischer Selbstschutz

Muss sich der Therapeut vor seinen Klienten schützen?

Ja, er muss sich schützen – aber nicht vor den Klienten, sondern vor dem Elend, dem er in seiner therapeutischen Arbeit immer wieder ausgesetzt ist. Wenn er sich nicht davor schützt, müsste er alles »schlucken«, was er in der Therapie erfährt. Symbolisch gesehen würde er sich den Magen verderben, sich vielleicht sogar vergiften. Oder er müsste sich ständig übergeben.

In der Psychotherapie achtet man viel auf den Schutz des Klienten, etwa indem man traumatisierte Klienten anleitet, in sich einen »sicheren Ort« zu schaffen, und indem man darauf achtet, dass ihnen nur so viel zugemutet wird, wie sie vertragen können. Was aber den Schutz des Therapeuten angeht, darüber wird wenig gesprochen und nachgedacht.

Ein Psychotherapeut exponiert sich aber in seiner Arbeit täglich schlimmen Dingen: In den Schilderungen seiner Klienten begegnet ihm menschliches Elend in den verschiedensten Gestalten: Gewalt, Vernachlässigung, Missbrauch, Krieg, Terror, Krankheit, Tod. Er begleitet seine Klienten durch schwer zu ertragende Gefühle wie Trauer, Angst, Verzweiflung, Wut und Ohnmacht und versucht, ihnen herauszuhelfen.

Tatsächlich hat ein Therapeut, wie viele Menschen in sozialen Berufen, etwas von einem Helden, der Elende und Hoffnungslose aus ihrer Finsternis erlöst und verlorene Seelen aus der Verdammnis rettet. Aber kaum jemand fragt sich, woher er seine Kraft, seine Hoffnung und seinen Optimismus bezieht, die er so selbstlos weitergibt. Liegt das daran, dass er eine gesunde Konstitution geerbt hat, einen starken Glauben in sich trägt oder ein glückliches Familienleben führt? Kann er denn immer so frohgemut und zuversichtlich sein? Was ist sein Geheimnis?

Es gibt kein Geheimnis. Ich kenne viele Therapeutinnen und Therapeuten, die eigentlich depressiv sind, die ein vollkommen einsames Privatleben führen, die mehrfach geschieden sind, die alkohol- oder tablettensüchtig sind. Ich habe selbst Zeiten erlebt, in denen mit mir auch nicht alles zum Besten bestellt gewesen ist. In solch düsteren Zeiten war es oft die Arbeit, die mich aus meiner Not rettete. Wie oft habe ich die Erfahrung gemacht, dass es mir morgens ganz elend war. Ich ging zur Arbeit und wusste nicht, wie ich den Tag überstehen sollte. Aber schon nach der ersten Therapiestunde ging es mir besser. Fast könnte man meinen, der Kummer meiner Klienten hätte mir bewusst gemacht, dass es mir eigentlich gar nicht so schlecht ging. Dazu kommt, dass man in der therapeutischen Arbeit den Klienten immer wieder auf seine Ressourcen aufmerksam macht. Indem man sich den hellen Seiten des Lebens zuwendet, geht es einem besser. Indem ich einem Klienten helfe, helfe ich indirekt auch mir selbst, die Welt in einem positiveren Licht zu sehen.

Leider ist dies nur die eine Seite der Medaille. Denn die Erfahrung, dass ich dem Klienten habe auf die Beine helfen können, schenkt mir nur ein kurzfristiges

Erfolgserlebnis. Ich stecke selbst immer noch in dem Problem fest, das ich schon vor der Therapiesitzung gehabt habe. Diese stellt nur eine willkommene Unterbrechung dar. Sobald ich wieder zu Hause bin, springt mich mein eigenes Elend wieder an. Ich kenne Therapeutinnen und Therapeuten, die ihren Tag heiter mit ihren Klienten verbringen, nur um sich abends mühsam zurück in ihr unglückliches Zuhause zu schleppen.

Was noch hinzukommt: Die schlimmen Lebensberichte, die man als Therapeut von seinen Klienten erzählt bekommt, kann man nicht so leicht abschütteln. Selbst wenn man im Laufe seines Arbeitslebens einiges an Horrorgeschichten gewohnt ist, wird man gelegentlich von den Schilderungen eines Klienten »kalt erwischt«. Plötzlich steht man selbst als das vernachlässigte oder verprügelte Kind da, das man einst gewesen ist, und fühlt sich so elend wie damals. Manchmal genügt es, dass der Klient zufällig einen empfindlichen Punkt in unserer eigenen Seele berührt, den wir bisher sorgsam zugedeckt haben, um eine verdrängte Episode aus unserer Vergangenheit wieder voll zum Leben zu erwecken. In solchen Momenten erstarren wir, halten die Luft an und versuchen mit aller Kraft, unsere Fassade aufrechtzuerhalten und die Sitzung zu Ende zu bringen. Innerlich wird uns schwindlig und speiübel. Wir schauen auf die Uhr und wünschen sehnlichst das Ende der Stunde herbei, damit wir endlich nach Hause fahren und uns im Bett verkriechen können.

Aber selbst wenn wir nicht persönlich betroffen sind, ist es mitunter viel zu viel, was man als Therapeut miterleben und mittragen muss. Manchmal verfolgen uns die Ängste eines Klienten bis in die Träume hinein. Manchmal nimmt man die Wut eines Klienten auf die ungerechten Verhältnisse mit nach Hause und schimpft vor sich hin. Manchmal sucht man verzweifelt nach Lösungen für die Kämpfe, die ein Klient mit seinem Partner ausficht, und findet keinen Schlaf.

Sekundäre Traumatisierung

Als Therapeutinnen und Therapeuten werden wir immer wieder »sekundär (oder stellvertretend) traumatisiert« (im Englischen heißt es *vicarious traumatization*): Eine sekundäre Traumatisierung ist etwas, das nicht das *Opfer* eines Traumas, sondern den *Zeugen* eines schrecklichen Geschehens befällt. Dadurch, dass wir in so nahem Austausch mit einigen unserer Klienten stehen, lässt sich trotz unserer professionellen Distanz nicht vermeiden, dass wir ihren Schmerz, ihre Enttäuschung, ihr Entsetzen *in uns aufnehmen* und das ganze Grauen originalgetreu nachspüren. Es ist wie ein böser Geist, der uns ebenfalls in Besitz nimmt, oder ein ansteckender Keim, der auf uns überspringt. Wir werden regelrecht kontaminiert von dem Bösen.

Solche stellvertretenden Traumatisierungen gehen einem an die Substanz. Dann erleben wir tatsächlich das Gleiche wie unsere traumatisierten Patienten: Wir bekommen somatische Symptome, wir fühlen uns elend, wir verkriechen uns oder rasten unvermittelt zu Hause aus.

Laura van Dernoot Lipsky ist eine amerikanische Sozialarbeiterin, die ab ihrem 18. Lebensjahr zuerst mit Obdachlosen arbeitete, dann mit Opfern von sexuellem Missbrauch, häuslicher Gewalt, akuten Traumatisierungen und Naturkatastrophen. Am Anfang war sie vollen Enthusiasmus in ihre Arbeit gegangen und sah es als Privileg an, anderen dienen zu können. Nach 20 Jahren aber merkte sie, wie die Arbeit sie verändert hatte, dass sie nicht mehr der Mensch war, der sie einst gewesen war. Sie wurde zunehmend verzweifelt und wütend über die Brutalität, mit der Menschen, Tiere und die Erde behandelt werden. Allmählich hatte ihre Arbeit ihre frühere Fähigkeit erodiert, in der Gegenwart zu leben und Freude am Leben und an ihren Beziehungen zu spüren. Sie begann nach Wegen zu suchen, wie sie aus der Zwickmühle wieder herauskommen könnte. Viele heilsamen Erfahrungen, etwa die Begegnung mit buddhistischen Mönchen und Nonnen, indigenen Medizinmännern und -frauen sowie die Übung von Qigong ließen sie wieder zu sich kommen. Sie schrieb 2007 das Buch »Trauma Stewardship« (was man mit »Die Verwaltung von Trauma« übersetzen könnte) und leitet seither Seminare darüber. Außerdem initiierte sie viele Hilfsaktionen für Helfer und Betroffene in Katastrophengebieten.

In ihrem Buch beschreibt sie *16 Alarmzeichen* (16 Trauma Exposure Responses; »16 Reaktionen, wenn man sich Traumata aussetzt«), die Angehörige helfender Berufe bei sich feststellen können, wenn sie die Grenzen ihrer Arbeitskapazität überschritten haben:

1. Gefühle der Hilflosigkeit und Hoffnungslosigkeit
2. das Gefühl, dass, egal, wie viel man leistet, nichts wirklich genug ist
3. ständige Übererregtheit und Hochspannung
4. abnehmende Kreativität
5. Unfähigkeit oder Unwillen, komplexe Zusammenhänge zu erfassen
6. Abwertung von sich selbst und anderen
7. chronische Erschöpfung bis hin zu körperlichen Beschwerden
8. nicht mehr zuhören können, Vermeidung von Klientenkontakten
9. Augenblicke von Dissoziation
10. sich verfolgt fühlen
11. Schuldgefühle
12. Ängste
13. Wut und Zynismus
14. Gleichgültigkeit, Verlust der Fähigkeit zur Empathie
15. Süchte
16. Grandiosität

Viele dieser Symptome sind Anzeichen von *Burnout*: nachlassende Leistungsfähigkeit, Erschöpfung, Rückzug, Abstumpfung, innere Leere. Auch die Haltung gegenüber der Klientel ändert sich. Die ursprüngliche Begeisterung weicht einer bleiernen Gleichgültigkeit. Das frühere Mitgefühl für die Hilfesuchenden verwandelt sich in zynische Verachtung. Gleichzeitig hat man Schuldgefühle gegenüber den Menschen, die man betreut. Schuldig fühlt man sich auch gegenüber sich selbst, als habe man seine einstigen hohen Ideale verraten. Man schiebt die schwierigen Fälle jüngeren Kollegen zu, die immer noch begeisterungsfähig sind, und zieht sich in bequeme Verwaltungsarbeiten zurück. Oder man macht stumpfsinnig weiter, wartet auf die Rente und ertränkt seinen Frust in Alkohol oder betäubt sich mit anderen Suchtmitteln.

Mit der Zeit zieht man sich zurück und beginnt sich auch zu isolieren, von geliebten Menschen, von seiner Gemeinschaft, von den eigenen Hobbys, von der Natur. Durch die Selbstisolierung schirmt man sich nicht nur von den Dingen und Menschen ab, die einen belasten. Man schneidet sich auch von seinen Kraftquellen und Ressourcen ab. Man will zwar die schlimmen Dinge nicht mehr sehen, aber man wird auch blind für die schönen Seiten des Lebens. Man hört den Klang des Lebens um sich nicht mehr.

Eine solche depressiv-aggressive Stimmung ergreift nicht nur das Individuum, sondern breitet sich auch in den Gemeinschaften aus, in denen man lebt und arbeitet: in der Partnerschaft, in der Familie, in der Klinik oder Praxisgemeinschaft, in der man wirkt. Man beginnt, den eigenen Frust auf andere zu projizieren, und sucht nach Schuldigen, die für die eigene Misere verantwortlich sind. Das sind dann entweder Kollegen, die einem das Leben schwer machen, oder die Patienten, die uneinsichtig und unbelehrbar sind.

Dann ist es höchste Zeit, innezuhalten, eine Pause einzulegen, um wieder zu sich selbst zu finden.

Wie können wir uns davor schützen, dass wir von unserer Arbeit in Mitleidenschaft gezogen werden?

Erhalt der seelischen Gesundheit

Hier ist eine Liste von Maßnahmen, mit denen wir sowohl für unsere eigene seelische Gesundheit sorgen als auch die Freude an unserem Beruf erhalten können:

1. **Selbstfürsorge**
   - präsent sein, lebendig sein, mit dem eigenen Wesenskern im Kontakt bleiben
   - Meditation, Qigong, Tai Chi, Yoga
   - Eigentherapie
2. **sich abgrenzen in der Arbeit**
   - energetischer Selbstschutz
   - Kontakt mit Schutzgeistern/Engeln aufnehmen
   - schwierige Klienten abweisen/überweisen
   - für Abwechslung in der Arbeit sorgen
   - Pausen einlegen, Wochenenden frei halten, regelmäßig Urlaub nehmen, reisen, andere Kulturen kennenlernen
3. **ein professionelles Unterstützungssystem aufbauen**
   - Eigentherapie
   - Supervision, Intervision
4. **das Privatleben kommt zuerst**
   - Familie

   - Freunde
   - gute Nachbarschaft
   - Hobbys und andere Leidenschaften pflegen
   - Privatleben schützen
5. **einen Plan B haben**
   - Alternativen zu der bisherigen Arbeit bereithalten
   - Sabbatical einlegen
   - Träume realisieren
6. **den Geist frei halten**
   - im Leben das Positive wie das Negative im Gleichgewicht halten (das Glas ist halb voll *und* halb leer)
   - Humor bewahren
   - Bescheidenheit und Demut pflegen (statt Überheblichkeit und Selbst-Überforderung)
   - Dankbarkeit pflegen, sich selbst und anderen gegenüber
   - an realen Verbesserungen innerhalb der eigenen Möglichkeiten (mit-)arbeiten
   - sich mit Gleichgesinnten vernetzen

Selbstfürsorge In einem Beruf, in dem es vor allem darum geht, anderen zu helfen, ist die Selbstfürsorge des Helfers von eminenter Bedeutung. Wer viel gibt, muss sich mindestens so viel an Zeit und Energie schenken, wie er an andere abgibt. Sonst beutet und zehrt er sich aus. Das bedeutet: Wenn ich am Tag sechs Stunden intensiv mit Klienten arbeite, müsste ich mir mindestens die gleiche Zeit für mein eigenes Wohlergehen nehmen. Eine Kollegin hat mir einmal gesagt, für sie sei es optimal, zwei Klienten pro Tag zu sehen. Wenn ich es mir genauer überlege, stimme ich ihr zu. Denn wenn ich mich wirklich mit meiner ganzen Aufmerksamkeit einem Klienten und seinen Problemen zuwende, benötige ich danach Zeit, um das Erlebte zu verarbeiten und loszulassen. Ich könnte mir vorstellen, dass es tatsächlich ausreichen würde, wenn ich morgens und nachmittags je einen Klienten sehen würde. Die übrige Zeit könnte ich mich um den Haushalt, die Kinder und meine Hobbys kümmern. Es ist natürlich nicht immer möglich, nur zwei Stunden am Tag zu arbeiten. Wenn ich längere Arbeitstage habe, muss ich mir eben ähnlich viel Zeit, etwa an den Wochenenden, zur Erholung nehmen.

In diesen Zeiten kann ich mich auch der Pflege meiner körperlich-geistigen Gesundheit widmen: Meditation, Qigong, Tai Chi, Yoga, Spaziergänge in der Natur. All dies fördert die bewusste Wahrnehmung meiner Selbst. Mithilfe solcher Übungen komme ich unmittelbar mit meinem Befinden im Hier und Jetzt in Kontakt. Ich bin *präsent*. Wenn ich mein Bewusstsein auch während des Tages klarhalten kann, indem ich immer wieder innehalte und in mich spüre, verliere ich mich nicht aus dem Fokus. Dann bleibe ich meinem Inneren auf der Spur, auch wenn ich mit einem Klienten arbeite. Ich bin präsent und kann angemessen auf ihn reagieren.

Daher ist es auch wichtig für mich, in den Pausen zwischen zwei Therapiestunden bewusst zu mir selbst zurückzukehren, zu meiner Atmung, zu meinem Körperempfinden, zu meiner inneren Stimmung. Damit stimme ich mich wieder auf *mich* ein. Von der vergangenen Therapiestunde schreibe ich ein Kurzprotokoll auf, einerseits um noch einmal darüber zu reflektieren, andererseits um die Sitzung für mich abzuschließen, damit ich innerlich wieder frei werde für den nächsten Klienten. Außerdem hilft mir das Stundenprotokoll, mich an die vorige Stunde zu erinnern, wenn ich den Klienten wiedersehe.

Zur Selbstfürsorge gehört selbstverständlich die *Eigentherapie*. Ich habe bisher in meinem Leben drei lange Einzeltherapien für mich selbst in Anspruch genommen, die letzte mit 55 Jahren, als ich nach einer Familienaufstellung merkte, dass ich ein tiefliegendes Thema noch nicht ausreichend bearbeitet hatte. Diese letzte Einzeltherapie dauerte drei Jahre. Daneben hatte ich mehrere Paartherapien zusammen mit meiner Frau, zwei Selbsterfahrungsgruppen und eine Männergruppe. Die Männergruppe läuft seit zehn Jahren. Mit den Freunden aus der Selbsterfahrungsgruppe treffe ich mich seit bald 40 Jahren, heute sehen wir uns zweimal im Jahr.

Auch in den Zeiten, in denen ich keine psychischen Beschwerden habe, pflege ich das Gespräch. Ich tausche mich täglich mit meiner Frau aus. Wenn es nötig ist, verabreden wir uns zu einem Zwiegespräch. Meinen besten Freund sehe ich fast jede Woche. Wir gehen spazieren und erzählen uns alles, was uns in den Sinn kommt. All dies dient meiner Psychohygiene.

Sich abgrenzen in der Arbeit Wenn wir in die Welt unserer Klienten eintauchen, begeben wir uns auch in ihr Energiefeld. Jeder Mensch hat sein eigenes Energiefeld. In diesem ist alles eingebettet, was ihm je passiert ist, an Gutem und an Schlechtem. Wenn zwei Menschen sich näherkommen, kommen sie sich nicht nur körperlich näher. Sie durchdringen sich auch in ihren Energiefeldern. Sie nehmen die *vibes*, die Schwingungen des anderen, in sich auf und schwingen mit (► S. 135).

Da die Klienten meist mit schlimmen, manchmal auch mit traumatischen Erfahrungen zu uns kommen, werden wir während des intensiven therapeutischen Austausches auch in ihre dunklen Energiefelder hineingezogen. Deshalb fühle ich mich manchmal nach einer Sitzung körperlich bleiern schwer. Oder ich bin traurig und deprimiert. Im Laufe eines Arbeitstages können solche Beschwernisse kumulieren, sodass ich mich am Ende des Tages völlig erschöpft, ja ausgelaugt fühle. In Familienaufstellungen tauche ich als Therapeut noch tiefer in die Familienenergien der Klienten ein. Es kam schon mal vor, dass mir nach einem Aufstellungsseminar der Kopf schwirrte und mir tagelang schwindlig wurde.

Energetischer Selbstschutz Seitdem mache ich in Familienaufstellungsseminaren am Ende jedes Seminartages zusammen mit der Gruppe regelmäßig Qigong-Übungen.

Qigong-Übungen

Dabei stehen wir im Kreis. Eine wichtige Übung besteht darin, dass ich die Arme vor meiner Brust halte und mir vorstelle, ich umarme einen Baum. Ich verwurzele mich mit dem Baum, spüre, wie er stabil im Erdreich steht, nehme die Nährstoffe und die Energie der Erde durch die Wurzeln auf und schicke sie den Stamm hoch bis zur Baumkrone. Dadurch habe ich einen festen Stand auf dem Boden und einen freien Kopf nach oben. Als Zweites drehe ich die Hände nach vorne, als ob ich jemanden auf Armeslänge in Abstand halte. Mit dieser Geste grenze ich mich innerlich ab von den Energien, die von den Gruppenteilnehmern, die vor mir im Kreis stehen, und ihren Familiensystemen ausgehen. Diese Geste symbolisiert zweierlei: Ich lasse mich von ihnen berühren, gleichzeitig halte ich sie respektvoll auf Abstand. Als Letztes drehe ich die Hände zurück zu mir, sodass die Handflächen wieder zu mir zeigen, wie vorher beim Umarmen des Baumes. Jetzt spüre ich mein eigenes Energiefeld, meine Aura, und ich sage mir: »Das ist das, wofür ich zuständig bin.«

Diese Übung symbolisiert für mich die Ich-Du-Beziehung: Ich bleibe bei mir, auch wenn ich mich mit dir austausche und mich von dir berühren lassen.

Auch spirituelle Unterstützung kann ich in Anspruch nehmen: Manchmal stelle ich mir zwei Schutzgeister vor, die wie Türwächter, jeder auf einer Seite, vor dem Eingang meiner Seele stehen und jeden ungebetenen Gast abhalten. Zuweilen zeichne ich auch einen unsichtbaren Bannkreis um mich, den niemand ohne meine Erlaubnis übertreten darf.

Nach einem anstrengenden Arbeitstag, besonders nach Familienaufstellungen, nehme ich zu Hause eine ausgiebige Dusche. Das Wasser wäscht die Energien, die mein Körper während des Tages aufgenommen hat, wieder ab und ich steige gereinigt aus der Dusche.

Schwierige Klienten abweisen bzw. überweisen Zum Selbstschutz gehört auch die Bereitschaft, Klienten, die mich überfordern würden, höflich abzuweisen bzw. an Kolleginnen oder Kollegen zu überweisen. Dazu gehören die Demut, zu wissen, dass ich nicht allen Menschen helfen kann, und gleichzeitig das Vertrauen und die Zuversicht, dass es für jeden Klienten auch geeignete Therapeutinnen und Therapeuten gibt.

Gelegentlich kommt es vor, dass ich während einer langjährigen Behandlung merke, dass sich meine Kräfte und meine Ideen für die Behandlung dieses Klienten erschöpft haben und ich nicht mehr weiterkann. Ich gehe in solchen Fällen erst einmal zur Supervision und prüfe nach, ob ich mich vielleicht in einer unbewussten Gegenübertragung zum Klienten befinde. Wenn dies nicht der Fall ist, nehme ich Abschied vom Klienten, begründe es und gebe ihm genügend Zeit, meinen Abbruch zu verstehen und zu verdauen. Ich entlasse ihn dann in der Hoffnung, dass er woanders Hilfe findet. Zum Glück musste ich nur in ganz vereinzelten Fällen einen solchen Schritt tun. Aber die Alternative wäre gewesen, mich (und den Klienten) ohne Motivation und ohne Hoffnung auf eine substanzielle Besserung durchzuschleppen. Dazu ist meine und seine Lebenszeit zu schade.

Ein fruchtloses Unternehmen aufzugeben ist schmerzlich, aber auch erleichternd. Dies gilt natürlich nicht nur für Klienten, mit denen man nicht weiterkommt. Es gilt auch für Arbeitsstellen, in denen man vergeblich etwas zu erreichen sucht, für Beziehungen, bei denen man trotz aller Liebe nicht weiterkommt, und für Wohnorte, die einem nicht das Wohlbefinden geben, das man sich erhofft hat.

Für Abwechslung in der Arbeit sorgen Die intensive Arbeit mit Menschen mag emotional lohnend sein. Sie kann auf die Dauer auch beschwerlich werden. Daher ist mir wichtig, für Abwechslung in meiner Arbeit zu sorgen. Ich schreibe. Ich gebe Tai Chi-Unterricht. Ich gebe neben meinen Einzeltherapien auch Seminare und Fortbildungen. Gelegentlich werde ich zu einer Lesung oder einem Vortrag eingeladen. All dies bringt Abwechslung und Farbe in meine Arbeit. Die unterschiedlichen Tätigkeiten rhythmisieren meinen Arbeitsalltag. Körperliche Bewegung wechselt sich mit geistiger Tätigkeit ab. Mir wird es dadurch nie langweilig.

Pausen einlegen Pausen jeglicher Art sind wichtig in unserem Beruf: Pausen zwischen den einzelnen Stunden, freie Wochenenden oder freie Montage nach einem Wochenendseminar, längere Urlaube, Reisen in fremde Länder und Kulturen, auch mal ein Sabbatical – all dies bringt Luft und Freiheit ins Arbeitsleben. Ich kenne eine Kollegin, die nach vielen Jahren als Psychotherapeutin ein Geschäft mit einer Freundin aufmachte. Nach zehn Jahren kehrte sie erfrischt in ihren alten Job zurück. Eine befreundete Sozialarbeiterin machte eine Pause, indem sie eine Kunstgalerie leitete. Später nahm sie ihre berufliche Tätigkeit wieder auf, aber an einer anderen Stelle.

Ein professionelles Unterstützungssystem aufbauen Die therapeutische Arbeit ist ein einsamer Beruf, weil man es primär mit Patienten und Klienten zu tun hat, aber weniger mit seinesgleichen. Daher ist es wichtig, ein professionelles Unterstützungssystem aufzubauen, in dem man gut eingebettet ist.

Als ich beruflich meine ersten Schritte machte, war ich zwar an der renommierten Heidelberger Universitätsklinik angestellt, aber ich fühlte mich unter den psychoanalytischen Kollegen ziemlich fremd und einsam. Alles erschien mir steif und überkorrekt. Außerdem litt ich unter dem despotischen Chef. Zum Glück gab es damals die Heidelberger Free Clinic, ein alternatives Zentrum, in dem junge Leute zusammenkamen, um die neuesten Psychomethoden kennenzulernen und mit ihnen zu experimentieren. Es atmete dort ein freier, lebenslustiger Geist. Darin ging ich auf. Tagsüber arbeitete ich in der Klinik. Abends war ich fast immer in der Free Clinic. Dort lernte ich auch die Gestalttherapie kennen, die gerade aus den USA eingeführt wurde. Sie begeisterte mich, sodass ich nach zwei Jahren die Klinik verließ und mich zum Gestalttherapeuten ausbilden ließ. In der gestalttherapeutischen Community fand ich die Gemeinschaft, die zu mir passte. Dort fühlte ich mich endlich angekommen. Natürlich gibt es auch innerhalb der Gestaltszene Kämpfe. Aber so etwas geschieht in jeder Familie und in jedem Verein. Wenn man sich zugehörig fühlt, trägt man solche Auseinandersetzungen aus und gehört trotzdem dazu.

Das Privatleben kommt zuerst Dies ist das A und O für jeden, der im sozialen Bereich arbeitet. Egal, wie engagiert man sich seiner Berufstätigkeit widmet, das Privatleben ist das, was uns wirklich trägt. Die Einbettung in der Partnerschaft, in der Herkunftsfamilie und der aktuellen Familie, im Freundeskreis, in der Nachbarschaft – diese bleiben auch weiter bestehen, wenn man in Rente geht oder wenn man krank ist. Dabei hat für mich die Familie einen fundamentalen Wert, weil sie über unser individuelles Leben hinausreicht: Durch meine Familie bin ich sowohl mit der Vergangenheit, meiner Familiengeschichte und meinen Vorfahren als auch mit meiner Zukunft in Gestalt unserer Kinder und Enkelkinder verbunden. Ich bin nur ein Glied in einer langen Kette. Dies gibt mir meinen Platz im Leben, egal, wo und mit wem ich lebe.

Zu meinem Privatleben gehört selbstverständlich alles, was mich bewegt und berührt: meine Interessen, meine Hobbys, meine Leidenschaften. Ohne sie wäre mein Leben trotz meiner interessanten Berufstätigkeit ziemlich leer. Ich wüsste nicht, was ich nach der Berentung machen sollte.

Einen Plan B haben Lange Zeit hatte ich eine Vision: Falls ich in meinem Beruf scheitern sollte, könnte ich einen Imbiss aufmachen. Er könnte ein fahrbarer Imbisswagen sein. Er könnte auch eine Imbissbude sein. Da ich selbst gerne koche und esse, war ich sicher, dass ich mit diesem Alternativberuf erfolgreich werden würde. Diese Vision gab mir Kraft, wenn ich frustriert war von meiner Arbeit oder wenn sich die Therapielandschaft veränderte und ich nicht sicher war, ob ich meine Arbeit lebenslang werde ausüben können.

Plan B könnte aber auch sein, einen ganz anderen Lebensentwurf als Möglichkeit bereitzuhalten, z. B. seine (Kinder-)Träume zu verwirklichen. Wohin sehnst Du Dich? Wo auf der Welt würdest Du eine neue Existenz aufbauen wollen? In welche Rolle würdest Du liebend gerne schlüpfen? Gibt es etwas, wozu Du Lust hättest, obwohl Deine ganze Umgebung darüber schockiert wäre? Solche Träume frisch zu halten, ist gerade dann wichtig, wenn man älter wird und sich immer mehr in festen Strukturen eingemauert fühlt. Warum nicht mal rausspringen und jemand ganz anders sein? Vielleicht einfach als Experiment oder Erfahrung. Vielleicht aber auch als eine Tür, durch die man in eine ganz andere Welt eintritt.

Den Geist frei halten Wenn man im sozialen Bereich arbeitet, möchte man etwas Gutes tun. Man hatte meistens hohe Ideale, wollte die Welt verbessern, Kranke heilen, eine bessere Zukunft für unsere Kinder gestalten. Mit der Zeit merkt man, dass nicht alles Gold ist, was glänzt. Man beginnt, am Sinn seiner Mission zu zweifeln. Möglicherweise verzweifelt man an den sozialen, politischen und ökologischen Verhältnissen. Man wird vielleicht zu einem desillusionierten Idealisten, eventuell sogar zu einem Zyniker oder Nihilisten.

Im Leben halten sich das Positive und das Negative im Gleichgewicht. Das Glas ist weder ganz voll noch ganz leer. Es ist oft halb voll und halb leer. Welche der beiden Perspektiven wir einnehmen, ist unsere Entscheidung. Also wäre es vielleicht gar nicht so falsch, ein optimistischer Pessimist oder ein pessimistischer Optimist zu sein. Dies bedeutet, dass wir uns nicht vor der Komplexität der Realität scheuen und die Widersprüche und Ambiguitäten aushalten, ohne in simplifizierende Ideologien zu verfallen. Wir können lernen, solche Auseinandersetzungen sowohl intrapsychisch (also in uns selbst) als auch interpersonell (mit anderen Menschen) auszutragen. Im Wissen, dass niemals die eine Seite ganz gewinnen oder ganz verlieren würde.

Das chinesische Sinnbild des *Yin-Yang-Kreises* symbolisiert mir diese ständige Bewegung (► Abb. 8). Da drehen sich zwei Kreise ständig umeinander, ein weißer und ein schwarzer. Doch im Mittelpunkt des weißen Kreises ist ein schwarzer Punkt und im Mittelpunkt des schwarzen Kreises ist ein weißer Punkt. Das heißt: Das Weiße hat schon immer das Schwarze in sich und das Schwarze das Weiße. Es gehört zum Weltengang, dass es niemals nur Helles geben wird und niemals nur Dunkles.

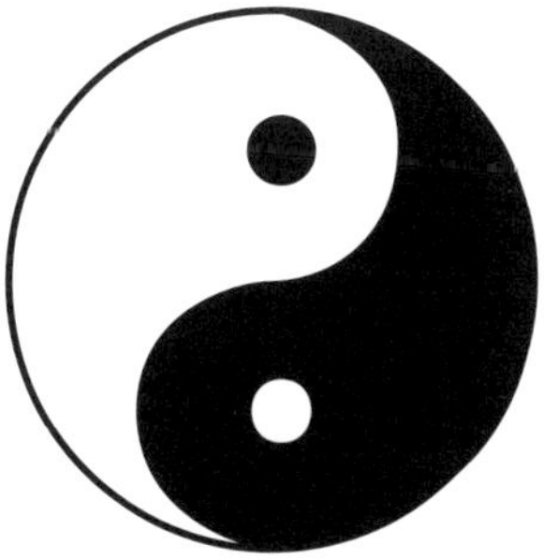

Abb. 8 Yin-Yang-Kreis.

Zu dieser ausbalancierten inneren Haltung gehört auch der *Humor.* Humor ist, wenn man trotzdem lacht. Das Lachen, vor allem das Lachen über sich selbst, ist das Befreiendste, was es gibt. Gerade in der Verzweiflung und Hoffnungslosigkeit bewirkt ein Witz oder die Erkenntnis, wie unglaublich absurd alles ist, Wunder. So gleicht das Lachen den Ernst aus. Und das Leben wird wieder leichter.

Dazu gehört ebenfalls *Bescheidenheit und Demut.* Wenn man mit hohen Idealen ans Werk geht, ist man meist nicht besonders demütig. Man will ja schließlich die Welt retten. Das Leben schleift einem dann den Hochmut und die Überheblichkeit ab, sodass man sich am Ende damit begnügt, kleinere Brötchen zu backen. Das, was realistisch erreichbar ist, zu tun. Und dankbar zu sein für die kleinen Erfolge und Fortschritte, die einem gelingen.

Hilfreich ist auch, sich mit Gleichgesinnten zu vernetzen, sodass man sich gegenseitig stützen und Mut zusprechen kann. Gemeinsam lassen sich auch Projekte anschieben, die einem Einzelnen illusorisch erscheinen.

Wir können nicht die Welt retten. Aber wir können das, was in unserem Lebenskreis und in unseren Möglichkeiten steht, tun.

Howard Thurman, ein afro-amerikanischer Pfarrer und Bürgerrechtler, hat Folgendes gesagt: »Don't ask what the world needs. Ask what makes you come alive, and go do it. Because what the world needs is people who have come alive.«[16] (Frage nicht danach, was die Welt braucht. Frage nach dem, was dich lebendig macht, dann tue es. Denn was die Welt braucht, sind Menschen, die lebendig geworden sind.)

16 www.goodreads.com/quotes/6273-don-t-ask-what-the-world-needs-ask-what-makes-you (letzter Zugriff: 05.12.2020)

Abschiednehmen in der Therapie

Das Ende einer Therapie ist genauso wichtig wie ihr Anfang. Sie hängen zusammen wie Geburt und Tod. In der Zeit zwischen Anfang und Ende liegt die Therapie, eine für den Klienten überaus wichtige Lebensphase, in der er sich intensiv mit sich und seinem Leben auseinandergesetzt hat. Gleichzeitig ist es eine Zeit, in der er sich der beständigen Begleitung durch eine andere Person, den Therapeuten, erfreuen darf. Nun geht diese Phase langsam zu Ende. Der Klient hat entweder die Ziele erreicht, die er sich zu Beginn der Therapie gesetzt hat, oder er hat Lösungen für seine Probleme gefunden, die ihm zu Beginn der Therapie nie in den Sinn gekommen wären. Auf jeden Fall kann er künftig seinen Weg ohne den Therapeuten fortsetzen.

Das Ende einer Therapie kündigt sich auf verschiedene Weise an. In vielem entspricht die Phase vor dem Therapieende der allmählichen Ablösung eines Heranwachsenden von den Eltern in der *Pubertät*. Sie ähnelt zudem den Stadien, die Elisabeth Kübler-Ross im *Trauerprozess* beschrieben hat (Kast 2013; Kübler Ross 2009).

Störungen und Irritationen Das Ende einer Therapie kündigt sich oft damit an, dass das bisherige gleichmäßige, beständige Arbeiten, das für die Mittelphase einer Therapie typisch ist, zunehmend von innen und/oder von außen gestört wird: Der Klient verspätet sich. Gelegentlich sagt er eine Stunde kurzfristig ab. In den Sitzungen wirkt er unmotiviert und lustlos. Wo er früher gleich zu Beginn jeder Stunde ein wichtiges Thema ausgepackt hat, das er unbedingt besprechen wollte, »stochert er nun im Essen herum« und weiß gar nicht, worüber er sprechen möchte. Oder er berichtet ganz begeistert von einem neuen Projekt, einer neuen Liebesbeziehung oder dem Plan, in eine andere Stadt umzuziehen. Das neue Projekt nimmt ihn so gefangen, dass er keine Zeit mehr für die Therapie und die Auseinandersetzung mit sich selbst hat.

Auf all dies reagiert der Therapeut entsprechend: Er wird zunehmend ratlos. Er beginnt, sich in den Stunden zu langweilen. Er schaut auf die Uhr und kann das Ende der Sitzung gar nicht erwarten. Gelegentlich vergisst er sogar einen Termin mit dem Klienten, was ihm peinlich aufstößt. Ihm geht unwillkürlich der Gedanke durch den Kopf, dass er seine Zeit besser nutzen könnte oder dass dringende Therapieanfragen auf seiner Warteliste stehen. Das sind alles Zeichen, dass er unbewusst den Klienten »loswerden« möchte.

Bilanz ziehen Wenn der Therapeut solche Reaktionen bei sich und beim Klienten bemerkt, ist es angebracht, die Störungen anzusprechen und sich und den Klienten zu fragen, wie es mit der Therapie steht. Vielleicht könnte man eine Zwischenbilanz ziehen, was erreicht worden ist und was noch ansteht. Nicht selten reagiert der Klient zunächst mit Verleugnung: Nein, er habe noch einiges in der Therapie vor. Er sei nur vorübergehend abgelenkt gewesen. Er brauche immer noch die Therapie und den Therapeuten.

Manchmal zeigt sich durch das Genauer-Hinschauen tatsächlich, dass man sich gerade an einem wichtigen Punkt in der Therapie befindet. Der Klient ist thematisch nur deshalb hin- und hergesprungen, weil er sich scheut, ein heißes Eisen anzurühren (z. B. ein Familiengeheimnis oder eine Missbrauchserfahrung). In diesem Fall geht es also eher um eine *Vertiefung* der Therapie statt um die Beendigung der Therapie.

Verlustängste und Aggressionen Manchmal hat der Klient aber tatsächlich kein weiteres Thema mehr, das er noch zu bearbeiten hätte. Er leugnet jedoch seinen Wunsch, die Therapie zu beenden, weil ihn dies zu sehr ängstigen würde. Wir dürfen nicht vergessen, dass der Therapeut im Laufe der Zeit dem Klienten zu einem wichtigen Lebensbegleiter geworden ist. Eine solche Beziehung aufzukündigen erfüllt ihn daher oft mit *Verlustangst.* Besonders Klienten, die noch nie eine solch sichere Bindung, z. B. in ihrer Kindheit, erlebt oder die enge Bindungspersonen früh verloren haben, halten sich an der therapeutischen Beziehung fest.

Häufig halten sich die Verlustangst des Klienten einerseits und Kritik an der Therapie andererseits die Waage. Für viele Klienten gibt es durchaus Anlass zur Kritik an dem Therapeuten. Dieser hat womöglich diskrete Hilferufe des Klienten ungehört gelassen. Einige seiner anfänglichen Wünsche sind nicht in Erfüllung gegangen. Aber es ist für ihn zu beängstigend, den Therapeuten offen zu kritisieren. Er hat Angst, hinausgeworfen zu werden. Wenn der Therapeut merkt, dass der Klient etwas zurückhält, kann er ihn fragen, ob er sich vielleicht etwas anderes in der Therapie wünsche. Es ist wichtig, dass der Therapeut den Klienten ermutigt, Kritik zu äußern. Er kann zugeben, dass er als Therapeut keineswegs perfekt sei und dass auch er Fehler mache. Dazu muss er zur Selbstkritik fähig und auch tatsächlich bereit sein, sich Kritik vom Klienten anzuhören. Wenn sich beide miteinander über das bisherige Ergebnis der Therapie austauschen können, stellen sie wieder einen gemeinsamen Boden her, auf dem sie stehen, und können überlegen, ob sie der Therapie eine andere Richtung geben oder es dabei bewenden lassen möchten.

Übertragungen und Gegenübertragungen Während dieser Phase kommt es zu Übertragungen und Gegenübertragungen, wie wir sie aus der Pubertätsphase kennen. Das Kind wird langsam erwachsen und möchte das Elternhaus verlassen. Dies zeigt sich z. B. darin, dass der Klient schweigt und sich zurückzieht. Oder er wird widerborstig und trotzig. Mal reizt er den Therapeuten, mal zeigt er ihm die kalte Schulter. Gleichzeitig brennen in ihm der heimliche Wunsch und die uneingestandene Sehnsucht, der Therapeut möge sich ihm verstärkt zuwenden, auf ihn eingehen und ihm bei aller Widerborstigkeit Verständnis entgegenbringen. *Im Grunde will er sich vom Therapeuten unabhängig machen, gleichzeitig aber die Bindung bewahren.* Progressive und regressive Tendenzen streiten sich in ihm, sodass er sich selbst kaum noch versteht.

Auch der Therapeut wird von entsprechenden Gegenübertragungsreaktionen erfasst. Einerseits hat er das Gefühl, der Klient hat »ausgelernt«. Er werde von ihm nicht mehr gebraucht. Andererseits ärgert er sich über die sichtbaren Zeichen von Unwillen und Missachtung seitens des Klienten, wie das Zuspätkommen, die knappen Absagen, dann wiederum die plötzliche Bitte nach einem Extratermin. Ihn packt gelegentlich der Wunsch, den Klienten loszuwerden.

Am Therapievertrag festhalten Bei solchem Auf und Ab ist es gut, sich an die anfängliche Abmachung zu erinnern: dass (a) therapeutische Krisen dazu da sind, angesprochen und sorgfältig analysiert zu werden, und dass (b) das Therapieende geordnet und nach Absprache gestaltet werden soll, statt die Behandlung impulsiv und abrupt abzubrechen. Da in den meisten Fällen der Klient zögert, von sich aus die Therapie zu kündigen, ist es einfacher, wenn der Therapeut das Thema anspricht und den Klienten nach seiner Meinung fragt. Meistens ist es für beide eine Erleichterung, endlich gemeinsam zu überlegen, wie sie das Therapieende gestalten möchten. Man vereinbart bis zum endgültigen Ende eine gewisse Auslaufzeit und legt einen definitiven Termin für die Beendigung der Therapie fest.

Die Abschlussphase Nun beginnt die Abschlussphase, eine der interessantesten Phasen während der ganzen Therapie. Hier hat der Klient Zeit, bei sich nachzuprüfen, ob er wirklich fit genug ist, auf eigenen Füßen zu stehen. Die Probleme, mit denen er anfangs zum Therapeuten gekommen ist, tauchen plötzlich wieder auf, und verwundert stellt der Klient fest, dass er doch noch nicht so weit ist. Er fällt zurück in alte Verhaltensmuster und schlechte Gewohnheiten. Es ist, als habe er in all den Jahren nichts dazugelernt. Solche regressiven Phasen wechseln mit anderen Zeiten ab, in denen er sich total zuversichtlich und selbstbewusst fühlt. In diesen progressiven Phasen ist er der sicheren Meinung, dass er ohne die Therapie zurechtkommen würde. Eine derartige gefühlsmäßige Achterbahn ist normal in der Abschlussphase. Der Klient steht noch wacklig auf den eigenen Beinen und muss prüfen, wie gut er alleine gehen kann.

Mit dem bevorstehenden Therapieende tauchen gleichzeitig *existenzielle Fragen* auf. Vergessene oder verdrängte Erfahrungen von freiwilligen und unfreiwilligen Trennungen und Verlusten steigen aus der Erinnerung auf, verbunden mit Gefühlen wie Angst, Trauer, Wut und Verzweiflung. Wenn der Klient die Trennung von seiner Heimat, seinen Eltern, von alten Freunden oder früheren Liebespartnern nicht gut bewältigt hat, können die alten Wunden wieder aufbrechen. Besonders Klienten, die keine sichere Bindung in der Kindheit erfahren haben und in der Therapie zum ersten Mal liebevolle Zuwendung erleben, fürchten, ins Bodenlose zu fallen.

Aber nicht nur alte Erinnerungen beschäftigen den Klienten. Auch der reale Abschied vom Therapeuten macht ihm zu schaffen. Die Freude über den Therapieerfolg mischt sich mit der Trauer über den bevorstehenden Abschied und der Angst, es bald alleine schaffen zu müssen. Der Therapeut ist mittlerweile ja eine wichtige Figur in seinem Leben geworden. Wie wird er ohne ihn auskommen können? Gleichzeitig freut er sich über die bevorstehende Freiheit: Die Therapie hat doch viel Zeit und Energie verschlungen, die ihm nun wieder für Familie und

Freizeit zur Verfügung stehen. Wenn er die Therapie aus eigener Tasche bezahlt hat, freut er sich auch auf die finanzielle Entlastung. Er beginnt, Pläne für die Zukunft zu schmieden, und freut sich auf neue Perspektiven und Projekte.

Auch der Therapeut ist innerlich mit dem Ende der Therapie beschäftigt. Er bedauert, dass er einen lieb gewonnenen Klienten bald nicht mehr sehen wird. Umgekehrt könnte er Erleichterung verspüren, wenn es eine schwierige Therapie gewesen ist. Er blättert in seinen Aufzeichnungen zurück und lässt den Therapieverlauf noch einmal vor seinem inneren Auge Revue passieren. Er schaut auch vorwärts, in die Zukunft des Klienten, manchmal mit Zuversicht, manchmal auch mit Sorge.

Das Abschiedsritual Manche Therapeutinnen und Therapeuten halten die letzte Sitzung wie jede andere ab. Wenn die Zeit vorbei ist, stehen sie auf, geben dem Klienten die Hand und wünschen ihm alles Gute. Ich finde, dies trägt der Bedeutung dieses Ereignisses nicht ausreichend Rechnung. Denn für den Klienten markiert die letzte Therapiesitzung eine wichtige Zäsur in seinem Leben, vor allem, wenn die Therapie mehrere Jahre gedauert hat. Die meisten Klienten bereiten sich sorgfältig auf die letzte Begegnung vor. Manche ziehen sich besonders schick an. Manche überlegen sich, was sie dem Therapeuten zum Abschied sagen möchten. Andere suchen sich ein Geschenk aus, um ihre Dankbarkeit auszudrücken. Viele wünschen sich vom Therapeuten eine Art »Abschlusszeugnis« in der Form einer Bilanz: Welche Fortschritte hat der Therapeut beim Klienten registriert? Hat er gerne mit ihm gearbeitet? War er für den Therapeuten womöglich ein besonderer Klient, der aus der Masse seiner Klientel herausstach? Solche bisher nicht ausgesprochenen Fragen können in der letzten Sitzung auftauchen.

Auch für den Therapeuten ist es wichtig, sich gut auf die letzte Therapiestunde vorzubereiten. Ich lese meine Aufzeichnungen über die gesamte Therapie noch einmal durch, damit wir ggf. gemeinsam eine Bilanz ziehen können. Ich nehme mir Zeit fürs das Abschlussgespräch. Wenn nötig, darf es auch etwas länger dauern. Außerdem bereite ich meistens ein Abschlussritual vor. Entgegen meiner sonst eher trockenen Arbeitsweise biete ich dem Klienten gerne Tarotkarten an, mit deren Hilfe er so etwas wie eine positive Zukunftsvision entwerfen kann. Hierfür benutze ich gerne das *Motherpeace Tarot*, einen Satz runder, liebevoll gemalter Tarotkarten mit einem tiefgründigen Erklärungsbuch, das sich unter anderem auf archaische weibliche Quellen und die Jung'sche Psychologie bezieht.[17]

Nachkontakt Beim Abschied ist es mir wichtig, dem Klienten zu versichern, dass er sich jederzeit wieder bei mir melden darf, solange ich noch praktiziere. Diese Zusicherung gibt dem Klienten die Sicherheit, dass er, wie jedes erwachsene Kind, das in die Welt aufbricht, zurückkommen kann, wenn er etwas braucht. Die meisten Klienten machen von diesem Angebot keinen Gebrauch. Jedoch kommt

17 www.motherpeace.com (letzter Zugriff: 05.12.2020)

es hin und wieder vor, dass ein ehemaliger Klient sich nach Jahren meldet, weil er in einer neuen Krise steckt oder weil er mit mir eine aktuelle Frage erörtern will. Ich freue mich immer, wenn ich einen alten Klienten wiedersehe. Selbst wenn wir uns jahrelang nicht mehr gesehen haben, stellt sich das altvertraute Gefühl schnell wieder ein. Ich erinnere mich sofort an Dinge aus der Lebensgeschichte des Klienten, sodass ich rasch auf die aktuellen Fragen eingehen kann. Meistens benötigt der betreffende Klient nur eine oder zwei Sitzungen, um wieder zurechtzukommen.

Manchmal erhalte ich unerwartet eine Nachricht von einem ehemaligen Klienten. Ein Klient schreibt mir z. B. über den Tod eines Elternteils, mit dem er lange im Clinch gelebt hat. Nun hat er sich endlich versöhnt. Oder ich erhalte die Heiratsanzeige eines Klienten, der lange Single gewesen ist. Das Schönste sind die Geburtsanzeigen. Da spüre ich, wie meine Arbeit buchstäblich Frucht getragen hat.

Doch auch ohne Wiedersehen oder Nachrichten kann es sowohl beim Klienten als auch beim Therapeuten »Nachwehen« geben. Gestalttherapeuten sprechen von *Nachkontakt*. Das ist ein innerer Prozess, in dem das, was in einer vergangenen Begegnung oder Beziehung wichtig gewesen ist, einem noch einmal durchs Gemüt geht. Manchmal taucht bei mir ein früherer Klient unvermittelt vor meinem inneren Auge auf. Ich verstehe plötzlich etwas, was mir während der Therapie nicht klar gewesen ist. Oder ich bedauere, dem Klienten etwas nicht gesagt zu haben. Oder ich frage mich, wie es dem Klienten wohl aktuell geht. Manchmal hätte ich richtig Lust, einen früheren Klienten anzurufen und nachzufragen, wie es ihm geht. Aber ich tue es nicht, weil ich nicht das Recht habe, den Klienten in seinem neuen Leben zu stören, selbst wenn mich gelegentlich, wie Eltern erwachsener Kinder, die Sehnsucht nach einem lieb gewonnenen Klienten packt und ich so etwas wie das Empty-Nest-Syndrom spüre. Dann sage ich mir: Nein, es soll bei dem ursprünglichen Arrangement bleiben, dass der Klient sich bei Bedarf meldet und der Therapeut darauf antwortet. Nicht umgekehrt.

Auch dem Klienten kann der Therapeut immer mal wieder in den Sinn kommen, z. B. wenn er vor einem Problem steht und sich fragt, was der Therapeut wohl dazu sagen würde. In manchen Momenten überfällt ihn das dringende Bedürfnis, den Therapeuten anzurufen und um einen Termin zu bitten. Nicht selten aber merkt er, dass bereits der Gedanke an den Therapeuten den »inneren Therapeuten« in ihm selbst wachruft, sodass er eigenständig eine Lösung für das anstehende Problem findet und den Therapeuten nicht mehr braucht. Dies ist ein Zeichen dafür, dass er die therapeutische Erfahrung bereits »verflüssigt« und in sich assimiliert hat.

Der endgültige Abschied vom Therapeuten findet erst statt, wenn der Klient vom Tod seines Therapeuten oder von der Auflösung dessen Praxis erfährt. Das löst nicht selten echte Trauer aus. Denn dann verliert der Klient wirklich einen Menschen, der ihm einst etwas bedeutet hat.

Dankbarkeit in der Psychotherapie

Dankbarkeit gehört zu den Gefühlen, die sich am Ende eines Unternehmens zeigen. Daher taucht es gerade hier, am Ende des Buches auf, an dem ich lange gearbeitet habe. So wie ein Reisender dankbar ist, wenn er sein Reiseziel trotz zahlreicher Hindernisse erreicht, so ist ein Klient dankbar, wenn er am Ende der Therapie seine Probleme gelöst hat. Sein Therapeut ist ebenfalls dankbar, dass er den Klienten trotz mancher Widerstände bis zu einem glücklichen Ende begleiten konnte.

Dankbar ist man für etwas, was nicht selbstverständlich ist. Wenn etwas selbstverständlich gelingt, weil man es tausendmal geschafft hat, schenkt man ihm keine besondere Aufmerksamkeit mehr. Wenn wir beispielsweise zum Ausgehen die Schuhe anziehen, binden wir die Schnürsenkel ganz automatisch zu, ohne diesem Akt irgendeine besondere Aufmerksamkeit zu schenken. Erinnern wir uns aber an die Zeit, als wir das Zubinden der Schuhe lernten: Wie schwierig, ja fast unmöglich erschien uns dieses Unterfangen. Wir bissen uns auf die Zunge, schnauften tief, fluchten. Unsere Finger verhedderten sich im Schnürsenkel – »Blödes Ding!« Wir kamen ins Schwitzen, waren den Tränen nahe, während unser älteres Geschwister danebenstand und hämisch grinste. Welche Schande, es bitten zu müssen, uns noch einmal zu zeigen, wie es geht! Noch schlimmer der Moment, in dem wir aufgeben und uns die Schuhe von ihm binden lassen mussten. Und dabei zu sehen, wie flink das ältere Geschwister den Knoten machte!

Aber irgendwann schafften wir es doch, nach Hunderten von Versuchen! Welcher Triumph! Welches Gefühl der Erlösung und Dankbarkeit! Ja, hier taucht die Dankbarkeit auf. Etwas Schweres, ja fast Unmögliches ist uns gelungen. Hurra! Wir sind stolz auf uns, aber insgeheim sind wir auch dem älteren Geschwister dankbar, dass es nicht müde wurde, es uns noch- und nochmal zu zeigen.

Das Beispiel zeigt einige Merkmale von Dankbarkeit auf: Es war ein Hindernis zu überwinden, ein Hindernis, das kaum überwindbar erschien. Uns ist geholfen worden: Dankbar ist man gegenüber Menschen, die uns geholfen haben, und gegenüber einem gütigen Schicksal, das uns aus einer ausweglos erscheinenden Lage gerettet hat. Gleichzeitig haben wir uns furchtbar anstrengen müssen, bis das ersehnte Ziel erreicht ist. Wir waren zwischenzeitlich verzweifelt, haben mit Gott und der Welt gehadert, haben das Hindernis verflucht und an uns selbst gezweifelt, ja beinahe die Hoffnung aufgegeben. Irgendwann ist der Knoten doch geplatzt und wir kamen unverhofft ans Ziel. Eine Erlösung!

Im Wort *Erlösung* kommt ein transpersonaler, spiritueller Moment der Dankbarkeit zum Vorschein: Wir sind nicht nur den menschlichen Helfern dankbar. Wir sind auch Gott, dem Schicksal oder einem gnädigen Geschick dankbar, dass wir die unmenschlich schwere Aufgabe geschafft haben. Denn tief in uns ahnen wir, dass wir es aus eigener Kraft nicht geschafft hätten. Da, wo unser Unternehmen kurz vor dem Scheitern stand, tauchte plötzlich eine rettende Idee, eine helfende Hand, ein ermunterndes Wort auf. Wir schöpften frischen Mut und bezwangen das Hindernis.

Ich erinnere mich daran, wie wir einmal unser schwer krankes Kind zur Klinik fahren mussten. Dort angekommen, suchten wir verzweifelt nach einem Parkplatz. Da ging plötzlich eine Bekannte vorbei, die dort arbeitete, und bot uns ihren Parkplatz an. Kurz danach kam eine andere Freundin, die eigentlich in Frankreich lebte, unerwartet zu Besuch und bot meiner Frau an, sie und das Kind zu einer weit entfernt liegenden Spezialklinik zu begleiten (ich musste zu Hause bleiben, um auf unser anderes Kind aufzupassen). Diese beiden Frauen waren wie Engel, die plötzlich aus dem Nichts auftauchten und uns wie selbstverständlich ihre Hilfe anboten. In einer Zeit, in der wir uns furchtbar elend, allein und mutlos gefühlt haben.

Auch in der Psychotherapie gibt es viele Momente, in denen man dankbar sein kann. Dass ein tief Depressiver, ein der Sucht Verfallener, ein Krebskranker, ein in der Ehe und im Beruf Gescheiterter, ein dem Selbstmord Naher den Weg zur Psychotherapie findet, grenzt an sich schon an ein Wunder – wie viele schaffen es nicht! Dass sie dann auch noch auf einen Therapeuten gestoßen sind, der ihnen zugetan ist, der die richtige Ansprache und den passenden Zugang zu ihrem Innersten findet, ist ein großes Geschenk. Dass sie den ganzen steinigen Weg bis zur Gesundung schaffen, dass sie die Wunden der Vergangenheit heilen und mit Hoffnung und Zuversicht in die Zukunft gehen können, ist eine Gnade. Ich bin mir durchaus bewusst, dass ich ins Schwärmen komme. Ich habe im Laufe meiner Tätigkeit durchaus einige vergebliche Therapieversuche, ja Misserfolge erlebt. Aber ich habe tatsächlich so wunderbare, ja wundersame Verwandlungen in Menschen gesehen, dass ich behaupten kann, Psychotherapie ist eine Gnade, ein großes Geschenk.

Denn Therapie ist Lebenshilfe im wahrsten Sinne: Sie ist Hilfe *im* Leben, wenn man nicht mehr ein noch aus weiß. In Zeiten der Not, in der keiner da ist, kein Elternteil, kein Geschwister, keine Freund, der einem zur Seite steht und einen tröstet – ja, gerade in den Zeiten, in denen man in einer Krise mit diesen Menschen steckt, die uns sonst am nächsten stehen –, findet man einen fremden Menschen, der einem die Hand reicht und wieder auf die Beine hilft. Bei aller Künstlichkeit und Unnatürlichkeit, die in der therapeutischen Beziehung stecken, ist die Möglichkeit, einen solchen *vertrauten Fremden*, wie ich ihn genannt habe, zur Seite zu haben, ein großes Geschenk. Mit seiner Hilfe findet man Halt in der Verzweiflung, Verständnis für seine Scham und Schuld, schließlich Auswege aus der Sackgasse.

Therapie ist gleichzeitig Hilfe *fürs* Leben. Sie hilft uns nicht bloß in Krisensituationen. Wir nehmen die Erfahrung mit, die wir in der Therapie gewonnen haben, und gehen klüger und weiser daraus hervor, um besser durchs weitere Leben zu navigieren. Denn Therapie beinhaltet einen tiefen persönlichen Lernprozess. Wir lernen nicht nur, wie wir besser mit dieser oder jener Situation fertigwerden. Indem der Therapeut uns widerspiegelt, *lernen wir uns selbst kennen.*

Wir begreifen, wie wir funktionieren, welche Ecken und Kanten wir haben und wie wir mit ihnen umgehen können. Wir werden uns selbst bewusst und können unser Leben in die Hand nehmen. Zu anderen werden wir verständnisvoller und milder. Gleichzeitig können wir uns besser abgrenzen, indem wir zwischen dem *Ich*, dem *Du* und dem *Wir* unterscheiden.

Und wir lernen, dass das Glas halb leer und halb voll ist. Das Leben ist nicht perfekt. Das Schicksal kann sehr hart sein. Mithilfe von Therapie und Meditation können wir Schicksalsschlägen besser begegnen, Verluste leichter betrauern und Neues freudiger begrüßen. Das Leben erscheint nicht mehr als ein unausweichliches Schicksal. Es wird mehr zu einem Abenteuer, bei dem wir gespannt sein dürfen, was als Nächstes kommt. Auf diese Weise gewinnen wir fast unmerklich an Resilienz und Lebensmut.

Dies lässt uns auch dem Lebensende leichter entgegengehen. Denn wir haben erfahren, dass alles einen Anfang und ein Ende hat. Der eigene Tod wird zum Lebensbegleiter. In dem Bilderbuch »Ente, Tod und Tulpe« zeichnet Wolf Erlbruch (2007) die Begegnung einer Ente mit dem Tod. Zuerst erschreckt sie, dann lernt sie mit ihm zu leben, schließlich lässt sie sich von ihm wärmen. Wie können wir das Leben voll genießen, wenn wir nicht begreifen, dass es ein Ende hat? Liebe bedeutet natürlich auch Schmerz. Beides macht das Leben kostbar. Es heißt nicht umsonst: »Bis dass der Tod euch scheidet«.

Wo gehen wir dann hin? Genauso wie die Frage: Wo kommen wir her?, bewegt uns diese Frage seit Menschengedenken. Das Jenseitige ist ein großes Mysterium, zu dem wir nur in besonderen Augenblicken Zugang finden. Die Ahnung eines Größeren, eines Umfassenden lässt uns hoffen. Hier ist die Anbindung an Spiritualität und Glauben, wohl die eigentliche Quelle für Dankbarkeit.

Ich habe weiter oben bedauert, dass ich durch meine therapeutische Tätigkeit »nur« einigen hundert Personen habe helfen können (▸ S. 25). Dies trifft nur für die Anzahl von Einzelklienten zu, die ich behandelt habe. Im Laufe meines Berufslebens habe ich vielen weiteren Menschen durch meine Seminare, meine Ausbildungen und meine Schriften behilflich sein können, in ihrem Leben weiterzukommen. Ihre Dankbarkeit ist mir ein großes Geschenk.

Wenn ich auf mein eigenes Leben zurückschaue, möchte ich nicht wissen, wo ich gelandet wäre, wenn ich nicht der Psychologie begegnet wäre, als ich mitten im Medizinstudium merkte, dass dies nicht meine Bestimmung war. Wahrscheinlich wäre ich ein gutverdienender, aber missmutiger Arzt geworden, der sich Tag für Tag zu seiner ungeliebten Arbeit schleppt und abends genervt nach Hause kommt und mit Frau und Kindern Streit anfängt. Mit großer Wahrscheinlichkeit wäre ich geschieden. Meine Kinder wären mir fremd und eine Last. Womöglich würde ich einer oder mehreren Süchten frönen und früh einen Herzinfarkt bekommt.

Mein Leben als Psychotherapeut war nicht nur von Glück gekrönt. Ich hatte und habe meine Hochs und Tiefs. Aber mithilfe der Psychotherapie habe ich mich immer wieder durch die Phasen von Unglücklichsein hindurcharbeiten können, bis wieder Licht am Ende des Tunnels erschien. Ich halte es für ein großes Glück, meine Probleme mit anderen teilen zu können, Menschen in ihren

Problemen begleiten zu dürfen und schreibend über schwierige psychische Themen nachdenken zu können.

Daher gehört Dankbarkeit untrennbar zur Psychotherapie.[18]

Unique au monde

»Du bist zeitlebens für das verantwortlich, was du gezähmt hast.«

Ich habe eine Klientin, die bereits Jahrzehnte zu mir kommt. Als sie kam, war sie stumm. Sie konnte kaum etwas sagen. Meistens saß sie nur da. Sie war wie ein scheues Reh, vielleicht sogar ein angeschossenes Reh. Aber ich spürte, es war ihr wichtig, zu mir zu kommen. Also saß ich ebenfalls bei ihr und war einfach da. Irgendwann erkannte ich, wie wichtig ich ihr war. Diese Erkenntnis war wie ein Aufschrecken. Ich ahnte, dass sie lange, vielleicht zeitlebens zu mir kommen würde. Jedoch war etwas in mir, das damit einverstanden war. Obwohl ich es nicht verstand, war ich innerlich damit einverstanden.

Wir sind durch viele Stationen gegangen. Wir haben ihre Kindheit und ihr schwieriges Elternhaus bearbeitet, ihre lange Arbeitssuche und Arbeitsfindung, ihr Ankommen in ihrem jetzigen Beruf. Sie kann sich heute ganz normal mit mir unterhalten. Eigentlich gibt es nichts Besonderes mehr, was wir therapeutisch bearbeiten müssten. Dennoch sehen wir uns, zwar in großen Abständen, aber regelmäßig. Sie erzählt mir, was gerade in ihrem Leben passiert. Aber die meiste Zeit sitzen wir einfach nur zusammen und genießen die Vertrautheit.

Wenn ich mir den Satz von de Saint-Exupéry vergegenwärtige: »Du bist zeitlebens für das verantwortlich, was du gezähmt hast«, beginne ich zu verstehen, was die Klientin und mich verbindet. Sie war zwar vor mir bei einigen Therapeutinnen und Therapeuten gewesen, aber erst bei mir kam sie an, fühlte sie sich erkannt, fühlte sie sich angekommen. Ich habe keine Ahnung, was ich bei ihr berührt habe. Aber ich habe sie wohl an einer zentralen Stelle berührt. Und das hat ausgereicht, dass sie bei mir blieb.

Dies ist ein wesentlicher, wenn nicht der wesentlichste Punkt, wenn wir als Therapeutinnen und Therapeuten auf den Wesenskern des Klienten hin arbeiten. Wenn ein tief in sich zusammengeknüllter Klient seine Hüllen ablegt, sich auffaltet und sich uns zu erkennen gibt, ist es wie sich ein wildes, angeschossenes Reh vertraut zu machen und zu zähmen. Oder wie ein Gänseküken, das aus seiner Eihülle schlüpft und das erste sich bewegende Wesen als seine Mama annimmt. Es ist wie eine *Prägung*. Prägung im doppelten Sinne: Prägung zum einen als die verhaltensbiologische Bezeichnung für ein Bindung, die in einer sensiblen Phase der Entwicklung eines jungen Tieres entsteht (s. Konrad Lorenz

18 Eine große und ausführliche Untersuchung über das Thema Dankbarkeit in der Psychotherapie finden Sie in dem aktuell erschienenen Buch von Freund & Lehr (2020).

und seine Gänse), zum anderen ist Prägung wie ein Stempel, der einen unauslöschlichen Eindruck tief in die Seele eines Menschen hinterlässt.

Wenn dies geschieht, ist es so, als würde der betreffende Klient bei uns »angekommen« sein. Er hat sein Zuhause gefunden, seinen Zufluchtsort. Er hat uns einen zentralen Platz in seinem Herzen gegeben. Gleichgültig, ob wir es wollen oder nicht, er hat uns tief in seinem Herzen aufgenommen.

Dies ist etwas, womit Du rechnen musst, wenn Du mit Menschen arbeitest. Egal, ob als Lehrer, Seelsorger, Kindergärtnerin, Jugendbetreuer, Arzt oder Therapeut. Es entsteht eine Bindung von den Menschen, die sich Dir anvertraut haben, zu Dir. Bei vielen ist die Bindung temporär, bei anderen länger, bei einigen lebenslang.

Natürlich ist Idealisierung, Übertragung, Projektion und Identifikation dabei. Natürlich spielen wir die Rolle als Ersatzeltern oder Ersatzpartner. Aber es ist mehr als das. Es ist das Sich-Erkannt-Fühlen im Wesenskern, das diese Bindung schafft.

Es ist nicht leicht, geliebt zu werden, und nicht in demselben Maße zurücklieben zu können, wie man geliebt wird. Das ist eine Folge der Asymmetrie in der therapeutischen Beziehung. Der Klient bedeutet mir nicht so viel, wie ich ihm bedeute. Ich muss das akzeptieren. Der Klient muss das akzeptieren.

Als Therapeut stehe ich diesem Phänomen hilflos gegenüber. Ich bin mir bewusst, dass ich diesen tiefen Eindruck in der Seele des Klienten hinterlassen habe. Die Bindung, die dadurch von ihm zu mir entstanden ist, muss ich akzeptieren. Ich muss nichts tun. Ich muss keine nähere Beziehung zu ihm aufnehmen. Das würde das besondere Verhältnis zwischen uns zerstören. Die therapeutische Beziehung und die therapeutische Distanz müssen bewahrt bleiben. Ich muss mir nur der besonderen Bedeutung, die ich für diesen Menschen habe, bewusst sein und achtsam damit umgehen. Ich muss mich nicht über die Maßen kümmern. Ich brauche einfach nur Ich zu sein und die Beziehung aufrechtzuhalten. Dies kann selbst nach Abschluss der Therapie geschehen, indem ich die Briefe oder Mails, die ich von einem ehemaligen Klienten erhalte, beantworte, oder indem ich an ihn denke, wenn er mir einfällt.

Auch ich habe solche unauslöschlichen Bindungen in meinem Leben erlebt: der Vater meines besten Schulfreundes, der mich väterlich aufnahm, der Physiklehrer, der mich ernst nahm, der Deutschlehrer, der meine Liebe zur Philosophie wahrnahm, Jim Simkin, mein Lehrer in Gestalttherapie, der mich geliebt hat, Horst-Eberhard Richter, bei dem ich famuliert habe und der mir ein Vorbild war, Marianne Wipperfürth, meine Lehrerin in Alexander-Technik, die meine Frau und mich jahrelang behandelt hat, meine letzte Therapeutin, von der ich mich verstanden fühlte. Sie alle waren mir wichtig, jeweils in der Funktion, in der sie in mein Leben traten. Ich denke an sie, erinnere mich an besondere Begegnungen, an Dinge, die sie mir gesagt haben, an Gesten, Blicke und Händedrucke. Das reicht.

Ich bin mir bewusst, dass ich für einige Menschen eine ähnliche Rolle spiele, egal, ob sie bei mir in Therapie oder Ausbildung waren, egal, ob sie etwas von mir gelesen haben. Ich bin ihnen zu nichts Besonderem verpflichtet. Ich muss nur wissen, dass ich wichtig für sie war und bin, und auf sie angemessen und verantwortlich antworten, aus meiner jeweiligen Rolle heraus, wenn sie Kontakt zu mir suchen.

Fritz Perls hat einmal gesagt, im Wort *Verantwortung (responsibility)* steckt *die Fähigkeit zu antworten (response-ability)* (Perls et al. 2019).

Der alte Therapeut

Meine erste Lehrtherapie machte ich bei Martin Goldstein. Er war zuerst Psychoanalytiker, dann entdeckte er die Gestalttherapie und ging zu Jim Simkin, demselben Ausbilder wie ich, in die gestalttherapeutische Ausbildung. Daher war er mir als Erster eingefallen, als ich nach einem Therapeuten für mich suchte. (Martin Goldstein hat übrigens in den 1970er-Jahren in der Jugendzeitschrift *Bravo* unter dem Pseudonym *Dr. Sommer* die Fragen pubertierender Leser zu Liebe, Sex und Zärtlichkeit beantwortet und damit viele junge Menschen von ihren sexuellen Ängsten befreit. Das wusste ich aber nicht, als ich zu ihm in Therapie ging.)

Martin war fast 20 Jahre älter als ich. In der Nacht vor unserer ersten Sitzung hatte ich einen Traum, der mir wie eine Vision vorkam: Ich trat in den Raum eines alten, weisen Therapeuten und fand ihn inmitten einer großen Bibliothek, umgeben von zahllosen Büchern. Als ich Martin von dem Traum erzählte, sagte er lächelnd: »*Vielleicht bist du selbst der alte Therapeut.*« Damit wich er elegant der von mir angebotenen Übertragung (dass *er* der alte weise Therapeut sei) aus und wies mich auf meine Projektion hin. In meinem Traum kam zwar mein Wunsch nach einem gütigen Therapeuten zum Ausdruck, den ich in Martin projizierte. Gleichzeitig verkörperte der alte Therapeut im Traum meine eigene Sehnsucht, wie ich selbst einmal sein wollte.

Martin Goldstein ist vor acht Jahren mit 85 Jahren verstorben, unser gemeinsamer Lehrer Jim Simkin verstarb bereits 1984. Nun bin ich selbst Mitte siebzig, habe eine riesige Bibliothek und empfange meine Klienten zu Hause. Ich bin tatsächlich ein alter Therapeut geworden. Bei meinem letzten Besuch bei Martin im Hospiz wünschte er mir, ich möge mich »vervielfältigen«. Vielleicht ist das einer der Gründe, weshalb ich dieses Buch schreibe.

Wie ist es, ein alter Therapeut zu sein?

Wenn man alt ist, schaut man auf sein Leben zurück, wie von einer Anhöhe aus. Trotz mancher Schicksalsschläge (s. Chu 2016, 2020) habe ich ein erfülltes Leben gelebt. Die Fehlschläge und Misserfolge entlang des Weges haben mich in meinem Ungestüm abgebremst und demütiger werden lassen.

Wenn man jung ist, möchte man gleich Erfolge sehen. Erfolg in der Psychotherapie ist jedoch eine rare Angelegenheit. Es gibt zwar ein paar Tricks, mit denen man Laien beeindrucken kann. Wenn es jedoch darum geht, dass sich ein Klient in seiner Persönlichkeit und Lebenseinstellung ändert, dauert es lange, manchmal Jahre, bis sich ein Erfolg einstellt. Oft kommt es vor, dass ein Therapeut genau sieht, was dem Klienten fehlt. Aber dieser klebt förmlich an seinem gewohnten Verhalten und lässt sich weder durch gutes Zureden noch durch Konfrontationen bewegen. Dies liegt daran, dass eine beständige Veränderung nur *von innen* geschieht. Die Tür zum Innersten eines Menschen, zu seinem Wesenskern, öffnet sich immer nur von innen. Der Therapeut muss geduldig draußen warten, bis irgendwann, wenn er Glück hat, die Tür langsam von selbst aufgeht. Bei manchen Klienten bleibt sie selbst nach jahrelanger Zusammenarbeit verschlossen. Auch dies gilt es zu respektieren.

Martin Goldstein hat mich in einer entscheidenden Phase meines Lebens begleitet. Das war, als ich, nach Jahren unsteter Liebesbeziehungen, meine Frau kennenlernte. Martin half mir, »dranzubleiben« und nicht zu verzagen, bis wir endlich ein Paar wurden. Als wir dann unser erstes Kind bekamen, konnte er mir jedoch nicht mehr hilfreich zur Seite stehen. Wenn ich ihm von unseren Mühen beim Aufziehen des Babys und unseren stressbedingten Auseinandersetzungen erzählte, hörte er mir nur sprachlos zu, mit einem hilflos-gequälten Ausdruck im Gesicht. Ich begriff schließlich, dass er zwar selbst ein Kind gehabt hatte. Jedoch hatte er sich schon früh von Mutter und Kind getrennt und somit kaum Erfahrung mit dem Aufziehen eines Kleinkindes. Daraufhin beschloss ich, die Therapie zu beenden. Stattdessen gingen meine Frau und ich zu einer Ehe- und Erziehungsberatungsstelle und ließen uns als Paar beraten. Die Paartherapie hat unsere Beziehung gerettet.

Diese und anderen Erfahrungen ließen mich erkennen, dass jeder Therapeut nur ein begrenztes Repertoire hat, um Menschen weiterzuhelfen. Vor allem spielt *die eigene Lebenserfahrung* eine entscheidende Rolle, wie weit ein Therapeut einem Klienten folgen kann, wenn dieser von seinen Nöten spricht. Es muss eine gemeinsame Schnittmenge geben, auf die sie sich verständigen können. Erst wenn sie diesen gemeinsamen Boden gefunden haben, fühlt sich der Klient verstanden und lässt sich auf den Therapeuten ein. Dann öffnet sich seine innere Tür.

Natürlich bemühe ich mich, auch Menschen mitfühlend zu verstehen, die einen anderen kulturellen oder familiären Hintergrund als ich haben. Sonst könnte ich als Chinese nicht mit Deutschen, als Mann nicht mit Frauen, als Heterosexueller nicht mit Homosexuellen oder Transgendern arbeiten. Jedoch muss ich im Auge behalten, dass meine Fähigkeit, sie in *wesentlichen* Aspekten ihres Seins zu verstehen, begrenzt ist. Wenn ich an die Grenze meines Auffassungsvermögens komme, kann ich meinem Klienten nur noch mein offenes Ohr anbieten, wenn er von etwas erzählt, wovon ich nichts verstehe, und soweit es geht versuchen, mich in ihn hineinzuversetzen. Wenn wir nicht weiterkommen, muss ich den Mut und die Selbstbescheidung haben, dies einzugestehen und den Klienten an kompetentere Kollegen weiterverweisen. Dies ist etwas, was ich erst im Laufe meiner Arbeit gelernt habe.

Als alter Therapeut habe ich gegenüber jüngeren Kollegen einen Vorteil: Ich habe den ganzen Lebens- und Familienzyklus einmal durchlaufen. Ich war Kind meiner Eltern. Ich habe eine gelungene Partnerschaft gelebt und lebe sie immer noch. Wir haben gemeinsam Kinder großgezogen; dabei haben wir erleben müssen, wie eines unserer Kinder aufgrund eines Herzfehlers verstarb. Heute haben wir Enkelkinder. Unsere Eltern haben wir zu Grabe getragen.

Insofern weiß ich, wie man sich in jeder dieser Lebensphasen fühlt, vor welchen Herausforderungen man steht und mit welchen Konflikten man zu kämpfen hat. Ich weiß, wie es ist, sich gegen seine Eltern abgrenzen zu müssen. Gleichzeitig kenne ich aus eigener Erfahrung die elterlichen Sorgen und Ängste um seine Kinder. Ich kann somit die Ablösungsprobleme eines aufwachsenden Kindes von beiden Seiten betrachten und verstehen. Ich kenne auch die Stürme des mittleren Alters, wenn die Endlichkeit des Lebens zum ersten Mal auftaucht und man von der Sehnsucht ergriffen wird, noch einmal durchstarten zu wollen. Zur gleichen Zeit steckt man als Sandwich-Generation zwischen dem Aufziehen der Kinder und dem Kümmern um die alternden Eltern fest. Dann kommt der mit Stolz gemischte Schmerz, wenn die erwachsen gewordenen Kinder aus dem Haus gehen und die Eltern im leeren Nest zurücklassen, verbunden mit der bangen Frage, ob sie ihren Weg finden werden. Schließlich das unbeschreibliche Glück, als Großeltern zu erleben, wie das Leben weitergeht.

All diese Erfahrungen geben einem alten Therapeuten ein Gefühl für gelebtes Leben. Man hat politische Krisen erlebt, die die eigene Existenz bedroht haben. Man hat persönliche Katastrophen überstanden. Indem man durch all diese Engpässe und Schicksalsschläge gegangen ist und sie überlebt hat, baute sich unmerklich eine Resilienz, eine innere Zuversicht und ein tiefes Vertrauen ins Leben auf, das kaum zu erschüttern ist. Ein solches inneres Gerüst kann zum Fundament für die therapeutische Arbeit im Alter werden, das durch nichts zu ersetzen ist.

Im Laufe meines Lebens habe ich auch das Auf und Ab in der Entwicklung der Psychotherapie erlebt. Als ich anfing, gab es nur die Psychoanalyse und die Verhaltenstherapie. Dann boomte in den 1970er- und 1980er-Jahren die Humanistische Psychologie mit einer Vielfalt verschiedenster Therapieansätze. Nach dem Vietnamkrieg begann man, sich für die Behandlung kriegstraumatisierter Soldaten zu interessieren. Daraus erwuchs die Traumatherapie. Zur gleichen Zeit brachte uns die Familientherapie den Zusammenhängen im familiären und gesellschaftlichen System näher. Mit bildgebenden Verfahren erleben wir heute ein Aufblühen der Neurowissenschaften. Das Erwachen des ökologischen Bewusstseins lässt uns erahnen, wie wir innig mit der belebten und unbelebten Natur verbunden sind. Daher bleibe ich auch im Alter neugierig für neue Weiterentwicklungen in der Psychologie und Psychotherapie.

Als Kind habe ich die Märchen der Gebrüder Grimm geliebt. Ich habe sie meinen Geschwistern auf Chinesisch erzählt und vorgelesen. In den Märchen finde ich alles, was zum menschlichen Schicksal gehört, in symbolischer Form kondensiert. Und dies in einer kindgerechten Sprache. Darin sind nicht nur alle möglichen menschlichen Irrungen und Wirrungen dargestellt, sondern auch die unsichtbaren Kräfte, die der Heldin und dem Helden in schier ausweglosen Situationen zu Hilfe kommen – wenn diese darauf vertrauen.

Dieses Vertrauen ist das, was ich an den jungen Therapeuten weitergeben möchte.

TEIL 4 Ausklang

Liebe und die (Wieder-)Verzauberung der Welt

Rilkes Briefe an einen jungen Dichter

Ich möchte dieses Buch mit einem Gedicht von Rainer Maria Rilke beenden. Dies ist ein Geschenk an den fiktiven jungen Therapeuten, für den ich dieses Buch geschrieben habe.

Rilke pflegte eine lebhafte Korrespondenz. Besonders gern antwortete er auf die Briefe junger Menschen, die sich mit ihren Lebensfragen an ihn wie an einen Therapeuten wandten. So tat es auch ein junger österreichischer Offiziersanwärter, Franz Xaver Kappus, der seinen militärischen Beruf hasste, weil er lieber Dichter geworden wäre. So schrieb er von 1902 bis 1909 sieben Jahre lang eine Anzahl von Briefen an Rilke, der ihm, obwohl nur acht Jahre älter, fast väterlich antwortete. Auf einen verzweifelten Brief von Kappus, in dem dieser seine Einsamkeit und die Entfremdung von seiner Familie beklagte und in dem er beschrieb, wie er verzweifelt mit seinem Geschlechtstrieb rang, antwortete Rilke in einem Brief vom 16. Juli 1903:

»Sie sind so jung, so vor allem Anfang, und ich möchte Sie, so gut ich es kann, bitten, lieber Herr, Geduld zu haben gegen alles Ungelöste in Ihrem Herzen und zu versuchen, die Fragen selbst liebzuhaben wie verschlossene Stuben und wie Bücher, die in einer sehr fremden Sprache geschrieben sind. Forschen Sie jetzt nicht nach den Antworten, die Ihnen nicht gegeben werden können, weil Sie sie nicht leben könnten. Und es handelt sich darum alles zu leben. Leben Sie jetzt die Fragen. Vielleicht leben Sie dann allmählich, ohne es zu merken, eines fernen Tages in die Antwort hinein.« (Rilke 1903 [2019, S. 32])

Diese Gedanken Rilkes an einen jungen Kollegen, der nicht weiß, wie er mit seinen Trieben und Leidenschaften umgehen soll, möchte auch ich hier am Ende dieses Buches an den jungen Therapeuten weitervermitteln.

Im vorliegenden Buch habe ich einige der wichtigsten Lektionen, die ich im Laufe meines Lebens gelernt habe, zusammengefasst. Du, lieber junger Kollege, musst Deine eigenen Erfahrungen machen. Das Leben ist lang. Es ist ein guter Lehrmeister. Wenn Du bereit bist, Deine eigenen Lebenserfahrungen zu machen und sie quasi durch die psychotherapeutische Mühle zu mahlen, wirst Du allmählich zu Deinen eigenen Einsichten und Erkenntnissen gelangen.

Von der Liebe

Der Beruf des Therapeuten kann zuweilen so schwer sein. Man ist täglich mit dem menschlichen Elend konfrontiert. Außerdem ist psychisches Elend nicht leicht aus der Welt zu schaffen. Seine Ursachen liegen in ungünstigen äußeren Umständen (Armut, Krieg, Naturkatastrophen), in schweren Krankheiten und Schicksalsschlägen, in familiären Belastungen aus früheren Generationen und so weiter.

Wir können dem menschlichen Elend nicht entrinnen. Leiden gehört zum Menschsein. Aber wir können sie mit Liebe, Mitgefühl und zwischenmenschlicher Solidarität überwinden.

Eine Teilnehmerin meiner Fortbildung schrieb einmal: »Ich empfinde es als sehr wertvoll, zu einer Community dazuzugehören, die gemeinsam unterwegs ist, um ihren Teil beizutragen, dass ein bisschen mehr Liebe zum Leben und zu den Menschen in die Welt und auf die Erde kommen kann.«

Was mir in Familienaufstellungen immer wieder deutlich geworden ist, ist die Tatsache, *dass Liebe stärker ist als Macht*. In den Aufstellungen sehen wir oft, wie Krieg, Hass und Gewalt Familien und Bindungen zerstören können. Wenn sich jedoch eine liebende Person der Gewalt unerschrocken entgegenstellt, verliert diese ihre Macht und wird schwach. Sie schmilzt angesichts der Liebe. Diese Erfahrungen lehren mich, dass Liebe die stärkste Kraft ist, die uns am Leben hält. Wenn wir unsere Liebe im Herzen halten, sind wir seelisch unverwundbar. Liebe ist die Grundlage der Resilienz.

Tagore, der große indische Dichter und Philosoph, hat zum Unterschied zwischen dem intellektuellen Wissen und Liebe Folgendes geschrieben: »Intellektuelles Wissen ist nicht alles. Da unser Intellekt nicht mehr ist als ein Instrument, also nur ein Teil von uns, kann er uns Informationen geben über alles, was geteilt, analysiert und Stück für Stück klassifiziert werden kann. Doch Brahman ist vollkommen, und Wissen über Brahman kann niemals bruchstückhaft sein. Er kann erfahren werden wie Freude der Liebe. Denn Freude ist vollkommenes Wissen, sie wird mit dem ganzen Wesen erfahren. Der Intellekt trennt uns von den Dingen. Die Liebe aber verbindet uns mit ihnen. Diese Art des Wissens ist unmittelbar und lässt keinen Zweifel zu.« (aus Klostermaier 2002, S. 176)

Tagore formuliert es ganz scharf: Intellektuelles Wissen ist nicht Erfahrung. Unser Seelenleben können wir nur im unmittelbaren Erleben erfahren. Dann sind wir ganzheitlich in dem Erfahrungsprozess einbezogen, mit Körper, Seele und Geist. Das psychologische Wissen, das wir durch wissenschaftliches Erforschen gewinnen, spricht dagegen ausschließlich unseren Verstand, also unseren Intellekt an. Dieser ist jedoch viel zu schwach, um uns *wesentlich* zu verändern. Daran scheitert jede ausschließlich kognitiv ausgerichtete Therapie.

Ganzheitlich erleben wir uns jedoch erst, wenn Subjekt und Objekt ineinander verschmelzen. Dies geschieht in der Liebe. In der Liebe erfahren wir das *Eins-Sein*, nicht nur mit dem geliebten Objekt oder dem geliebten Menschen, wir bekommen auch ein Gefühl für das Verbundensein mit der ganzen Welt. Deshalb ist die Liebe die stärkste Lebenskraft.

Um Liebe zu spüren, brauchen wir ein Gegenüber. Dieses kann alles Lebendige sein: Jedes Mal, wenn wir uns innerlich öffnen zu einem Tier, einer Pflanze, einem Baum, einer Landschaft, dem Himmel oder der Erde, sind wir seelisch verbunden mit der Natur in uns. Wir sind ja ein Teil der Natur, untrennbar mit ihr verbunden und innig in ihr eingebettet und vernetzt. Das Schönste ist aber die Begegnung mit einem anderen Menschen: Wenn wir dem anderen in seinen Wesenskern blicken, fühlen wir uns auch in unserem eigenen Wesenskern berührt und gesehen. Dann entfaltet sich das Selbst in uns. Dann wissen wir, was wichtig ist und was unwichtig. Dies ist letztendlich das Ziel jeder Therapie: dass der Klient zu sich selbst findet. Dann weiß er, wie er sein Leben zu gestalten hat.

In diesem Sinne ist Therapie wie eine große Reise, zu der wir aufbrechen, um das zu finden, wonach wir uns am meisten sehnen. Am Ende geht es uns wie dem kleinen Bären und dem kleinen Tiger in Janoschs »Oh, wie schön ist Panama«. Sie gingen auf die Suche, getragen von ihrer Sehnsucht. Auf ihrem Weg begegneten sie dem Fuchs mit der Gans, einer Kuh, dem Hasen und dem Igel, und fragten sie nach dem Weg nach Panama. Deren Hinweisen folgend, gingen sie schließlich im Kreis und gelangten am Ende dorthin zurück, wo sie einst gestartet waren. Zu ihrem Zuhause. Janosch sagte einmal in der Frankfurter Rundschau: »Jeder lebte schon immer im Paradies, hat es nur nicht gewusst.«[19]

Liebe und die Verzauberung der Welt

Ein Kind ist bezaubernd, weil es verzaubert ist, weil es verliebt ist in die Welt.

In diesen kindlichen Zustand müssen wir zurück, um wirklich *in* der Welt zu sein, d. h. ganz und gar, mit allen Fasern verbunden sein mit der Welt.

In der Zwischenzeit lernen wir, *uns zu vereinzeln*. Wir bündeln unsere Liebe, wählen Menschen und Dinge aus, auf die wir unsere egoistische Liebe konzentrieren. Alles andere lassen wir draußen und schneiden es ab von uns. Unsere Erziehung zielt leider darauf, uns zu vereinzeln, als Individuen und als Menschen gegenüber den Tieren, Pflanzen und Mineralien, ja gegenüber der ganzen Umwelt. Dadurch gewinnen wir *Macht* über sie. Aber wir verlieren die *Herzensverbindung* zu ihnen.

Vielleicht ist diese Vereinzelung ein unvermeidliches Zwischenstadium in unserer Entwicklung. Aber sie darf nicht deren Endziel sein. Wir müssen zurück in die ursprüngliche Verliebtheit in die Welt finden, in die ursprüngliche *Verzauberung* der Welt.

Die Individualisierung ist wichtig, wahrscheinlich sogar notwendig, um *Identität* zu gewinnen: Ich bin ich, ich bin ein Mensch, ich gehöre zu meiner Familie, ich gehöre zu meinem Volk. Auf diese richte ich meine Liebe. Mit meinen separaten Identifizierungen gewinne ich Selbstbewusstsein, werde ich *Ich*. Mit meinem Selbstbewusstsein kann ich mich bewusst als Ich in der Welt bewegen und Dinge

19 https://de.wikipedia.org/wiki/Oh,_wie_schön_ist_Panama (letzter Zugriff: 30.09.2020)

bewegen. Ich gewinne dadurch *Eigenmacht, Status, Identität, Selbstwirksamkeit.* Das macht mein *Menschsein* aus.

Die Konzentration meiner Liebe ist auch notwendig, um eigenständige soziale Einheiten zu bilden und zu gestalten: meine Partnerschaft, meine Kinder, meine Familie, meine Gemeinschaft. Ohne meine Liebe zu konzentrieren, können keine Partnerschaft, keine Elternschaft, keine Familie und keine Gemeinschaft entstehen und bestehen. Jedoch muss diese offen bleiben für andere. Keine menschliche Gemeinschaft ist lebensfähig, wenn sie sich nicht offenhält für die Kommunikation und den Austausch mit anderen Gemeinschaften.

Und doch ist dies nicht das Endziel meiner Entwicklung. Denn sonst bleibe ich separiert, bleibe ich getrennt vom Rest der Welt, die ich aus meiner Liebe ausklammere, die ich mir von meinem vertrauten Eigenen fernhalte. »Meins« wird künstlich abgetrennt vom »Nicht-Meins«. Das Erstere hüte ich wie meinen Augapfel, das andere bekämpfe ich.

Nein, es gilt eher, meine Liebe zu erweitern und auszudehnen. Es geht um Mitgefühl, Solidarität, Kooperation, Zusammenarbeit. Jedoch bleiben alle diese Begriffe noch auf der Oberfläche. Erst die Liebe kann die Herzensverbindung schaffen, die ich brauche, um wieder verzaubert zu sein.

Dabei geht es nicht nur um etwas verschwommen Emotionales. Es geht darum, das andere, das Fremde ebenfalls zur *Herzensangelegenheit* zu machen. Mich dafür zu engagieren. Mich einzusetzen für das, was außerhalb meines Eigenen liegt. Den Fremden als Mitmenschen aufzunehmen. Die Tiere und die Pflanzen als Mitgeschöpfe zu respektieren und zu behandeln. Die Erde, die Mineralien, die Gewässer und die Luft als Geschenk zu ehren und würdig zu behandeln.

Liebe bringt Liebe zurück. Liebe ist stets wechselseitig. Wenn wir lieben, werden wir zurückgeliebt. Liebe gibt dem Geliebten Wert und Würde. Das Geliebte wächst in seinem Wert und seiner Würde. Es erblüht in der Liebe. Dann strömt die Liebe auf den Liebenden zurück, wie als Lohn oder als Widerspiegelung. Während das Ausgrenzen den Wert und die Würde des Ausgegrenzten vermindert, gewinnt derselbe Mensch an Wert und an Würde, wenn ich ihn mit Liebe und Respekt betrachte. Es ist erstaunlich, wie leicht dieser Wechsel stattfinden kann: Es liegt einzig an der Art, wie ich einen Menschen betrachte. Indem ich ihn in mein Herz aufnehme, wird er zu einem Teil von mir.

Liebe ist stets wechselseitig, genauso wie Nicht-Liebe gleichfalls wechselseitig ist. Wenn ich jemanden aus meinem Herzen ausschließe, schließe ich auch etwas von meiner eigenen Person aus. Indem ich jemanden verachte, der im Grunde mein Nächster, mein Bruder oder mein Freund sein könnte, trenne ich mich auch von etwas in mir selbst. Ich schneide mir die Möglichkeit ab, einen Freund und Vertrauten zu gewinnen. Ich verliere. Der andere verliert ebenfalls. Wir verlieren beide.

Liebe, Freundschaft, Blutsbruderschaft, Mitmensch, Mitgeschöpf – all dies verlieren wir, wenn wir diskriminieren. All dies gewinnen wir zurück, wenn wir zwar unsere Unterschiedlichkeit wahrnehmen und respektieren, uns jedoch bemühen, trotz der Unterschiede Kontakt mit unserem Gegenüber aufzunehmen, uns zu verständigen und etwas gemeinsam auf die Beine zu stellen. Kinder können es. Selbst wenn sie aus unterschiedlichen Kulturkreisen kommen und verschiedene Sprachen sprechen, brauchen sie nicht lange, um sich nonverbal zu verständigen und dann gemeinsam zu spielen. Wenn Kinder das können, warum gelingt es uns Erwachsenen denn nicht mehr? Im Neuen Testament heißt es: »Jesus rief ein Kind zu sich und stellte das mitten unter sie und sprach: Wahrlich ich sage euch: Es sei denn, dass ihr umkehret und werdet wie die Kinder, so werdet ihr nicht ins Himmelreich kommen.« (Matthäus 18, 2–3)

Liebe ist auch die Grundlage für ökologisches Denken, Fühlen und Handeln. Wir sind aufs Innigste mit der Natur verbunden, weil wir selbst Teil der Natur sind. Die Natur zu lieben heißt, uns selbst zu lieben. Was man liebt, schätzt und bewahrt man.

Durch die Liebe sind wir mit allem, was existiert, verbunden. Dann ist die ganze Welt verzaubert (nicht »wie verzaubert«, sondern richtiggehend verzaubert), weil wir mit der ganzen Welt in Liebe verbunden sind.

Abschiedlich leben

Wenn wir jung sind, stürmen wir ins Leben. Wir haben unsere Ziele, suchen nach Erfolg und Erfüllung. Am Ende des Lebens heißt es jedoch, Abschied zu nehmen. Das Alter bringt es mit sich, dass man, krank und gebrechlich geworden, langsamer werden muss. Durch die körperlich erzwungene Langsamkeit beginnen wir, uns und unsere Umwelt genauer, einfühlender wahrzunehmen. Die Jahre, die man noch vor sich hat, sind überschaubar geworden. Irgendwann werden wir uns verabschieden müssen. Abschiedlich beginnt man, sich an die Erlebnisse, die Begegnungen und Beziehungen, die Reisen und die Orte noch einmal gründlicher, vielleicht sogar inniger zu erinnern. Abschiedlich nimmt man heute noch einmal die Farben, den Duft, die Berührungen ganz intensiv wahr – ähnlich wie am Anfang des Lebens, als man noch Kind war und alles neu, frisch und unbekannt war. Der Unterschied liegt darin, dass man nun zusätzlich noch den ganzen Schatz seiner Lebenserfahrungen hat. Das Leben aus diesem gelebten Hintergrund heraus noch einmal intensiv zu erleben – das macht Reife aus.

Leben und Sterben: Wozu das alles?

Es gab einmal einen Urknall. Nicht nur materiell, auch spirituell. In einer gewaltigen Explosion zersprang das ursprüngliche Universum in Milliarden kleiner und kleinster Splitter.

Das Wunderbare war, dass jeder dieser Splitter das ganze ursprüngliche Universum in sich trägt, wie ein Hologramm, wie eine Erinnerungsspur. Das heißt, eigentlich hat jedes Einzelteil das große Ganze *in sich selbst*, wenn es nur tief genug in sich hineinschaut. Jedes Individuum hat das ganze Universum in sich, wie ein Samenkorn. Aber es weiß es nicht.

Wir wissen ja, dass jedes Samenkorn das ganze genetische Material der ursprünglichen Pflanze in sich trägt. Aber das Samenkorn alleine kann nichts bewirken. Es bleibt Samenkorn, wenn es nicht in Kontakt mit der Erde, mit dem Regen und dem Sonnenschein kommt. In dem Moment jedoch, wo es in die feuchte Erde kommt und von der Sonne beschienen wird, beginnt eine Metamorphose. Der Same bricht auf, seine Wurzeln breiten sich im Erdreich aus, seine Triebe streben ins Licht, Blätter, später Blüten und Früchte folgen. Die Früchte bilden Samen, die wieder auf die Erde fallen … Leben entsteht.

Jeder Mensch ist ein solches Samenkorn. Er trägt das ganze Menschsein in sich. Und nicht nur das Menschsein. In ihm ist alles, das Sichtbare und das Unsichtbare, enthalten. Aber damit sich dieses innere Universum entfalten und ausfalten kann, bedarf es eines Zwischenschrittes: der Begegnung mit seiner Umwelt, mit den Menschen, den Tieren, Pflanzen und Mineralien, mit dem Wasser, der Luft, dem Himmel, der Erde, dem Tag und der Nacht. In jedem dieser andersartigen Elemente, die ihn umgeben, findet er einen anderen Splitter des ursprünglichen All-Eins. So versucht er, einen Splitter an den anderen zu setzen, wie die Einzelteile eines Riesenpuzzles, damit das ursprüngliche Bild wieder entsteht.

Die Menschen und die Situationen, die ihm dabei im Leben begegnen, sind nicht zufällig. Diese sind die Puzzleteile, die zu ihm passen. Aber es erfordert Arbeit, *Beziehungsarbeit*, um zu entdecken, wie sie zusammenpassen. Gerade diejenigen Menschen, die uns Probleme, Bauchschmerzen und schlaflose Nächte bereiten, stellen uns vor die Frage, was die Begegnung ausgerechnet mit *diesen* Menschen mit uns selbst zu tun hat. Auch widrige Lebensumstände, ja Schicksalsschläge, die uns aus der Bahn werfen, fordern unseren Lebenswillen heraus und zwingen uns dazu, all unsere Lebenskräfte zu mobilisieren. »Warum geschieht mir das gerade jetzt!? Was will es mir sagen?« Es sind die unerbittlichen existenziellen Fragen, die uns anstacheln, nach einem Sinn für das Ganze zu suchen.

Natürlich begegnen wir solchen feindseligen Menschen und Lebensumständen erst einmal mit Abwehr und Ablehnung. Wir wenden uns ab. Wir wollen nichts mit ihnen zu tun haben. Wenn sie uns aber auf den Fersen bleiben und sich nicht abschütteln lassen, kommen wir irgendwann an einen Punkt, an dem wir nicht mehr fliehen können. Dann müssen wir uns umdrehen, uns ihnen stellen und ihnen ins Auge schauen. In der anschließenden Auseinandersetzung lernen wir sie *richtig* kennen (vorher sind wir nur vor ihnen geflüchtet). Darin besteht der Sinn des Dialogs: auszusprechen, was ich fühle, dann hinzuhören, was der andere darauf antwortet, und ihn schließlich zu verstehen. In diesem Prozess des Miteinander-Ringens entsteht Verbindung, Interesse, tieferes Verstehen. Interesse bedeutet: dazwischen sein. Die Puzzleteile nähern sich an, passen sich tastend einander an und plötzlich erkennt man, dass beide Seiten zueinander gehören. Sie sind nur zwei Seiten der gleichen Medaille.

Alles, was uns im Leben begegnet, war schon immer in uns. Aber wir müssen uns erst in den Kontakt mit unserer Umwelt begeben, damit wir uns – durch die Reflexion von unserem Gegenüber – in unserem Innersten erkennen. Erkennen heißt hier: liebend zu uns nehmen und in uns aufnehmen.

Mit diesem Hereinnehmen (Integration) des vorher Abgewehrten wird das innere Hologramm ein Stückchen vollständiger. Vielleicht liegt darin der Sinn des Lebens: Wir sind aus der ursprünglichen Ganzheit herausgebrochen. Wir werden in *dieses* Leben geworfen, um uns selbst und unserer ursprünglichen Vollständigkeit ein Stück näherzukommen. Die familiäre, soziale, wirtschaftliche, politische und ökologische Lebenssituation, in die wir hineingeboren werden, die Menschen, denen wir dabei begegnen, die Schicksalsschläge, die unseren Lebensweg bestimmen – all das gehören zu unserer Aufgabe, *ganz* zu werden. Vielleicht erfüllen wir damit einen übergeordneten Auftrag, damit das große Ganze wieder eins werde oder zumindest sich einen kleinen Schritt weiterentwickele.

Wir sind auf einer unvollendeten Reise.

Heinrich von Kleist hat 1810 in seiner kleinen Schrift »Über das Marionettentheater« geschrieben, dass wir Menschen die unschuldige Grazie einer Marionette verloren haben. Mit der Entwicklung unseres menschlichen Bewusstseins können wir leider nicht zurück ins Paradies. Deshalb müssen wir weiter vorwärtsgehen, bis wir, mit etwas Glück, einmal den Erdball umrunden und von hinten wieder dorthin gelangen, wo wir gestartet sind.[20]

Hier nun endlich das Gedicht von Rilke[21]:

Was mich bewegt
Man muss den Dingen die eigene,
stille, ungestörte Entwicklung lassen,
die tief von innen kommt
und durch nichts gedrängt
oder beschleunigt werden kann;
alles ist ausgetragen –
und dann gebären …

Reifen wie ein Baum,
der seine Säfte nicht drängt
und getrost in den Stürmen des Frühlings steht,
ohne Angst,
daß dahinter kein Sommer kommen könnte.

Er kommt doch!
Aber er kommt nur zu den Geduldigen,
die da sind, als ob die Ewigkeit vor ihnen läge,
so sorglos still und weit …

---

20 https://de.wikipedia.org/wiki/Über_das_Marionettentheater (letzter Zugriff: 25.11.2020)

21 https://elwoodundharvey.wordpress.com/2015/02/20/rainer-maria-rilke-was-mich-bewegt/ (letzter Zugriff: 30.10.2020)

Man muss Geduld haben,
gegen das Ungelöste im Herzen,
und versuchen,
die Fragen selber lieb zu haben
und wie Bücher,
die in einer sehr fremden Sprache geschrieben sind.

Es handelt sich darum,
alles zu leben.
Wenn man die Fragen lebt,
lebt man vielleicht allmählich,
ohne es zu merken,
eines fremden Tages
in die Antwort hinein.

Dank und Abschied

Es ist Wehmut, mit der ich dieses Manuskript abgebe. Anders als beim Abschließen meiner anderen Bücher spüre ich gerade Trauer. Heute Nacht träumte ich von Jim Simkin, meinem alten Lehrer und Ausbilder in Gestalttherapie. Ich war wieder mit einer Trainingsgruppe bei ihm und durfte ihn bei der Arbeit filmen, so wie ich es vor 45 Jahren getan habe, mit einer altertümlichen Kamera. Es ist, als sei alles erst gestern gewesen. Damals war ich ein blutiger Anfänger, begierig, alles zu lernen. Heute schließe ich langsam mit diesem Kapitel meines Lebens ab.

Wie viele Stunden bin ich mit meinen Klientinnen und Klienten zusammengesessen? Wie viele Gruppen habe ich geleitet, wie viele jüngere Kolleginnen und Kollegen in die Gestalttherapie und ins Familienstellen eingeführt? So viele Tage, an denen ich mein Frühstück in mich hinunterschlang und zur Praxis eilte, um abends nach getaner Arbeit müde nach Hause zurückzukehren. Aus den Tagen wurden Monate, dann Jahre, dann Jahrzehnte. Währenddessen wuchsen meine Kinder auf. In ihren Augen musste ihnen meine Arbeit wohl als das Wichtigste in meinem Leben erschienen sein. Als ich meine jüngere Tochter in der Oberstufe fragte, weshalb sie denn so fleißig in der Schule sei, antwortete sie: »Ich habe Dich doch immer am Schreibtisch gesehen!«

Es war meine Frau, die sich um die Kinder gekümmert hat, die morgens noch vor sechs Uhr aufgestanden ist, um ihnen Butterbrote zu schmieren. Sie hat das Mittagessen (auch für mich, wenn ich mittags kurz nach Hause kam) zubereitet, hat sich um die Kinder und alles in Haus und Garten gekümmert. Ich war eher ein Feierabend- und Ferienvater.

Heute Abend sage ich ihr, dass ich traurig bin, dieses Buchmanuskript endgültig abzugeben. Sie schaut mich verständnisvoll an und antwortet: »Ich weiß.« »Es ist wie eine Mutter, die ihre Kinder loslässt«, sage ich. Sie: »Ja, wir haben jeder seine Kinder.«

Wie viele Männer meiner Generation habe ich die meiste Lebenszeit in der Arbeit verbracht. Und wie sie sage ich: Meine Familie ist mir das Wichtigste im Leben. Ohne sie wäre mein Beruf wertlos, leer, sinnlos. Es ist ein krasser Widerspruch, ein Widerspruch zwischen dem, was ich tue, und dem, was ich fühle. Ich will mich nicht verteidigen mit der Behauptung, ich müsse doch finanziell für die Familie sorgen. Das stimmte zwar, aber meine Frau wäre als Lehrerin genauso qualifiziert gewesen, für unseren Lebensunterhalt aufzukommen. Dennoch ist sie mir nach der Geburt unseres ersten Kindes in mein Bundesland gefolgt, wo sie keine Lehrerstelle fand, und musste mühsam ihren Heilpraktiker machen, um psychotherapeutisch arbeiten zu dürfen: eine traditionelle Arbeitsaufteilung, obwohl wir es anfangs alles anders machen wollten als unsere Eltern.

Als unsere Kinder erwachsen wurden, habe ich jedes Kind eingeladen, einmal in eines meiner Familienaufstellungsseminare zu kommen, um meine Arbeit kennenzulernen. Das war für beide Seiten schön. Sie konnten live miterleben, wie sich Menschen von dem Leid, das sie ihr Leben lang bedrückt hat, befreien konnten. Und für mich war es äußerst befriedigend, ihnen zeigen zu können, wie ich arbeite und warum ich so leidenschaftlich gern arbeite. Vielleicht war es auch der Versuch einer Erklärung, wofür ich sie so oft allein gelassen habe, verbunden mit der Bitte um Vergebung.

Wenn ich heute Abend traurig bin, dieses Buch loszulassen, dann ist es tatsächlich ein Abschied von einem meiner »Kinder«. Ich schließe mit diesem Rückblick etwas ab, das ich geliebt habe und liebe. Psychotherapie hat mein Leben grundlegend verändert. Sie hat mir Sinn und Richtung gegeben. Ich bin so dankbar, dass ich in einer Zeit (und in einem Land) lebe, in der sich Menschen aus ihrem seelischen Leiden herausarbeiten können. Ich bin glücklich, dass ich mit meiner Arbeit nicht nur anderen helfen konnte, sondern auch mir selbst.

So wünsche ich diesem Buch »bon voyage« und hoffe, dass jüngere Kolleginnen und Kollegen etwas für sich Wertvolles daraus ziehen können.

Literatur

Boeckh, A. (2015). Gestalttherapie. Eine praxisbezogene Einführung. Gießen: Psychosozial-Verlag.
Bollnow, O. F. (1958). Wesen und Wandel der Tugenden. Frankfurt am Main: Ullstein.
Buber, M. (1999). Ich und Du. 18. Aufl. Gütersloh: Gütersloher Verlagshaus.
Buber, M. (2006). Das Dialogische Prinzip. 10. Aufl. Gütersloh: Gütersloher Verlagshaus.
Bugental, J. F. T. (1978). Psychotherapy and Process. The Fundamentals of an Existential-Humanistic Approach. New York: Random House.
Bugental, J. F. T. (1987). The Art of the Psychotherapist. New York: Norton.
Bugental, J. F. T. (1992). Aus dem Notizbuch eines Psychotherapeuten. Köln: Edition Humanistische Psychologie.
Camus, A. (1968). Der Mythos von Sisyphos. Ein Versuch über das Absurde. Reinbek bei Hamburg: Rowohlt.
Chu, V. (2008). Familienstellen in der Gestalttherapie. In: Hartmann-Kottek, L. (Hrsg). Gestalttherapie. 2. Aufl. Berlin, Heidelberg: Springer; 343–352.
Chu, V. (2014). Die Kunst, erwachsen zu sein. Wie wir uns von den Fesseln der Kindheit lösen. Neuaufl. Hamburg: tredition.
Chu, V. (2014). Lebenslügen und Familiengeheimnisse. Auf der Suche nach der inneren Wahrheit. Neuaufl. Hamburg: tredition.
Chu, V. (2014). Scham und Leidenschaft. Überarb. Neuaufl. Hamburg: tredition.
Chu, V. (2016). Vaterliebe. Stuttgart: Klett-Cotta.
Chu, V. (2017). Neugeburt einer Familie. Familienstellen in der Gestalttherapie. Kassel: gikPRESS.
Chu, V. (2020). Die Mutter im Leben eines Mannes. Eine lebenslange Bindung. Stuttgart: Klett-Cotta.
de Saint-Exupéry, A. (1988). Der kleine Prinz. Köln: Anaconda.
Delacoste, F. & Alexander, P. (1989). SexArbeit. Frauen in der Sexindustrie. München: Heyne.
Devillard, A. (2020). Der Kern der Heilkunst. Natur & Heilen 10.
Ehlert, M. (1990). Sexueller Missbrauch in der Psychotherapie. Report Psychologie 11: 10–16.
Erlbruch, W. (2007). Ente, Tod und Tulpe. München: Kunstmann.
Francesetti, G., Gecele, M. & Roubal, J. (Hrsg) (2016). Gestalttherapie in der klinischen Praxis. Köln: Edition Humanistische Psychologie.
Fossum, M. A. & Mason, M. J. (1989). Facing Shame. Families in Recovery. New York: Norton (deutsche Ausgabe: Aber keiner darf's erfahren. Scham und Selbstwertgefühl in Familien. München: Kösel, 1992).
Freund, H. & Lehr, D. (2020). Dankbarkeit in der Psychotherapie. Ressource und Herausforderung. Göttingen: Hogrefe.
Greenson, R. R. (1981). Technik und Praxis der Psychoanalyse. Stuttgart: Klett-Cotta.
Haag, K. (2015). Wenn Mütter zu sehr lieben. Verstrickung und Missbrauch in der Mutter-Sohn-Beziehung. 2. Aufl. Stuttgart: Kohlhammer.
Hartmann-Kottek, L. (Hrsg) (2008). Gestalttherapie. 2. Aufl. Berlin, Heidelberg: Springer.
Hydra (Hrsg) (1991). Freier. Das heimliche Treiben der Männer. Hamburg: Galgenberg.
Jacoby, M. (1987). Psychotherapeuten sind auch Menschen. Übertragung und menschliche Beziehung in der Jungschen Praxis. Olten: Walter.
Janosch (2004). Oh wie schön ist Panama. Weinheim: Beltz.
Kafka, F. (1983). Briefe an Milena. Erw. Neuausgabe. Frankfurt am Main: Fischer.
Kast, V. (2013). Trauern. Phasen und Chancen des psychischen Prozesses. Freiburg: Kreuz.
Kernberg, O. F., Dulz, B. & Eckert, J. (Hrsg) (2013). Wir: Psychotherapeuten über sich und ihren »unmöglichen« Beruf. Stuttgart: Schattauer.
Kleist, H. v. (2007). Über das Marionettentheater. Frankfurt am Main: Puppen & Masken.
Klostermaier, K. K. (Hrsg) (2001). Hinduismus. Spirituelle Kostbarkeiten. Freiburg: Hermann Bauer.

Kohut, H. (1966). Formen und Umformungen des Narzißmus. Psyche 8: 561–587.
Kopp, S. (1977). Back to One. A Practical Guide for Psychotherapists. Palo Alto: Science and Behavior Books.
Kopp, S. (1977). This Side of Tragedy. Psychotherapy as Theater. Palo Alto: Science and Behavior Books.
Kottler, J. A. & Blau, D. S. (1991). Wenn Therapeuten irren. Versagen als Chance. Köln: Edition Humanistische Psychologie.
Kübler-Ross, E. (2009). Interviews mit Sterbenden. Freiburg: Kreuz.
Levine, P. (2011). Sprache ohne Worte. München: Kösel.
Mann, D. (2020). Gestalt Therapy. 100 Key Points and Techniques. 2nd ed. New York: Routledge.
Pearlman, L. A. & Saakvitne, K. W. (1995). Trauma and the Therapist. Countertransference and Vicarious Traumatisation in Psychotherapy with Incest Survivors. New York: Norton.
Perls, F. S. (2018). Gestalt-Therapie in Aktion. Stuttgart: Klett-Cotta.
Perls, F. S., Hefferline, R., F. & Goodman, P. (2019). Gestalttherapie. Grundlagen der Lebensfreude und Persönlichkeitsentfaltung. Stuttgart: Klett-Cotta.
Peterson, M. R. (1992). At Personal Risk. Boundary Violations in Professional-Client Relationships. New York: Norton.
Petzold, H. (Hrsg.) (1980). Die Rolle des Therapeuten und die therapeutische Beziehung. Paderborn: Junfermann.
Resnick, R. W., Yontef, G. M. & Resnick, R. U. (1984). The James Solomon Simkin, Ph.D. Memorial Festschrift. Los Angeles: Gestalt Therapy Institute of Los Angeles.
Rilke, R. M. (2019). Briefe an einen jungen Dichter. Mit den Briefen von Franz Xaver Kappus. Herausgegeben von Erich Unglaub. Göttingen: Wallstein.
Rogers, C. R. & Stevens, B. (1967). Person to Person. The Problem of Being Human. A new Trend in Psychology. Lafayette: Real People Press (deutsche Ausgabe: Von Mensch zu Mensch. Möglichkeiten, sich und anderen zu begegnen. Kassel: gikPRESS, 2016).
Rothschild, B. (2006). Help for the Helper. The Psychophysiology of Compassion Fatigue and Vicarious Trauma. New York: Norton.
Rutter, P. (1991). Verbotene Nähe. Wie Männer mit Macht das Vertrauen von Frauen missbrauchen. Düsseldorf, Wien, New York: Econ (amerikanische Originalausgabe: Sex in the Forbidden Zone. New York: Tarcherperigee, 1989).
Rutter, P. (1997). Understanding and Preventing Sexual Harassment. New York: Bantam.
Schmidbauer, W. (2011). Hilflose Helfer. Über die seelische Problematik der helfenden Berufe. Reinbek bei Hamburg: Rowohlt.
Schmidt-Lellek, C. & Heimannsberg, B. (Hrsg.) (1995). Macht und Machtmissbrauch in der Psychotherapie. Köln: Edition Humanistische Psychologie.
Shapiro, F. (1995). Eye Movement Desensitization and Reprocessing: Basic Principles, Protocols and Procedures. New York: Guilford Press.
Simkin, J. S. (2003). Gestalttherapie. Minilektionen für Einzelne und Gruppen. 3. Aufl. Wuppertal: Peter Hammer.
Stevens, J. (2006). Die Kunst der Wahrnehmung. Übungen der Gestalttherapie. 19. Aufl. Gütersloh: Gütersloher Verlagshaus.
Suter, O. (2019). Children. Zürich: Edition Patrick Frey.
Suzuki, S. (1982). Zen-Geist, Anfänger-Geist. Unterweisungen in Zen-Meditation. Zürich: Theseus.
Van Dernoot Lipsky, L. (2009). Trauma Stewardship. San Francisco: Berrett-Koehler.
Wansch, F. (1989). Wohnen mit Körper, Geist und Seele. Reinbek bei Hamburg: Rowohlt.
Winnicott, D. W. (2020). Reifungsprozesse und fordernde Umwelt. 3. Aufl. Gießen: Psychosozial-Verlag.
Yalom, I. D. (1989). Existentielle Psychotherapie. Köln: Edition Humanistische Psychologie.
Yalom, I. D. (2010). Der Panama-Hut. Was einen guten Therapeuten ausmacht. München: btb (amerikanische Originalausgabe: The Gift of Therapy. An Open Letter to a New Generation of Therapists and Their Patients. New York: HarperCollins, 2002).

Sachverzeichnis